Holm / Herbst
Botanik und Drogenkunde für PTA

Holm / Herbst

Botanik und Drogenkunde für PTA

Begründet von
Vera Herbst und Gabriele Holm

Bearbeitet von
Barbara Eigner

11. aktualisierte und erweiterte Auflage

mit 116 Abbildungen und 6 Tabellen

Deutscher
Apotheker Verlag

Zuschriften an
lektorat@dav-medien.de

Anschrift der Autorin
Barbara Eigner
Therese-Malten-Straße 13
01259 Dresden

Bibliografische Information der Deutschen Nationalbibliothek
Die Deutsche Nationalbibliothek verzeichnet diese Publikation in der Deutschen Nationalbibliografie; detaillierte bibliografische Daten sind im Internet unter https://portal.dnb.de abrufbar.

11. Auflage

ISBN 978-3-7692-7340-3
ISBN 978-3-7692-7461-5 (E-Book, PDF)

Birkenwaldstraße 44, 70191 Stuttgart
www.deutscher-apotheker-verlag.de

Printed in Germany

Satz: primustype Hurler GmbH, Notzingen
Druck und Bindung: Aumüller Druck GmbH & Co.KG, Regensburg
Umschlaggestaltung: deblik, Berlin
Umschlagabbildung: fascinadora/stock.adobe.com
Indexer: Ines Reinhardt, Jockgrim

Vorwort

Die 11. Auflage hat eine komplette Runderneuerung bekommen. Inhalte, die deutlich über den PTA-Lehrplan hinausgehen wurden gestrafft und zugunsten von mehr Bildern und Lernübersichten ersetzt. Auch die Übungsaufgaben zu jedem Kapitel sind neu und unterstützen das Lernen. Merkkästen und andere Elemente sollen den Stoff zusammenzufassen und strukturieren.

Speziell im Teil **Botanik** hat sich dadurch der Inhalt auf Zytologie, Histologie, Pflanzenanatomie und Systematik reduziert. Kurze Exkurse zu Zellteilung, Fotosynthese oder Wasserhaushalt der Pflanze sind als Teilkapitel an passender Stelle integriert. Jedes Kapitel endet mit einer Zusammenfassung der wichtigsten Inhalte und wird durch Übungsfragen ergänzt.

Im Teil **Drogenkunde** wurden alle Drogen auf den Stand der momentan gültigen Arzneibücher aktualisiert. Auch hier finden sich nun Übungsfragen, die das Gelernte noch vertiefen sollen. Der Hauptfokus dieses Lehrbuchs liegt nach wie vor bei Anwendung und Wirkung der Arzneidrogen. Daher befinden sich am Ende jedes Kapitels Drogenübersichten als Zusammenfassung. Diese sollen einen schnelleren Überblick geben, aber auch einzelne Drogen schneller auffindbar machen. Die Tabellen im Anhang sollen diese Übersichtlichkeit ergänzen. Der Teil **Phytotherapie bei Kindern und Schwangeren** stellt einen Praxisbezug her und gibt mehr Sicherheit im Umgang mit besonders sensiblen Patientengruppen.

Alles in allem ist es hoffentlich wieder gelungen, den angehenden PTAs ein übersichtliches Lehrbuch zu gestalten, das den Einstieg in die Pharmazeutische Biologie erleichtert und Kompetenz für die Beratung vermittelt.

Dresden, im Sommer 2019 Barbara Eigner

Inhaltsverzeichnis

Was genau ist in diesem Lehrbuch zu finden?

Pflanzliche Arzneimittel und Teedrogen werden in der Selbstmedikation immer wichtiger, da viele Apothekenkunden gerne auf natürliche Alternativen zurückgreifen.

Als Pharmazeuten beraten wir Patienten zur richtigen Auswahl der Arzneimittel, aber wir analysieren auch Teedrogen und überprüfen deren Qualität.

Im ersten Teil des Lehrbuchs dreht sich alles um die Botanik. Dieses Teilgebiet der Biologie befasst sich mit Aufbau und Leben der Pflanzen.

Ohne Führerschein fährt man nicht einfach so Auto und ohne Grundkenntnisse in der Botanik ist man orientierungslos in der Biologie. Pharmazeuten müssen typische Strukturen unter dem Mikroskop und auch Arzneipflanzen in der Natur erkennen können.

Der erste Teil des Buches schafft gewissermaßen Ihre Grundlagen als zukünftige PTA für den „Botanik-Führerschein".

Der zweite Teil umfasst die Drogenkunde oder auch „Teekunde". Drogen im botanischen Sinne sind getrocknete Pflanzenteile. Es geht also um Arzneipflanzen und deren Wirkung.

Woran erkenne ich eine Arzneipflanze in der Natur? Wie erkenne ich diese in Form einer Teedroge? Welche Inhaltsstoffe sind für die Wirkung verantwortlich? In welchen Fällen nutzt oder schadet die Arzneipflanze? All diese Fragen werden im zweiten Teil geklärt und ebnen den Weg zum „Beratungs-Führerschein" für Arzneipflanzen.

Abkürzungsverzeichnis

BfArM	Bundesinstitut für Arzneimittel und Medizinprodukte
BGA	Bundesgesundheitsamt
BPH	Benigne Prostatahyperplasie
DAB	Deutsches Arzneibuch
DAC/NRF	Deutscher Arzneimittel-Codex/Neues Rezeptur-Formularium
DC	Dünnschichtchromatographie
DNA	Desoxyribonukleinsäure (desoxyribonucleic acid)
ER	endoplasmatisches Retikulum
HAB	Homöopathisches Arzneibuch
Ph. Eur.	Europäisches Arzneibuch
RNA	Ribonukleinsäure (ribonucleic acid)

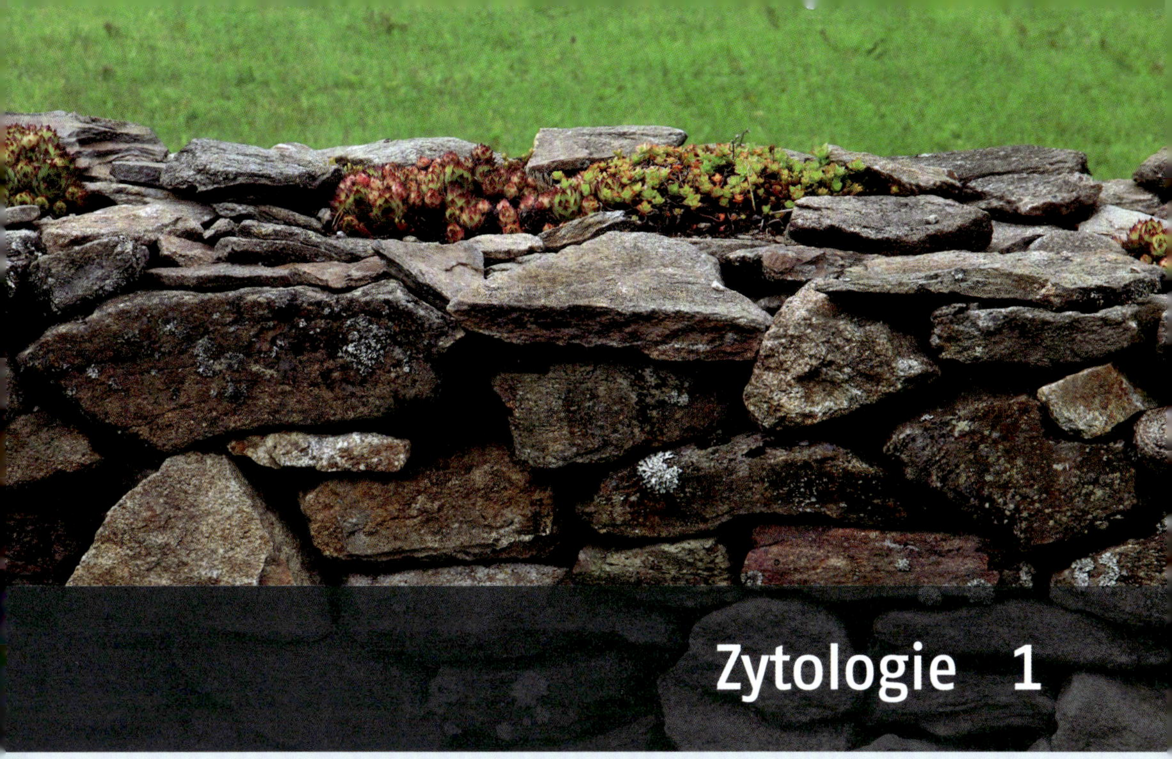

Zytologie 1

Eine Mauer besteht aus einzelnen Bausteinen.
Form und Funktion des einzelnen Steins sind für die Stabilität und das Gesamtbild wichtig.
Wer sich mit Pflanzen beschäftigt, muss sich mit den Zellen als deren Bausteine auskennen. Daher beginnt dieses Buch mit dem Teilbereich der Zytologie. Dieser beschäftigt sich mit Aufbau und Funktion einer Pflanzenzelle.
In diesem Kapitel finden Sie den Grundaufbau einer Pflanzenzelle und Unterschiede zum Aufbau einer tierischen Zelle. Sie lernen die Funktion wichtiger Zellbestandteile kennen und erhalten einen Überblick über die Vorgänge der Zellteilung und des Zellstoffwechsels.

1.1 Definition und Funktion der Zelle

DEFINITION
Die Zelle ist die kleinste noch selbstständig lebensfähige Einheit eines Organismus.

Zellen sind Bausteine, die jedem Organismus – Tier oder Pflanze – zugrunde liegen.

Größe und Gestalt der Zelle sind sehr variabel. Die durchschnittliche Größe wird mit 10–100 µm angegeben. Als Extrembeispiel sind Bakterienzellen mit einer Größe von 0,2 µm oder Faserzellen einer Brennnessel von 55 cm Länge bekannt.

Die Kugelform ist die einfachste Gestalt einer Zelle. Sie stellt eine Idealform dar und kommt nur selten in der Natur vor. Wesentlich häufiger sind Zellen mit **isodiametrischer** Form vertreten. Sie besitzen einen etwa gleichen Durchmesser in alle Richtungen, können aber zu einer Seite gestreckt sein. Daneben gibt es **prosenchymatische** Zellen. Sie sind lang gestreckt und an den Enden häufig zugespitzt.

AUF EINEN BLICK

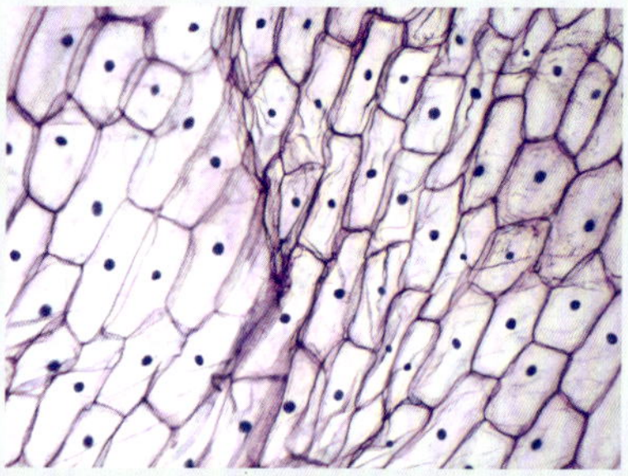

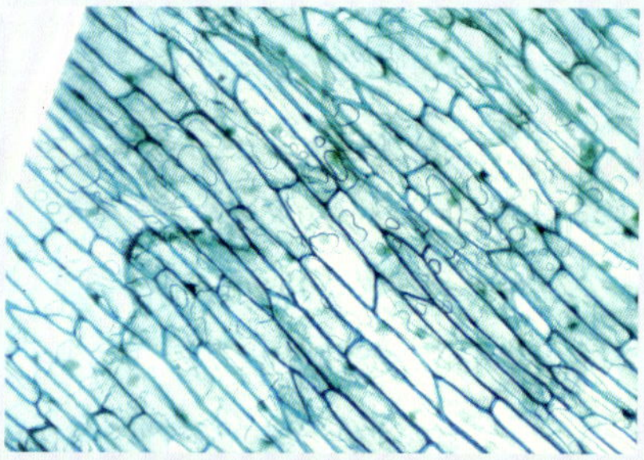

Isodiametrische Zellen	Prosenchymatische Zellen
Gleicher Durchmesser in alle Richtungen	Lang gestreckt, zugespitzte Enden

In einer pflanzlichen Zelle laufen unterschiedliche biochemische Prozesse ab, die für den Organismus einer Pflanze in verschiedener Weise wichtig sind. Eine jugendliche (embryonale) Zelle hat zunächst die Anlage, alle Funktionen ausüben zu können, sie ist **omnipotent**. Spezialisiert sich eine Zelle auf eine bestimmte Aufgabe, bezeichnet man dies als **Differenzierung**. Die Zellen übernehmen dann nur bestimmte, immer gleich bleibende Funktionen. Dies führt zu einer Art „Arbeitsteilung" innerhalb des pflanzlichen Organismus. Ein Zellverband mit mehreren Zellen identischer Funktion wird als **Gewebe** bezeichnet. In Kapitel 2 werden verschiedene Gewebearten behandelt, wie z. B. Festigungsgewebe, Leitgewebe oder Grundgewebe.

1

MERKE
Embryonale Zellen sind omnipotent („Alleskönner"). Erst durch Differenzierung spezialisieren sie sich auf bestimmte Funktionen innerhalb eines Organismus.

1.2 Aufbau einer Zelle

Bei Pflanzenzellen besteht die äußere Begrenzung aus einer **Zellwand** und das Zellinnere wird als **Protoplasma** zusammengefasst. Zum Protoplasma zählen die flüssige Zellsubstanz, das **Zytoplasma** und die darin befindlichen **Zellorganellen**. Diese übernehmen spezielle Funktionen für die Zelle (o Abb. 1.1).

Charakteristisch für die meisten Zellen ist das Vorhandensein eines **Zellkerns**, welcher Träger der Erbinformation ist. Nur in Bakterien- und Blaualgenzellen ist kein echter Zellkern vorhanden, sie besitzen sogenannte **kernäquivalente Bereiche**. Die Erbinformation liegt hier ohne Kernhülle frei im Protoplasma vor (▸ Kap. 1.2.2).

DEFINITION
Lebewesen, deren Zellen einen echten Zellkern besitzen, werden als Eukaryonten bezeichnet.
Zelluläre Organismen mit kernäquivalenten Bereichen werden als Prokaryonten bezeichnet.

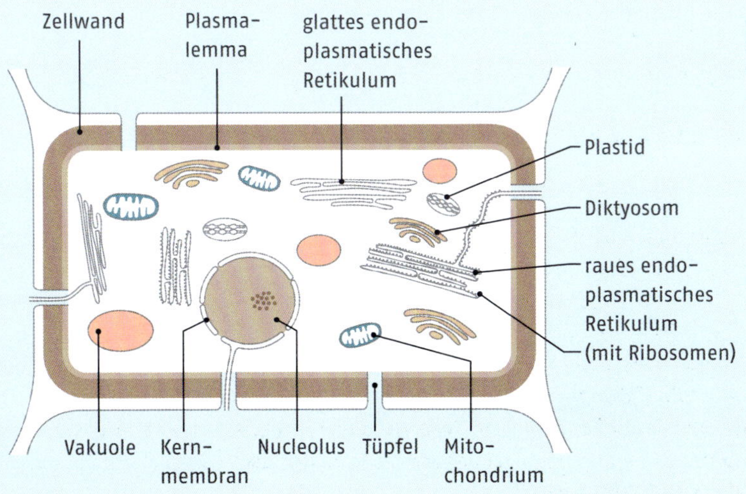

o **Abb. 1.1** Schematischer Aufbau einer Pflanzenzelle

1.2.1 Zellwand

Alle pflanzlichen Zellen sind von einer Zellwand umgeben. Die pflanzliche Zellwand gibt der Zelle ihre Gestalt und bietet Schutz und Festigung für das Protoplasma. Im Gegensatz dazu sind tierische Zellen nur durch eine flexible Zellmembran begrenzt.

MERKE
Pflanzliche Zellen verfügen über eine Zellwand, tierische Zellen besitzen keine.

Bei Pflanzen besteht die Zellwand aus Cellulose und Pektin. **Cellulose** ist ein Polysaccharid, das aus linear miteinander verknüpften Glucosemolekülen besteht. Diese bildet sehr stabile Cellulosefasern, welche für die Festigkeit von Pflanzengeweben ausschlaggebend sind. **Pektine** bestehen zum größten Teil aus Galacturonsäure als Baustein. Sie haben eine festigende, aber auch eine wasserregulierende Funktion für die Pflanze.

Die einzelnen Cellulose-Moleküle lagern sich zu Bündeln zusammen, die dann als Mizellarstränge oder **Elementarfibrillen** bezeichnet werden. Mehrere Elementarfibrillen sind zu **Mikrofibrillen** zusammengefasst. Mehrere Mikrofibrillen ergeben eine **Makrofibrille** (o Abb. 1.2).

Zwischen den Mikrofibrillen sind kleine Räume ausgespart, die interfibrillären Räume. In der Regel sind sie mit Wasser gefüllt. Es können aber auch andere Substanzen eingelagert sein, z. B. Lignine (Holzstoffe) in den verholzten Pflanzenteilen oder Kieselsäure in den Schachtelhalmen und Gräsern.

Die Zellwand besteht in der Regel aus mehreren Schichten. Die äußerste Schicht ist die **Mittellamelle**. Sie trennt die Wände benachbarter Zellen von einander und besitzt eine gelartige Struktur. Sie besteht v. a. aus Pektin. Der Mittellamelle werden Cellulosefasern aufgelagert. Diese bilden zum Zellinneren hin die nächste Schicht, die **Primärwand**. Die Fasern der Primärwand sind flexibel und ermöglichen so ein Zellwachstum. Ist das Zellwachstum abgeschlossen, wird die **Sekundärwand** der Primärwand aufgelagert. Diese ist starr und schließt die Zellwand zum Zellinneren hin ab.

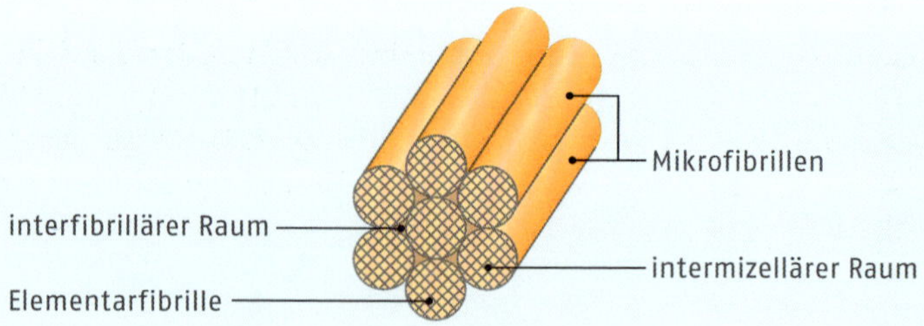

o **Abb. 1.2** Bündel aus mehreren Mikrofibrillen

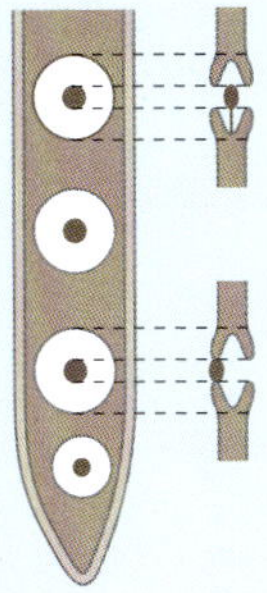

Abb. 1.3 Hoftüpfel einer Tracheide (rechts im Querschnitt)

1

MERKE
Die Zellwand einer noch wachsenden Zelle besteht aus Mittellamelle und flexibler Primärwand. Ist das Zellwachstum abgeschlossen, wird der Primärwand eine starre Sekundärwand aufgelagert.

Die Zellwand schließt eine Zelle nach außen hin ab. Für den Stoffaustausch zwischen benachbarten Zellen sind jedoch Verbindungswege vorhanden, die als **Tüpfel** bezeichnet werden. Tüpfel sind kleine Poren, die bei der Auflagerung der Primär- und Sekundärwände ausgespart bleiben. Diese Poren werden bei starker Zellwandverdickung zu Tüpfelkanälen verlängert. Die Tüpfel benachbarter Zellen stoßen aneinander und sind nur durch die Mittellamelle getrennt. Diese ist siebartig von feinen Plasmasträngen, den **Plasmodesmen**, durchbrochen, die einen Stofftransport von Zelle zu Zelle ermöglichen.

MERKE
Tüpfel ermöglichen den Stofftransport zwischen benachbarten Zellen.

Eine besondere Art stellen die **Hoftüpfel** dar. Sie sind charakteristisch für Zellen der Wasserleitungsbahnen und funktionieren ähnlich einem Ventil. Um die zentrale Öffnung, den Porus, wölbt sich eine Wandpartie hervor, die von der Mittellamelle abgehoben ist. Die Mittellamelle selbst ist im Porus etwas verdickt. Bei Druck kann der Porus verschlossen werden (Abb. 1.3).

1.2.2 Protoplasma

Mit dem Begriff **Protoplasma** wird das Innere der Pflanzenzelle zusammengefasst. Dies untergliedert sich weiter in das **Zytoplasma** und die darin enthaltenen **Zellorganellen.** Das Zytoplasma besteht zu 60–90 % aus Wasser, außerdem sind Eiweiße (Proteine), Kohlenhydrate und Fette (Lipide) enthalten. Im Wasser gelöst liegen geringe Mengen Salze Enzyme und Spurenelemente vor. Salze und Spurenelemente dienen der Regulation des Wasserhaushalts in der Zelle; Enzyme katalysieren und regulieren den Stoffwechsel.

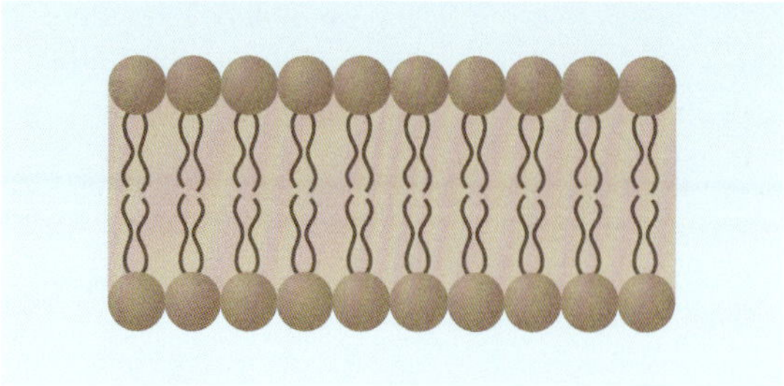

Abb. 1.4 Schematischer Aufbau einer Biomembran

Biomembranen

Das Zytoplasma ist zur Zellwand hin durch eine dünne flexible Schicht abgegrenzt, die als Biomembran bezeichnet wird (Abb. 1.4). Im Wesentlichen besteht diese aus Phospholipiden, welche einen hydrophilen Molekül-Kopf und einen lipophilen Molekül-Schwanz besitzen. Diese richten sich als Doppelschicht mit den lipophilen Molekülteilen nach innen aus, so entsteht eine Doppelschicht mit hydrophilem Anteil nach außen und lipophilem Anteil im Inneren der Membranstruktur.

Biomembranen sind **semipermeabel** („halbdurchlässig"). Dies bedeutet, sie sind für bestimmte Stoffe gut, für andere weniger gut durchlässig. Kleine und lipophile Moleküle wie Kohlendioxid können optimal durch die Membran gelangen. Sehr große Moleküle, aber auch hydrophile Stoffe wie Ionen, Glucose oder Wasser benötigen in die Membran eingelagerte Transportporen.

Nicht nur die Abgrenzung zwischen Protoplasma und Zellwand erfolgt durch eine Biomembran. Auch die Abgrenzung von Zellorganellen innerhalb des Protoplasmas kann so erfolgen. Die Biomembran zwischen Zytoplasma und Zellwand wird als **Plasmalemma** bezeichnet. Die Membran zwischen Zytoplasma und Vakuole nennt man **Tonoplast**.

Weitere Membranstrukturen sind das endoplasmatische Retikulum, die Kernmembran sowie die Grenzschichten der Mitochondrien und Plastiden (siehe Zellorganellen).

Vakuolen

Das Zytoplasma füllt eine embryonale Zelle komplett aus. Bei älteren Zellen bilden sich innerhalb des Plasmas kleine durch Biomembranen begrenzte Räume aus, die mit Zellsaft gefüllt sind. Sie entstehen im Verlauf des Zellwachstums. Diese Räume werden als **Vakuolen** bezeichnet und sind ausschließlich in pflanzlichen Zellen vorhanden. Mit Voranschreiten des Zellwachstums werden diese Räume größer und fließen dann zu einer großen, **zentralen Zellsaftvakuole** zusammen. Sie füllt annähernd den gesamten Innenraum der Zelle aus und drängt den Protoplasten bis auf einen dünnen Wandbelag zurück.

Die Zentralsaftvakuole dient der Aufrechterhaltung des Zellinnendrucks (**Turgor**). Außerdem kann sie zur Speicherung von Stoffen verwendet werden. Hierbei wird in **primäre** und **sekundäre Pflanzeninhaltsstoffe** unterschieden. Primäre Pflanzeninhaltsstoffe wie Kohlenhydrate, Eiweiße oder Fette können dem pflanzlichen Stoffwechsel wieder zugängig gemacht werden. Sekundäre Inhaltsstoffe, wie Salzkristalle, Farbstoffe und Alkaloide, nehmen nicht ständig am Stoffwechselgeschehen teil. In der Natur können diese beispielsweise als Gift- oder Bitterstoffe vor Tierfraß schützen oder Farbstoffe zum Anlocken von Insekten sein. Die Medizin nutzt sekundäre Pflanzenstoffe aufgrund ihrer pharmakologischen Wirkung.

MERKE
Die Vakuole ist ein typisches Organell pflanzlicher Zellen. In ihr werden häufig sekundäre Pflanzeninhaltsstoffe von pharmazeutischer Bedeutung gespeichert.

1.2.3 Zellorganellen

DEFINITION
Zellorganellen sind in das Zytoplasma eingebettete Einschlüsse wie Zellkern, Mitochondrien und Plastiden.

Zellorganellen sind kleine Funktionseinheiten innerhalb der Zelle. Sie befinden sich im Zytoplasma und übernehmen verschiedene Aufgaben im Zellstoffwechsel.

Zu den Zellorganellen gehören:

- Vakuolen (▸ Kap. 1.2.2),
- Zellkern,
- Mitochondrien,
- Plastiden,
- endoplasmatisches Retikulum,
- Ribosomen,
- Golgi-Apparat.

Zellkern

Nur eukaryontische Zellen enthalten einen Zellkern. Der Zellkern, oder **Nukleus**, hat eine besondere Bedeutung für das Leben der Zelle. Kernlose Zellen sind auf Dauer nicht lebensfähig. Ausnahmen bilden Bakterien und Blaualgen. Sie besitzen sogenannte „kernäquivalente Bereiche“ ohne die typischen Organisationsmerkmale des Zellkerns.

Der Zellkern ist meist kugel- oder linsenförmig. Er ist nach allen Seiten vom Zytoplasma umgeben und gegen dieses durch eine **Kernmembran** abgegrenzt. Der Kernraum ist vom Kernplasma, dem **Karyoplasma**, erfüllt. Der Zellkern enthält **Chromosomen**, die reich an Desoxyribonukleinsäure (desoxyribonucleic acid, DNA) sind.

Die Chromosomen sind die Träger der Erbinformation einer Zelle, der Gene. Diese werden bei der Zellteilung weitergegeben. Im typischen Fall liegen die Chromosomen als unregelmäßig gewundene lange Fäden im Zellkern vor (Funktionsform). Sie sind dann auf relativ kleinem Raum zusammengedrängt und vermitteln den Eindruck eines ungleich gebauten Kerngerüstes. Nur während der Kernteilung (▸ Kap. 1.3) nehmen sie die Gestalt von meist gekrümmten „Stäbchen“ an (Transportform).

MERKE
Die Chromosomen sind Träger der Erbanlagen, der sogenannten Gene. Genom ist der Sammelbegriff für alle Gene eines Chromosomensatzes.

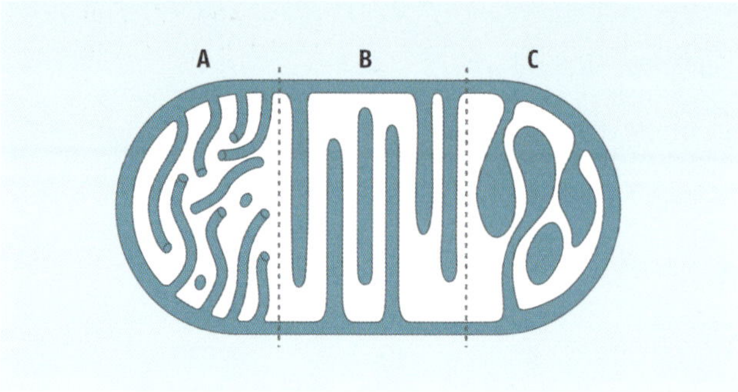

Abb. 1.5 Schematischer Längsschnitt durch ein Mitochondrium.
A Röhrchen,
B Falten,
C Säckchen

Mitochondrien

Hauptaufgabe der Mitochondrien ist die **Energiegewinnung** für die Zelle durch Abbau von energiereichen Kohlenstoffverbindungen. Mitochondrien kommen in den Zellen aller Pflanzen und Tiere (ausgenommen der Prokaryonten) vor. Gegen das Zytoplasma sind sie durch eine Doppelmembran aus zwei Biomembranen abgegrenzt. Die innere Membran ist vielfach eingestülpt (Abb. 1.5), wodurch die Oberfläche enorm vergrößert wird. Dies schafft Raum für die Enzyme der Stoffwechselvorgänge, welche zur Gewinnung des wichtigen Energieträgers **ATP** führen.

MERKE
Mitochondrien sind die „Kraftwerke" der Zelle.

Plastiden

Plastiden kommen nur in Pflanzenzellen und bei einigen Algenarten vor, welche nach neueren Erkenntnissen nicht mehr zu den Pflanzen gezählt werden.

Man unterscheidet je nach Färbung:
- grüne **Chloroplasten**,
- gelbe bis rote **Chromoplasten**,
- farblose **Leukoplasten**.

Die beiden ersteren werden als **Chromatophoren** (Farbstoffträger) zusammengefasst.

Trotz der Unterschiede in Funktion und Struktur handelt es sich bei den Plastiden nur um einen einzigen Typus. Sie gehen alle aus einer gemeinsamen Vorstufe, den **Proplastiden**, hervor und sind untereinander in die verschiedenen Plastidentypen umwandelbar. Die Umwandlung von Chloroplasten in Chromoplasten lässt sich beim Reifen von Tomaten gut beobachten. Die Grünfärbung von Kartoffeln am Licht beruht auf der Umwandlung von Leukoplasten in Chloroplasten. Plastiden sind vom Zytoplasma durch eine Doppelmembran abgegrenzt.

Chloroplasten: In den Chloroplasten findet die **Fotosynthese** statt. Bei den höheren Pflanzen sind sie rundlich oder linsenförmig. Die innere Membran wird während der Chloroplastenbildung zu einem vielschichtigen System gefaltet. Diese Strukturen werden als **Thylakoide** bezeichnet. Auf diesen befinden sich die Fotosynthese-Farbstoffe: Chlorophyll und Carotinoide.

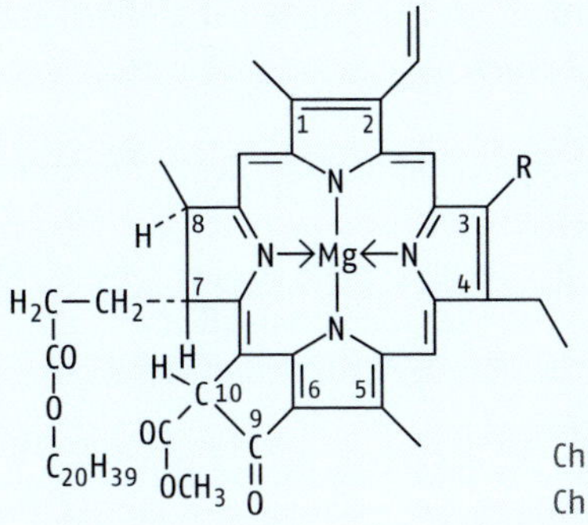

Abb. 1.6 Strukturformel von Chlorophyll

Das **Chlorophyll** zeigt in seinem chemischen Aufbau eine enge Verwandtschaft zum Hämoglobin, dem roten Blutfarbstoff. Im Zentrum des großen Moleküls befindet sich ein komplex gebundenes Metallatom. Im Chlorophyll handelt es sich dabei um Magnesium, im Hämoglobin um Eisen. Es wird unterschieden zwischen Chlorophyll a und b, die beide chemisch sehr ähnlich sind (Abb. 1.6).

In den Chloroplasten sind häufig auch **Carotinoide** enthalten. Hierbei handelt es sich um Pigmente mit gelber, oranger oder roter Farbe. Bei den grünen Blättern werden sie vom Grün der Chloroplasten überdeckt. Erst während der Herbstfärbung der Blätter treten ihre Farben hervor.

Chromoplasten: Chromoplasten sind durch Carotinoide gelb, orange oder rot gefärbt. Sie enthalten kein Chlorophyll und sind daher fotosynthetisch inaktiv. Sie finden sich in Blüten (z. B. Stiefmütterchen), in Früchten (z. B. Tomaten) und in Wurzeln (z. B. Möhren). Die Chromoplasten entstehen entweder direkt aus Proplastiden oder durch Umwandlung aus Chloro- bzw. Leukoplasten.

Leukoplasten: **Leukoplasten** sind frei von Farbstoffen. Sie finden sich häufig in unterirdischen Pflanzenteilen wie Knollen oder Erdsprossen. Leukoplasten entstehen entweder direkt aus Proplastiden oder aber aus Chloroplasten, in die sie sich auch wieder zurückverwandeln können. Leukoplasten können **Stärke**, **Eiweiße** und **Fette** speichern.

Die für die Pflanze wichtigsten Leukoplasten sind die **Amyloplasten**. Sie lagern die bei der Fotosynthese entstandenen Kohlenhydrate in Form von Reservestärke ab. Dabei wird die Stärke um ein zentral oder exzentrisch gelegenes „Bildungszentrum" geschichtet. Die Stärkekörner werden teilweise so groß, dass sie nur noch von einer sehr dünnen Plastidenhaut umgeben sind.

MERKE

Plastiden kommen nur in Pflanzenzellen vor und sind ineinander umwandelbar. In den Chloroplasten findet die Fotosynthese statt.

Endoplasmatisches Retikulum und Ribosomen

Das **endoplasmatische Retikulum** (ER) stellt ein System aus Hohlräumen und Kanälen dar, die miteinander verbunden, und durch Biomembranen abgegrenzt sind. Dieses System verändert ständig seine Form.

Das ER bewirkt eine starke Unterteilung (**Kompartimentierung)** des Protoplasmas. Ausläufer des ER verbinden benachbarte Zellen.

Das endoplasmatische Retikulum kann sowohl morphologisch als auch funktionell nochmals unterschieden werden. Das **raue ER** trägt auf der Membranaußenseite Ribosomen. Aufgaben des rauen ER sind in erster Linie die ständige Produktion von Biomembran und die Proteinbiosynthese an den Ribosomen.

Das **glatte ER** besitzt keine Ribosomen auf der Oberfläche. Es ist wichtig für die Entgiftung der Zelle und ist Ort vieler metabolischer Prozesse, wie z. B. der Lipidproduktion und des Kohlenhydratstoffwechsels.

Ribosomen sind die Organellen für die **Proteinbiosynthese**. Sie befinden sich entweder frei im Zytoplasma verteilt oder auf der Oberfläche des rauen ER. Sie bestehen u. a. aus ribosomaler RNA und tragen die „Baupläne“ für Proteinmoleküle.

Golgi-Apparat

Als Golgi-Apparat bezeichnet man die Gesamtheit der **Diktyosomen**. Dies sind abgeflachte, durch Biomembranen begrenzte Hohlräume, die übereinander geschichtet sind. Sie werden von der einen Seite stets neu gebildet. Auf der gegenüberliegenden Seite werden kleine Bläschen, die **Golgi-Vesikel**, abgeschnürt. Damit ist der Golgi-Apparat ein Teil des **Transportsystems** innerhalb der Zelle. Außerdem ist hier der Ort für die Synthese von Zellwandsubstanzen, Schleimen und ätherischen Ölen.

1.3 Zellteilung

1.3.1 Mitose

Jede Zelle entsteht durch Teilung einer anderen Zelle. Die hierbei vollzogene Teilung des Zellkerns wird als Mitose bezeichnet. Es entstehen zwei identische Tochterkerne. Diese Teilungsfähigkeit ist auf junge, meristematische Zellen beschränkt, wie sie z. B. an den Vegetationspunkten von Spross und Wurzel vorhanden sind.

> **MERKE**
> Bei einer Mitose entstehen genetisch identische Tochterzellen. Diese besitzen einen diploiden (doppelten) Chromosomensatz.

Den Ablauf der Mitose, die insgesamt etwa zwei Stunden dauert, unterteilt man relativ willkürlich in mehrere Phasen, obwohl es sich im Grunde um einen kontinuierlich ablaufenden Prozess handelt.

Der Beginn einer Zellteilung wird **Prophase** genannt. Der Zellkern, der zunächst auch als **Ruhekern** bezeichnet wird, besitzt eine netzartig erscheinende Gerüstsubstanz. Diese wird am Anfang der Teilung aufgerollt und entwirrt, sodass stäbchen- und schleifenförmige **Chromosomen** sichtbar werden. Diese sind in zwei identische Spalthälften (**Chromatiden**) aufteilbar, die sich sowohl im Gengehalt als auch in der Gestalt gleichen.

AUF EINEN BLICK

Ruhephase	Der Zellkern in Ruhe besitzt eine netzartige, diffuse Struktur im Kerninneren.	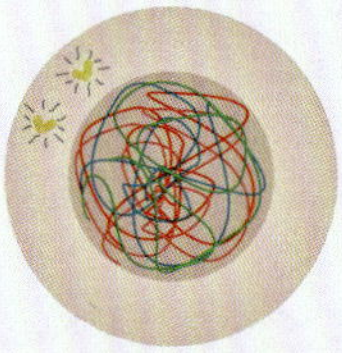
Prophase	Chromosomen mit Chromatiden werden sichtbar. Auflösung von Kernmembran und Kernkörper.	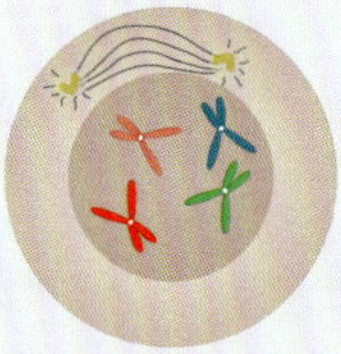
Metaphase	Äquatoriale Anordnung der Chromosomen.	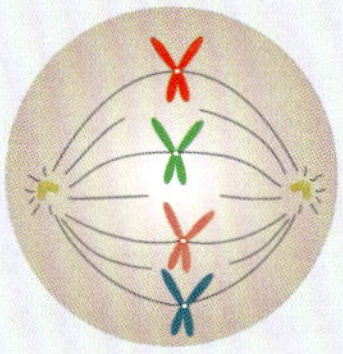
Anaphase	Chromatiden werden zu den Zellpolen gezogen.	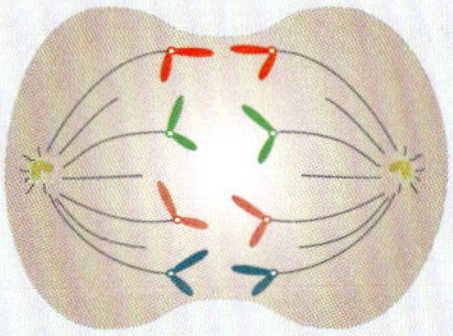
Telophase	Zusammenknäulen der Tochterchromosomen, Ausbildung neuen Kernmembranen und einer Mittellamelle für den Zellwandaufbau.	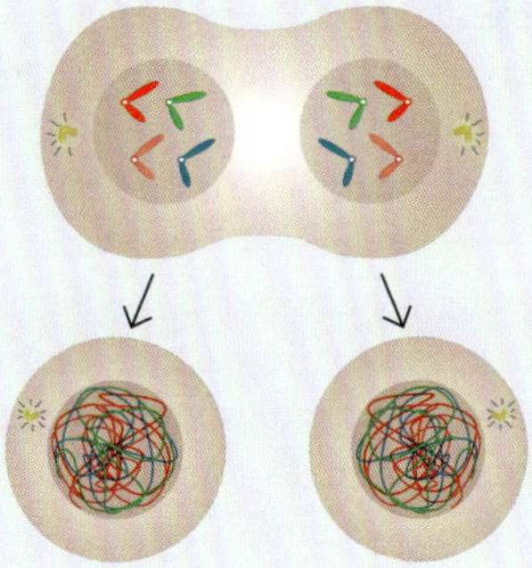

In der Folge lösen sich Kernmembran und Kernkörper auf. Von den Zellpolen ausgehend erfolgt die Bildung feiner Fäden, der sogenannten **Spindelfasern**.

In der **Metaphase**, der Zwischenphase, ordnen sich die Chromosomen in der Mitte der Zelle zwischen den beiden Zellpolen in der sogenannten **Äquatorialplatte** an. Die Spindelfasern sind nun fertig gestellt.

Während der **Anaphase**, der Überphase, werden die Chromatiden an den Spindelfasern entlang zu den Polen gezogen.

In der **Telophase**, der Endphase oder Zielphase, knäueln sich die Tochterchromosomen wieder zusammen und die Kernspindeln verschwinden. Aus Teilen des endoplasmatischen Retikulums wird die neue Kernmembran gebildet; die Nukleoli der neuen Tochterkerne entstehen.

Nach der Teilung des Kerns spaltet sich nun auch das Zellplasma mittels einer einfachen Durchschnürung. Die Zellwand zwischen den beiden Tochterprotoplasten entsteht zunächst aus einer Pektinlamelle, der weitere Wandschichten aufgelagert werden.

1.3.2 Meiose

aha

GUT ZU WISSEN

Bei einer **Meiose** (Reduktionsteilung) entstehen aus einer diploiden Zelle vier neue Zellen mit jeweils einem haploiden (einfachen) Chromosomensatz. Dies geschieht bei Verschmelzung von Sperma und Eizelle.

Kennzeichen einer sexuellen oder geschlechtlichen Fortpflanzung ist die Verschmelzung (Befruchtung) zweier geschlechtsverschiedener Zellen (Gameten) zu einer Zygote. Bei diesem Prozess bilden die beiden haploiden (einfachen) Chromosomensätze der Geschlechtszellen einen diploiden Satz. Eine Befruchtung mit diploiden Zellen würde die Anzahl der Chromosomen immer weiter ansteigen lassen. Dies wird durch die **Reduktionsteilung** oder **Meiose** verhindert.

Die Meiose findet im Verlauf der Bildung von Eizelle und Spermazellen statt. Es entstehen hierbei aus diploiden Körperzellen haploide Geschlechtszellen. Die Meiose besteht aus zwei miteinander gekoppelten Teilungsschritten, die als erste und zweite Reifungsteilung bezeichnet werden. Bei der ersten Reifungsteilung werden komplette Chromosomen auf die Tochterzellen verteilt, die zweite gleicht einer Mitose. Bei der Meiose wird die Anzahl der Chromosomen auf die Hälfte reduziert. Im Gegensatz hierzu bleibt bei der Mitose die Anzahl der Chromosomen in den beiden Tochterzellen konstant. Während der Meiose kommt es zur **Neukombination des genetischen Materials**.

Die **erste Reifungsteilung** beginnt ähnlich der Mitose, indem die Chromosomen sichtbar werden und sich ordnen. Hierbei kommen jeweils zwei homologe Chromosomen parallel zueinander zu liegen, sodass einzelne Chromosomenabschnitte mitsamt den darauf liegenden Genen wechselseitig ausgetauscht werden können. Dieser Austausch wird als „Crossing over" bezeichnet. Damit kommt es zu einer Neukombination des Erbguts. Die homologen Chromosomen werden dann wieder getrennt und wandern zu den entgegengesetzten Polen. Es entstehen zwei Tochterkerne mit haploidem Chromosomensatz.

Danach beginnt die **zweite Reifungsteilung**, die wie eine Mitose abläuft. Hierbei werden die Spalthälften der Chromosomen voneinander getrennt, und es entstehen vier Tochterkerne mit je einem haploiden Chromosomensatz.

1.3.3 Die chemische Natur der Gene

Chromosomen bestehen aus **Desoxyribonukleinsäure** kurz DNS beziehungsweise DNA (englische Abkürzung für desoxyribonucleic acid). Es handelt sich um kettenförmige Moleküle. DNA und RNA bestehen aus drei Komponenten: stickstoffhaltige Basen, Zucker und Phosphorsäure.

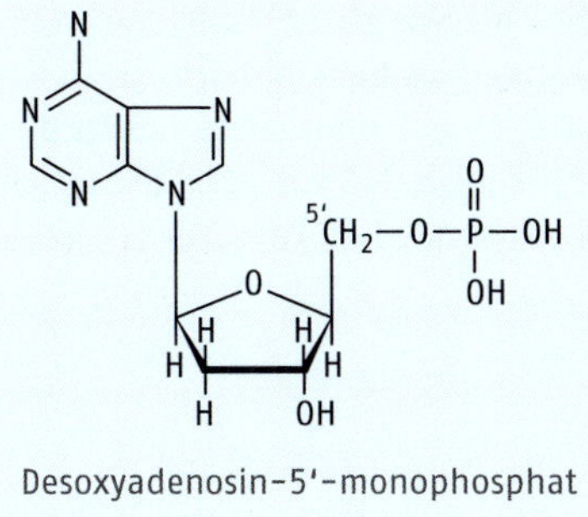

Abb. 1.7 Beispiel eines Nukleotids mit Adenin als Base

N-haltige Basen sind die Purinderivate **Adenin (A)** und **Guanin (G)** sowie die Pyrimidinderivate **Cytosin (C)**, **Thymin (T)** und **Uracil (U)**.

Eine DNA enthält die Basen A, G, T und C. Diese sind jeweils mit dem Zucker Desoxyribose verknüpft. Diese Verbindungen werden als **Nukleoside** bezeichnet.

Die Nukleoside sind über die Desoxyribose mit Phosphorsäure verestert und werden dadurch zu **Nukleotiden** (Abb. 1.7).

Einzelne Nukleotide sind noch untereinander zu Polynukleotiden verknüpft. Dadurch entstehen Molekülketten aus Zucker und Phosphorsäure mit den Basen in der Seitenkette.

DNA besteht aus zwei parallelen Molekülketten (Abb. 1.8). Diese laufen in Form einer rechtsgewundenen Schraube um eine gemeinsame Achse. Sie werden deshalb als Doppelschraube oder **Doppelhelix** bezeichnet. Dabei sind die Basen nach innen gerichtet. Es liegen sich immer die gleichen Basen gegenüber, nämlich Thymin und Adenin sowie Guanin und Cytosin. Man bezeichnet dies als **komplementäre Basenpaare**.

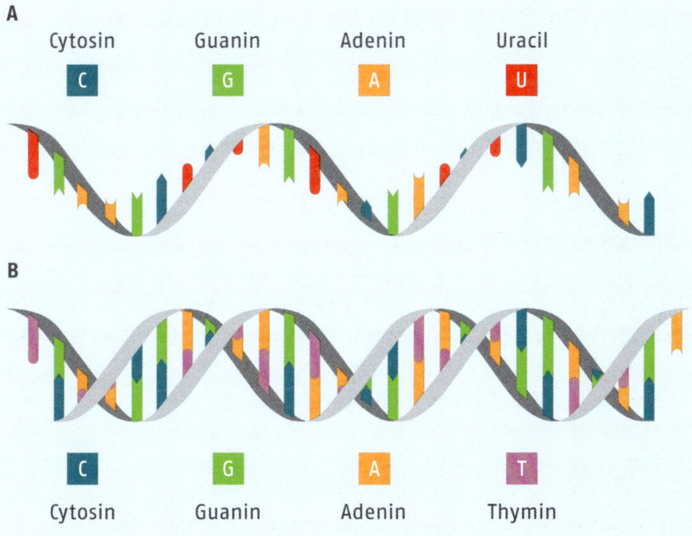

Abb. 1.8 Struktur einer A RNA (Ribonukleinsäure) und B DNA (Desoxyribonukleinsäure)

Die Reihenfolge der Basen codiert die enthaltene Erbinformation. Durch unterschiedliche Anordnung der Basen ergibt sich eine extrem große Vielfalt an codierter Information. Bestimmte Abschnitte einer DNA werden als **Gene** bezeichnet. In ihnen steckt der Bauplan für Aufbau und Organisation eines Organismus. DNA besitzt die Fähigkeit zur Selbstverdoppelung. Dadurch wird die Weitergabe von genetischen Informationen ermöglicht.

aha

GUT ZU WISSEN

In RNA-Molekülen kommt als Base Uracil statt Thymin vor, außerdem ist als Zuckerkomponente Ribose statt Desoxyribose enthalten. Auch in der räumlichen Struktur gibt es Unterschiede. Während DNA als Doppelhelix vorliegt, ist RNA meist nur ein Einzelstrang.

In DNA-Molekülen ist die Information für die Herstellung von RNA-Molekülen enthalten. RNA wiederum codiert die Information zur Herstellung von Proteinen wie Enzyme und Hormone, die den Stoffwechsel steuern.

1.3.4 Variabilität und Mutation

Pflanzenarten können zum Teil in voneinander abweichenden Formen auftreten. Ein Beispiel hierfür sind die zahlreichen Rosen- und Tulpensorten, die sich durch Blütenfarbe, aber auch durch Form der Blütenblätter und anderen Merkmale voneinander unterscheiden. Auch bei den Arzneipflanzen werden unterschiedliche Varietäten kultiviert (u. a. bei Baldrian, Königskerze, Pfefferminze, Kamille). Werden die abweichenden Merkmale durch Genvariation hervorgerufen, handelt es sich um eine **Mutation**. Sie sind somit weiter vererbbar. Kommt eine Variante durch den Einfluss äußerer Bedingungen zustande, sprechen wir von **Modifikation**.

MERKE

Mutation ist eine Veränderung im Erbgut der Pflanze, Modifikation entsteht durch Einflüsse von außen.

Mögliche Veränderungen am Erbgut:

- **Genommutationen**: Die Anzahl eines Chromosomensatzes wird geändert. Der Gengehalt der einzelnen Chromosomen bleibt jedoch unverändert. Diese polyploiden Organismen werden häufig künstlich erzeugt. Von unseren Kulturpflanzen sind z. B. Weizen, Hafer und Kartoffeln polyploid. Diese polyploiden Formen sind oftmals widerstandsfähiger und ertragreicher und damit als landwirtschaftliche Nutzpflanzen besonders geeignet.
- **Chromosomenmutation:** Änderungen der Genanordnung im Chromosom. Hierbei kommt es zu Chromosomenbrüchen und zur Neuzusammensetzung der entstandenen Bruchstücke.
- **Genmutation:** Einzelne Basen der DNA-Doppelhelix werden chemisch oder in ihrer Reihenfolge verändert.

Mutationen können spontan auftreten oder experimentell durch Strahlung oder chemische Stoffe ausgelöst werden. Die spontane Mutationsrate ist jedoch gering.

1.4 Der Stoffwechsel

Der Stoffwechsel in einer Pflanze dient der Ernährung der Pflanze, dem Aufbau körpereigener Substanzen und dem Abbau von Substanzen zur Energiegewinnung. Hierbei entstehen auch pharmakologisch wirksame Stoffe wie beispielsweise Alkaloide und ätherische Öle.

Alle Lebewesen benötigen zum Leben Energie und bestimmte Ausgangsstoffe. Bei grünen Pflanzen ist hierbei die Fotosynthese der Ausgangspunkt. Das Chlorophyll (▸ Kap. 1.2.3) der grünen Pflanze absorbiert Sonnenenergie und verwendet diese zur Bildung von Glucose aus Kohlendioxid und Wasser. Aus Glucose werden dann weitere Kohlenhydrate, Fette und Eiweiße gebildet. Diese organischen Substanzen der Pflanzen dienen den Tieren als Nahrung und liefern ihnen Energie. Nach Verdauung durch die Tiere wird die organische Substanz als Kohlendioxid wieder an die Atmosphäre abgegeben. Somit ist der Energiefluss mit dem Kreislauf des Kohlenstoffs gekoppelt.

Zu den unentbehrlichsten Stoffen für das Leben gehört **Wasser**. Der Wassergehalt von Pflanzen ist sehr unterschiedlich. Bei Blättern beträgt er 75–85 %. Saftige Früchte, z. B. Gurken, enthalten etwa 95 %, trockene Samen dagegen nur 13–14 % Wasser.

Neben Wasser sind verschiedene **organische Verbindungen** an der chemischen Zusammensetzung der Zelle beteiligt. Den größten Teil der organischen Substanz in einer Zelle machen Proteine (Eiweiße) und Nukleinsäuren (DNA und RNA) aus. In wechselnden Mengen folgen Lipide, Polysaccharide und anorganische Moleküle.

Chemische Elemente, welche in großer Menge in einem Organismus vorkommen, werden als **Mengenelemente** bezeichnet. Dazu zählen hauptsächlich Kohlenstoff (C) aber auch Sauerstoff (O), Wasserstoff (H), Stickstoff (N), Schwefel (S) und Phosphor (P). Neben diesen sechs Elementen sind noch weitere Elemente am Aufbau der Pflanzensubstanz beteiligt: Kalium (K), Calcium (Ca), Natrium (Na), Magnesium (Mg), Eisen (Fe), Silicium (Si), Chlor (Cl), Aluminium (Al), Bor (B), Kupfer (Cu), Mangan (Mn) und Zink (Zn). Einige dieser Elemente kommen nur in geringen Mengen vor und werden deshalb als **Spurenelemente** bezeichnet. Wenn sie jedoch fehlen, sind massive Wachstumsschäden die Folge.

1.4.1 Wasserhaushalt

Alle Lebensvorgänge laufen in Wasser als Lösungs- und Trägersubstanz ab. Bei wasserarmen Pflanzenteilen, wie z. B. den Samen, sind kaum noch Stoffwechselvorgänge nachweisbar.

Wasser wird grundsätzlich durch zwei verschiedene Vorgänge aufgenommen:

- durch Quellung und
- durch osmotische Vorgänge.

Bei ruhenden Samen erfolgt eine Wassereinlagerung durch **Quellung**. Dieser Vorgang ist also nicht an die lebende Substanz gebunden, sondern ein rein physikalisch-chemischer

Prozess. Hierfür sind Substanzen notwendig, die reversibel und unter Volumenzunahme Wasser aufnehmen. Für Samen ist dies die Voraussetzung für eine Reaktivierung und damit für die Entstehung einer neuen Pflanze aus dem Samen.

Über die **gesamte Pflanzenoberfläche** können Wasserpflanzen Wasser aufnehmen. Bei Landpflanzen erfolgt dies in erster Linie über die **Wurzel**. Hierfür stellen die Wurzelhaare eine Verbindung zum Wasser des Erdreichs her. Das Wasser gelangt durch Quellungsvorgänge der Cellulosewände und durch **Osmose** in die Wurzelhaare. Über die Wasserleitungsbahnen (▸Kap. 2.3.3) erfolgt der Weitertransport von der Wurzel durch den Spross bis zu den Blättern. Die oberirdischen Pflanzenteile, v. a. die Blätter, geben Wasserdampf an die Atmosphäre ab. Die abgegebene Wassermenge muss durch eine entsprechende Wasseraufnahme über die Wurzel ausgeglichen werden. Dadurch entsteht eine **Saugwirkung** innerhalb des pflanzlichen Organismus.

Diffusion und Osmose

Diffusion im Alltag

Wenn man ohne umzurühren ein Stück Würfelzucker in eine Tasse heißen Tee gibt, ist unmittelbar nach der Zuckerzugabe kaum süßer Geschmack wahrzunehmen. Wartet man jedoch einige Zeit löst sich das Zuckerstückchen auf und die Moleküle verteilen sich gleichmäßig im Wasser. Der Tee hat nun einen einheitlich süßen Geschmack. Dieser Vorgang wird als Diffusion bezeichnet.

Unter einer Diffusion versteht man die Tendenz von Teilchen eines gasförmigen oder gelösten Stoffs, sich im zur Verfügung stehenden Raum gleichmäßig zu verteilen (o Abb. 1.9). Auf diese Weise kommt es nach einiger Zeit zu einem Konzentrationsausgleich innerhalb des Raums. Die Diffusion ist ein passiver Prozess, das heißt es ist kein Energieaufwand nötig, der Vorgang läuft automatisch ab. Die Verteilung im Raum ist aufgrund der Eigenbewegung der Teilchen möglich. Stoffe im festen Aggregatzustand schwingen lediglich auf ihren Gitterplätzen. Flüssige, gelöste und gasförmige Stoffe sind an keine Gitterplätze gebunden und bewegen sich im vorhandenen Raum.

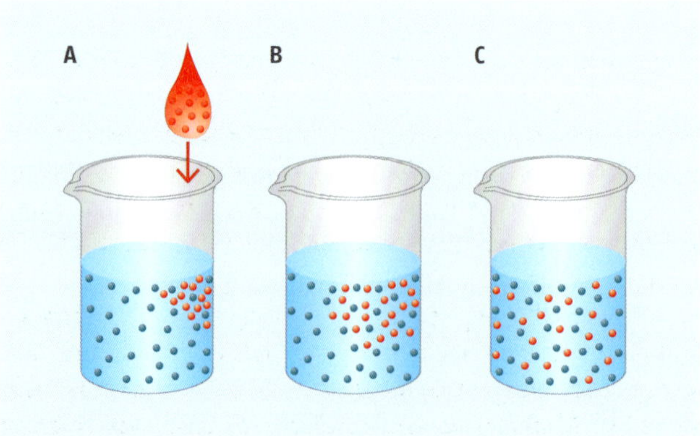

o **Abb. 1.9** Diffusion. A Lösen eines Stoffs in Wasser, B Verteilung der Stoffteilchen durch Eigenbewegung, C vollständiger Konzentrationsausgleich

MERKE
Diffusion ist die gleichmäßige Verteilung eines gelösten oder gasförmigen Stoffs im gesamten zur Verfügung stehenden Raum.

Der Vorgang einer **Osmose** hängt eng mit einer Diffusion zusammen:

Werden zwei unterschiedlich konzentrierte Lösungen durch eine **semipermeable** (halbdurchlässige) **Membran** getrennt, die nur noch für das Wasser, nicht aber für die gelöste Substanz durchlässig ist, so tritt Wasser durch die Membran von der verdünnten in die höher konzentrierte Lösung über. Dieser Übertritt erfolgt so lange, bis ein Konzentrationsausgleich zwischen den beiden Lösungen stattgefunden hat. Dieser Diffusionsvorgang durch eine semipermeable Membran wird als **Osmose** bezeichnet. Der ständige Wassereintritt in die Lösung mit höherer Konzentration verursacht eine Volumenzunahme und damit einen Ausdehnungsdruck. Dies bezeichnet man als **osmotischen Druck** (Abb. 1.10).

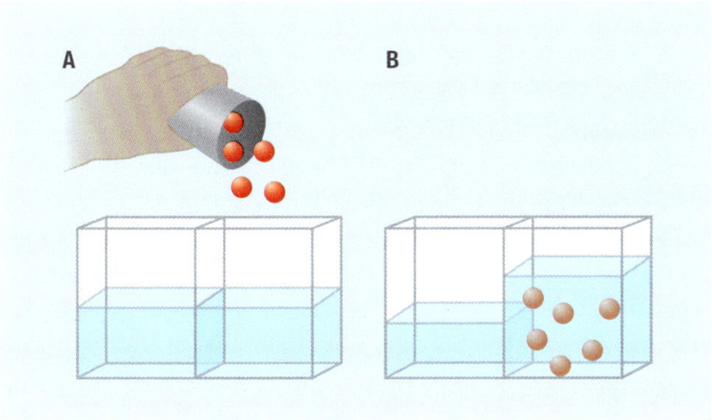

Abb. 1.10 Versuch zur Osmose. **A** Konzentrationserhöhung auf einer Membranseite durch Lösen eines Stoffs, **B** Wasser strömt zum Angleichen der Konzentration durch die Membran.

MERKE
Osmose ist der Diffusionsvorgang durch eine semipermeable Membran bis zu einem Konzentrationsausgleich auf beiden Seiten.

Bei den Pflanzen erfüllen Plasmamembranen die Funktion einer semipermeablen Membran. Da in den Wurzelhaaren das Zellplasma höher konzentriert ist als das Wasser des Erdreichs, tritt das Wasser von der Bodenlösung in die pflanzliche Zelle ein. Dadurch entsteht in der Zelle ein Innendruck, der als **Turgor** bezeichnet wird. Er drückt den Protoplasten gegen die Zellwand, die dadurch eine gewisse Dehnung und Festigkeit erfährt. Zellen in diesem „Dehnungszustand" bezeichnet man als **turgeszent**. Diese Turgeszenz trägt im Wesentlichen zur Festigung von Geweben bei (▸ Kap. 2.3.4).

Bringt man eine Pflanzenzelle in eine Lösung mit höherer Konzentration, so tritt Wasser aus der Zelle aus. Damit kommt es zur Entspannung der gedehnten Zellwand und schließlich zur Verkleinerung und Ablösung des Protoplasten. Diesen Vorgang bezeichnen wir als **Plasmolyse** (Abb. 1.11). Ähnliche Vorgänge laufen auch beim Wasserverlust durch Welken ab.

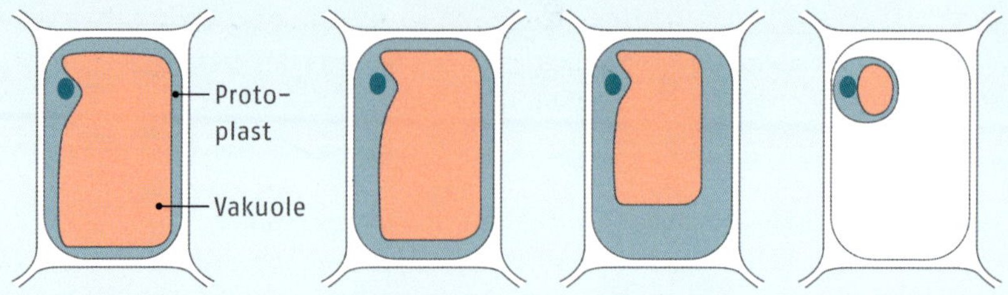

Abb. 1.11 Plasmolyse

Überträgt man die plasmolysierte Zelle in eine Lösung niederer Konzentration, so tritt wiederum Wasser in die Zelle ein, bis sie voll turgeszent ist. Diesen Vorgang bezeichnet man als **Deplasmolyse**. Beide Vorgänge funktionieren nur in einer lebenden Zelle.

Die Pflanzenwurzel nimmt mit dem Wasser auch gelöste Salze aus dem Erdboden auf. Diese können als gelöste Ionen die Membranen passieren.

Die oberirdischen Pflanzenteile, hauptsächlich die Blätter, geben ständig Wasserdampf an ihre Umgebung ab. Dieser Vorgang wird als **Transpiration** bezeichnet. Wir unterscheiden hierbei zwischen **kutikulärer** und **stomatärer** Transpiration.

Die Kutikula (▸Kap. 2.3.2) gibt nur in geringem Maße Wasserdampf nach außen ab. Diese Transpiration kann durch die Pflanze nicht reguliert werden, sondern richtet sich nach der Dampfspannung ihrer Umgebung.

Die Transpiration über die Spaltöffnungen (▸Kap. 2.3.2) ist durch den Mechanismus der Schließzellen regulierbar. Sie ist abhängig von Licht, Feuchtigkeit und Temperatur. Bei hoher Temperatur und extrem trockener Luft werden die Stomata geschlossen.

Neben dieser Abgabe von Wasserdampf scheiden manche Pflanzen Wasser auch aktiv in Form von Tropfen ab. Dieses wird als **Guttation** bezeichnet.

Durch die Abgabe des Wassers entsteht eine Saugwirkung im Zellverband. Die Wasser abgebenden Zellen sind bestrebt, ihr Wasserdefizit wieder auszugleichen. Hierdurch wird Wasser in den Leitungsbahnen nachgesaugt. Durch diesen Sog wird der Ferntransport von der Wurzel bis zu den Blättern ermöglicht, wobei zum Teil große Höhen überwunden werden. Die starken Kohäsionskräfte zwischen den Wassermolekülen sorgen dafür, dass die aufsteigende Wassersäule nicht abreißt. Voraussetzung hierfür ist, dass keine Luft in die Gefäße eintritt.

1.4.2 Fotosynthese

Wasser und Nährsalze sind notwendige Bestandteile jeder lebenden Zelle. Für den Aufbau der Organismen sind jedoch organische Kohlenstoff-Verbindungen ebenso wichtig. In jeder dieser Verbindungen liegt eine bestimmte Energiemenge gebunden vor, die beim Abbau frei wird und die umgekehrt bei der Bildung des betreffenden Moleküls dem Syntheseprozess zugeführt werden muss.

Grüne, das heißt mit Chlorophyll ausgestattete Pflanzen sind in der Lage, mithilfe der Energie des Sonnenlichtes organische Verbindungen aus anorganischen Stoffen aufzubauen. Diese Pflanzen werden deshalb als (foto)**autotroph** bezeichnet. Alle anderen Organismen, Menschen, Tiere und alle chlorophyllfreien Gewächse, sind auf organisches Material angewiesen, das von autotrophen Pflanzen produziert wird. Sie sind **heterotroph**.

Als Kohlenstoffquelle für autotrophe Pflanzen dient das in der Luft vorhandene Kohlendioxid. Es dringt durch die Spaltöffnungen in das chloroplastenreiche Palisadenparenchym (▸ Kap. 3.4.4) ein. Hier läuft die **Fotosynthese** mithilfe des Chlorophylls unter Ausnutzung der Energie des Sonnenlichtes ab. Aus den Ausgangsstoffen Kohlendioxid und Wasser entstehen durch Reduktion Kohlenhydrate (Assimilation). Die entstandenen Zucker-Moleküle werden zügig in osmotisch inaktive Stärke überführt. Sie häuft sich zunächst in den Chloroplasten an, wird aber schließlich zu den Speicherorten abtransportiert, wo sie gespeichert (z. B. Leukoplasten) oder für weitere Prozesse gebraucht wird.

Nachweis von Assimilationsstärke

Die Assimilationsstärke lässt sich durch einen einfachen Versuch nachweisen: Man bedeckt ein Laubblatt, das durch mehrtägige Verdunkelung stärkefrei geworden ist, mit einer lichtundurchlässigen Schablone. Das Blatt wird nun dem Licht ausgesetzt. Um die gebildete Stärke einzufärben, wird das Blatt nach einiger Zeit mit Iodlösung behandelt. Die von der Schablone nicht bedeckten Stellen erscheinen blauschwarz.

Bruttogleichung der Fotosynthese

$$6\,CO_2 + 12\,H_2O \xrightarrow[\text{Licht}]{\text{Chlorophyll}} C_6H_{12}O_6 + 6\,O_2 + 6\,H_2O$$

Der in dieser Bruttogleichung beschriebene chemische Vorgang läuft in einer Vielzahl von Einzelreaktionen ab, die in komplizierter Weise zusammenwirken. Nur einige von ihnen sind Lichtreaktionen, während andere auch im Dunkeln ablaufen.

MERKE

Autotrophe Organismen sind in der Lage, aus CO_2 einfache organische Stoffe herzustellen, die dann zu komplexeren Molekülen umgewandelt werden. Fotoautotrophe Organismen (alle grünen Pflanzen) nutzen dabei Licht als Energiequelle, chemoautotrophe Organismen (einige Bakterien) beziehen die Energie aus chemischen Reaktionen.

Die Fotosynthese ist ein Reaktionsablauf, in dem die grüne Pflanze Strahlungsenergie absorbiert, um sie zunächst in Form von chemischer Energie als Stärke zu speichern. Die Pflanze braucht jedoch ständig Energie zur Aufrechterhaltung ihrer Lebensvorgänge. Diese Energie wird durch den Vorgang der Atmung (Dissimilation) gewonnen. Die Atmung verläuft in mehreren Teilschritten, bei welchen jeweils Energie frei wird.

Als Bruttogleichung für diesen Prozess erhalten wir formal die Umkehrung der Fotosynthesegleichung:

$$1\text{ Mol } C_6H_{12}O_6 + 6\text{ Mol } O_2 \longrightarrow 6\text{ Mol } CO_2 + 6\text{ Mol } H_2O = 2821\text{ kJ}$$

Nachweis für Sauerstoffverbrauch

Als Nachweis für den Verbrauch von Sauerstoff und für die Bildung von CO_2 kann ein einfacher Versuch durchgeführt werden: Keimende Erbsen werden in einen Glaszylinder gegeben, der dicht verschlossen wird. Parallel wird ein Glaszylinder ohne Erbsen verschlossen. Nach einigen Stunden wird jeweils eine brennende Kerze in beide Zylinder gestellt. Die Kerze im Zylinder mit Erbsen erlischt viel schneller da der Sauerstoff in diesem Raum durch die Keimung verbraucht wurde. Für den Nachweis von CO_2 stellt man gleichzeitig ein Gefäß mit Bariumhydroxidlösung in den Zylinder. Es bildet sich ein weißer Niederschlag aus Bariumcarbonat.

MERKE

Als Assimilation bezeichnet man die Vorgänge der Fotosynthese. Aus CO_2 und H_2O entstehen mithilfe von Strahlungsenergie Glucose, O_2 und H_2O. So wird die Strahlungsenergie der Sonne in Form von chemischer Energie gespeichert.
Als Dissimilation bezeichnet man die Vorgänge der Atmung. Dabei wird aus der Umwandlung von organischen Kohlenstoffverbindungen zu CO_2 und H_2O Energie gewonnen.

ZUSAMMENFASSUNG

- Das Protoplasma umfasst alles innerhalb der Zellwand, also Zytoplasma und Zellorganellen.
- Das Zytoplasma ist die Grundstruktur im Inneren der Zelle.
- Als Plasmalemma bezeichnet man die Membran zwischen Zellwand und Zytoplasma, als Tonoplast die Membran zwischen Zytoplasma und Vakuole.
- Träger der Erbinformation bzw. Zellteilung ist der Zellkern (Chromosom).
- Die Energiegewinnung findet in den Mitochondrien und Chloroplasten statt.
- Als Speicherort dienen Vakuolen und Amyloplasten.
- Ort der Proteinsynthese sind Ribosomen bzw. raues ER.
- Die Entgiftung der Zelle findet im glatten ER statt, der Stofftransport im Golgi-Apparat.
- Die Mitose wird in folgende Phasen unterteilt: Ruhephase, Prophase, Metaphase, Anaphase, Telophase.
- Bei der Meiose entstehen aus einer diploiden Zelle vier neue Zellen mit jeweils einem haploiden (einfachen) Chromosomensatz. Dies geschieht bei Verschmelzung von Sperma und Eizelle.
- Chromosomen bestehen aus DNA. DNA und RNA bestehen aus drei Komponenten: stickstoffhaltige Basen, Zucker und Phosphorsäure. Als Basen stehen Adenin, Guanin, Cytosin, Thymin und Uracil zur Verfügung.

FRAGEN

● leicht ●● mittel ●●● schwer

●

1. Was ist eine omnipotente Zelle?
2. Definieren Sie den Begriff „Differenzierung" einer Zelle.
3. Unterteilen Sie Zellen bezüglich ihres Aufbaus in zwei Kategorien.
4. Zählen Sie alle Bestandteile des Protoplasmas auf.
5. Erstellen Sie die Gesamtreaktionsgleichung der Fotosynthese und der Atmung. Bei welchem Prozess wird Energie gespeichert und bei welchem wird Energie freigesetzt?

●●

6. Zeichnen Sie den Umriss einer isodiametrischen und einer prosenchymatischen Zelle.
7. Unterscheiden Sie einen Zellkern von einem Kernäquivalent.
8. Skizzieren Sie die verschiedenen Schichten der Zellwand.
9. Beschreiben Sie mögliche Entstehungswege der einzelnen Plastiden.

●●●

10. Ist folgende Aussage korrekt? „Eine Zelle kann immer wachsen, auch nach Ausbildung einer Sekundärwand."
11. Skizzieren Sie eine Pflanzenzelle mit Zellorganellen und markieren Sie alle Bereiche, in denen Biomembranen vorkommen.
12. Finden Sie Merkmale, die eine Pflanzenzelle von einer tierischen Zelle unterscheidet.
13. Unterscheiden Sie die Begriffe Diffusion und Osmose.

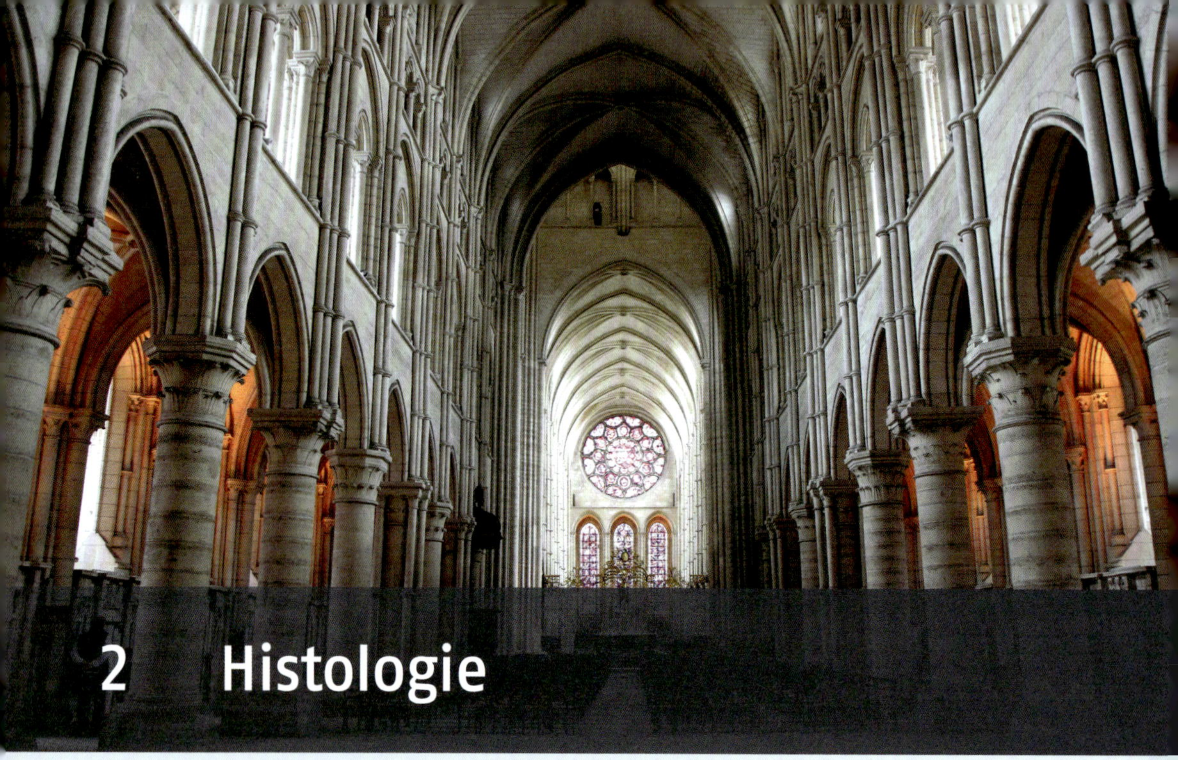

2 Histologie

Eine große Kathedrale hat Pfeiler und Bögen, die der Stabilität dienen, aber auch reine Schmuckelemente.
In pflanzlichen Geweben lassen sich ebenfalls unterschiedliche Zelltypen und Strukturen finden. Diese Zellgruppen haben sich an die Funktion des Gewebes angepasst. Unter einem Lichtmikroskop sind diese Strukturen gut erkennbar. Die Histologie befasst sich mit diesen Gewebestrukturen.
Wie ein Gebäude benötigen auch Pflanzen Stabilität. Diese erhalten sie durch ein Festigungsgewebe. Ein hoher Baum benötigt deutlich mehr als ein kleiner Grashalm. Der Wassertransport bis in die obersten Laubblätter muss durch das Leitgewebe gesichert werden. Schutz vor Wind und Wetter bietet das Abschlussgewebe und die Hauptmasse einer Pflanze besteht aus dem Grundgewebe. Typische Merkmale aller Gewebearten sind Thema dieses Kapitels.

2.1 Gewebebildung

Gleichartige Zellen treten normalerweise nicht einzeln, sondern in größeren Verbänden auf. Ein solcher Verband wird als Gewebe bezeichnet.

DEFINITION
Ein Gewebe ist eine Gruppe von morphologisch gleich gebauten Zellen, die eine identische oder ähnliche Funktion ausüben.

Grundsätzlich werden Gewebe in **Bildungsgewebe** und **Dauergewebe** unterteilt.

Ein Bildungsgewebe besteht aus kleinen, plasmareichen, dicht aneinander liegenden Zellen, die eine ausgeprägte Zellteilungsaktivität besitzen. Dies wird auch als **Meristem** bezeichnet.

Zellen im **Dauergewebe** können sich in der Regel nicht mehr teilen und sind meist differenziert, also spezialisiert auf bestimmte Aufgaben.

MERKE
Grundsätzlich unterscheidet man zwischen teilungsfähigem Bildungsgewebe (Meristeme) und ausdifferenziertem, teilungsunfähigem Dauergewebe.

Der Beginn der Differenzierungsvorgänge ist an der Bildung von Vakuolen zu erkennen. Die Zelle vergrößert sich und die Zellwand wird gedehnt. Dies kann zu einer Erweiterung des Zellumfangs oder zur Längsstreckung der Zelle führen. Mit dem Ende dieser Zellvergrößerung beginnt die Verstärkung der Zellwand. Die **Sekundärwand** wird der **Primärwand** aufgelagert. Dadurch gewinnt die Zellwand an Festigkeit, ist aber nicht mehr weiter dehnbar (▸ Kap. 1.2.1).

Durch Differenzierung entstehen unterschiedliche Dauergewebetypen. Je nach Funktion unterscheiden wir:

- Grundgewebe,
- Abschlussgewebe,
- Leitgewebe,
- Festigungsgewebe,
- Exkretionsgewebe.

Befinden sich innerhalb eines bestimmten Gewebes einzelne Zellen mit abweichender Gestalt oder mit anderen Funktionen, so werden diese als **Idioblasten** bezeichnet.

Wenn sich Zellen während des Wachstums runden, schließen sie im Gewebeverband nicht mehr lückenlos aneinander. Die Zwischenräume durchziehen als Interzellularräume das Gewebe und ermöglichen seine Durchlüftung.

Interzellularräume entstehen einerseits **schizogen** durch Auseinanderweichen einzelner Zellen (○ Abb. 2.1), zum anderen **lysigen** durch Auflösung von Zellen.

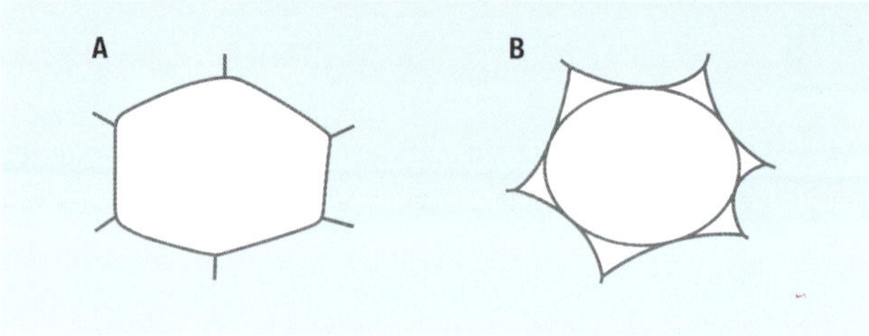

Abb. 2.1 Schema zur schizogenen Interzellularbildung durch Auseinanderweichen der Zellwände an den Ecken. **A** Zelle ohne Interzellularen, **B** Zelle mit schizogenen Interzellularen an den Zellecken

In manchen Fällen werden in Interzellularräumen bestimmte Pflanzenexkrete abgelagert, z. B. ätherisches Öl in den Interzellularen der Apiaceen (Doldengewächse) oder Harz in den Gängen von Nadelhölzern.

2.2 Bildungsgewebe (Meristeme)

Bildungsgewebe, auch Meristeme genannt, bestehen aus teilungsfähigen, nicht differenzierten Zellen. Bei Pflanzen existiert ein offenes System: Aufgrund der Meristeme können Pflanzen im Prinzip unbegrenzt wachsen. Im Gegensatz hierzu stellt der tierische Organismus das Wachstum nach einer gewissen Zeit ein (geschlossenes System).

Pflanzliche Bildungsgewebe werden unterteilt in **primäre** und **sekundäre** Meristeme. Primäre embryonale Bildungsgewebe behalten ihre Teilungsaktivität bei und werden auch als **Ur-** oder **Promeristeme** bezeichnet. Urmeristeme sind in Bereichen der Pflanze, die dauerhaft wachsen, zu finden. Dazu zählen die Enden von Wurzeln und Sprossen. Urmeristeme sind in erster Linie für das Längenwachstum einer Pflanze verantwortlich. Die Zellen des Urmeristems sind relativ klein und schließen ohne Interzellularräume dicht aneinander. Sie besitzen keine Vakuole und haben eine isodiametrische Gestalt (▸ Kap. 1.1).

Dauergewebe, welches die Teilungsfähigkeit wieder zurückerhält, wird als sekundäres Meristem oder **Folgemeristemen** bezeichnet. Diese findet man beispielsweise als Phellogen bei der Korkbildung oder als Kambium beim sekundären Dickenwachstum der Wurzel. Da sich diese Zellen vom Dauergewebe ableiten, unterscheiden sie sich in der Gestalt von Zellen des primären Meristems. Sie sind prosenchymatisch (▸ Kap. 1.1) und besitzen eine große Vakuole. Folgemeristeme sind für das Dickenwachstum einer Pflanze verantwortlich, also für die Vergrößerung von Wurzel- oder Sprossumfang.

Sind nur einzelne Zellen oder kleine Zellgruppen zur Teilung befähigt, werden diese als **Meristemoide** bezeichnet. Diese können primären oder sekundären Ursprungs sein. Sie sind für Differenzierungen wie Spaltöffnungen oder Trichome verantwortlich (▸ Kap. 2.3.2) und gliedern sich dabei selbst vollständig in den differenzierten Zellverband ein.

MERKE
Meristeme ermöglichen einer Pflanze unbegrenztes Wachstum. Primäre Meristeme bewirken einen Größenzuwachs der Pflanze, sekundäre Meristeme vergrößern den Umfang von Wurzel oder Spross.

2.3 Dauergewebe

In den Dauergeweben findet keine Zellteilung mehr statt. Diese ausdifferenzierten Zellen sind größer als die meristematischen Zellen, relativ plasmaarm und zum Teil von großen Vakuolen durchzogen.

Je nach Herkunft lassen sich auch die Dauergewebe unterteilen. Primäre Dauergewebe entstehen aus Urmeristemen, sekundäre Dauergewebe gehen aus Folgemeristemen hervor.

MERKE
Dauergewebe werden nach ihrer Funktion in Grund-, Abschluss-, Leit-, Festigungs- und Exkretionsgewebe unterteilt.

2.3.1 Grundgewebe (Parenchym)

Das Grundgewebe (Parenchym) macht die Hauptmasse eines Pflanzenkörpers aus. Es besteht aus meist isodiametrischen Zellen mit nur schwach verdickten Zellwänden. In diesen Zellen laufen die wichtigsten Stoffwechselvorgänge ab. Sie sind prall gefüllt mit Zellsaft. Das Welken einer Pflanze ist auf den Wasserverlust in diesem Parenchym zurückzuführen. Entsprechend ihrer funktionellen Differenzierung kann man verschiedene Parenchymarten unterscheiden.

Speicherparenchyme liegen in Speicherorganen vor, z. B. in der Kartoffelknolle. In diesen Pflanzenteilen werden Reservestoffe wie Stärke, Fette (Lipide), Eiweiße (Proteine) und Wasser abgelagert.

Durchlüftungsparenchyme sind für den Gasaustausch zuständig und als Schwammparenchym in Laubblättern oder als Aerenchym in Wasserpflanzen zu finden. Zwischen den Parenchymzellen sind große interzelluläre Zwischenräume, die eine maximale Belüftung ermöglichen.

Assimilationsparenchyme befinden sich in den Blättern und im grünen Rindengewebe der Sprosse. Sie assimilieren CO_2 und enthalten Chlorophyll für die Fotosynthese. Im Palisadenparenchym befinden sich große Mengen Chlorophyll, aber auch das Schwammparenchym enthält geringere Mengen und zählt somit zum Assimilationsparenchym (▸ Kap. 3.4.4).

Leitparenchyme ermöglichen den Stofftransport. Sie kommen bei Moosen und in Form der Markstrahlen im Spross höherer Pflanzen vor. Dort dienen sie zum radialen Stofftransport innerhalb des Sprosses. Ansonsten übernimmt spezialisiertes Leitungsgewebe in höheren Pflanzen diese Funktion (▸ Kap. 2.3.3).

MERKE
Eine Pflanze besteht hauptsächlich aus verschiedenen Parenchymen. Diese werden je nach Funktion unterteilt in Speicherparenchyme, Durchlüftungsparenchyme, Assimilationsparenchyme und Leitparenchyme.

2.3.2 Abschlussgewebe

MERKE
Das Abschlussgewebe dient der Pflanze als Schutz gegen Einwirkungen von außen.

Abschlussgewebe wird in **primäres** und **sekundäres** Gewebe unterschieden. Das primäre Abschlussgewebe besteht in der Regel aus einer einschichtigen Oberhaut, der **Epidermis**. Wird diese infolge des Dickenwachstums der Pflanzenteile zerrissen, so wird der Abschluss von einem sekundären Abschlussgewebe oder **Korkgewebe** übernommen.

Die **Epidermis** geht aus der äußersten Schicht des Urmeristems hervor. Sie soll einerseits eine schützende Hülle für die Pflanze sein, andererseits einen Stoffaustausch mit der Außenwelt ermöglichen.

Als zusätzlicher Schutz wird an der Oberfläche der Epidermiszellen eine sehr widerstandsfähige, wasserabstoßende Schicht abgeschieden. Diese wird als **Kutikula** bezeichnet. Zusätzlich kann aus der Kutikula noch **Wachs** nach außen treten. Es entstehen Wachsüberzüge, wie man sie bei Früchten (z. B. Pflaumen) und manchen Blättern (z. B. denen des Rotkohls) beobachten kann.

Die Zellen der Epidermis schließen lückenlos aneinander. Gasaustausch und Abgabe von Wasserdampf wird durch die **Spaltöffnungsapparate** gewährleistet. Diese werden auch **Stomata** genannt. Der Spaltöffnungsapparat setzt sich aus dem eigentlichen Spalt, den Schließzellen und den Nebenzellen zusammen. Die Schließzellen sind zwei meist bohnenartig gestaltete Zellen, die einen Spalt zwischen sich frei lassen. Diese beiden **Schließzellen** werden von den **Nebenzellen** umgeben. Der Spalt stellt die Verbindung zwischen der Atmosphäre und den Interzellularräumen her. Die Schließzellen enthalten Chloroplasten, in der Epidermis sind keine vorhanden. Schließzellen sind in der Lage, durch Änderungen des Innendrucks ihre Gestalt so zu verändern, dass sich der Spalt zwischen ihnen schließt und öffnet.

MERKE
Spaltöffnungen regulieren den Gasaustausch und sind in die Epidermis integriert.

Die unterschiedliche Gestalt der Spaltöffnungsapparate dient als Unterscheidungsmerkmal bei der Identifizierung von Blatt- und Krautdrogen. Aufgrund der Form und Lage der Nebenzellen werden vier verschiedene Typen unterschieden.

Anisozytische Spaltöffnungen liegen vor, wenn mehr als zwei Nebenzellen vorhanden sind und eine wesentlich kleiner ist als die anderen.

Bei **anomozytischen** Stomata liegen die Nebenzellen unregelmäßig, ohne besondere Anordnung um die Schließzellen.

Wenn zwei Nebenzellen die Schließzellen so umgeben, dass ihre aneinander grenzenden Wände quer zum Spalt liegen, spricht man von **diazytischen** Spaltöffnungen.

Bilden die gemeinsamen Wände der Nebenzellen die Verlängerung zum Spalt, so werden die Stomata **parazytisch** genannt.

Zur Erkennung der Drogen sind außer der Gestalt der Spaltöffnungen auch Lage und Anzahl im Verhältnis zu den Epidermiszellen wichtig. Diese Unterscheidung findet in der Bestimmung des Spaltöffnungsindex in der Ph. Eur. Verwendung.

AUF EINEN BLICK

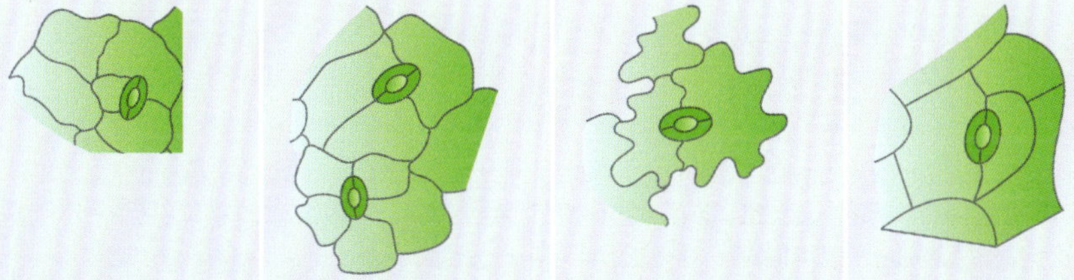

anisozytisch	anomozytisch	diazytisch	parazytisch
Belladonnablätter	Fingerhutblätter	Pfefferminzblätter	Sennesblätter

Pflanzliche Haare, **Trichome**, sind Anhangsgebilde der Epidermis. Sie gehen durch weiteres Wachstum aus Epidermiszellen hervor. In ihrer Form und Funktion zeigen sie große Vielfalt. Sie können ein- oder mehrzellig, verzweigt oder unverzweigt, lebend oder abgestorben sein (○ Abb. 2.2). Sind Trichome in großer Zahl vorhanden, dienen sie im Allgemeinen als Schutz gegen Verdunstung.

MERKE

Charakteristische Haarformen dienen, wie auch die Spaltöffnungsapparate, zur Erkennung von Blattdrogen.

Eine besondere Form von Haaren stellen die **Drüsenhaare** dar (▸ Kap. 10.4.1, Pfefferminzblätter). Hier sitzt auf einem meist mehrzelligen Stiel eine köpfchenförmige Endzelle, in der ätherisches Öl produziert wird. Dieses wird durch die Außenwände abgeschieden, gelangt aber zunächst nicht ins Freie. Es sammelt sich in einem Spaltraum, der durch Abheben der Kutikula von der Zellwand entsteht (Subkutikularraum). Erst bei stärkerem Druck wird die Kutikula gesprengt, und das ätherische Öl tritt aus. Liegen die Drüsenzellen in Gruppen vor, spricht man von **Drüsenschuppen** (▸ Kap. 9.1.4, ○ Abb. 9.3, ▸ Kap. 9.1.5, ○ Abb. 9.8). Auch hier reichert sich das ätherische Öl unter der abgehobenen Kutikula an. Drüsenschuppen findet man u. a. bei Asteraceen (Korbblütengewächse) und Lamiaceen (Lippenblütengewächse).

Als **Brennhaare** werden die einzelligen borstenförmigen Trichome der Brennnessel und anderer Urticaceen bezeichnet (○ Abb. 2.2). Der obere Teil dieser Haare läuft spitz aus und endet mit einer kleinen Kuppe. Diese ist durch Kieselsäureeinlagerung sehr spröde und bricht bei Berührung leicht ab. Das Haarende dringt wie eine Kanüle in die Haut ein und entleert seinen Zellsaft in die Wunde. In diesem befinden sich u. a. Histamin und Acetylcholin, die eine allergische Reaktion hervorrufen, welche sich durch Brennen und Jucken bemerkbar macht.

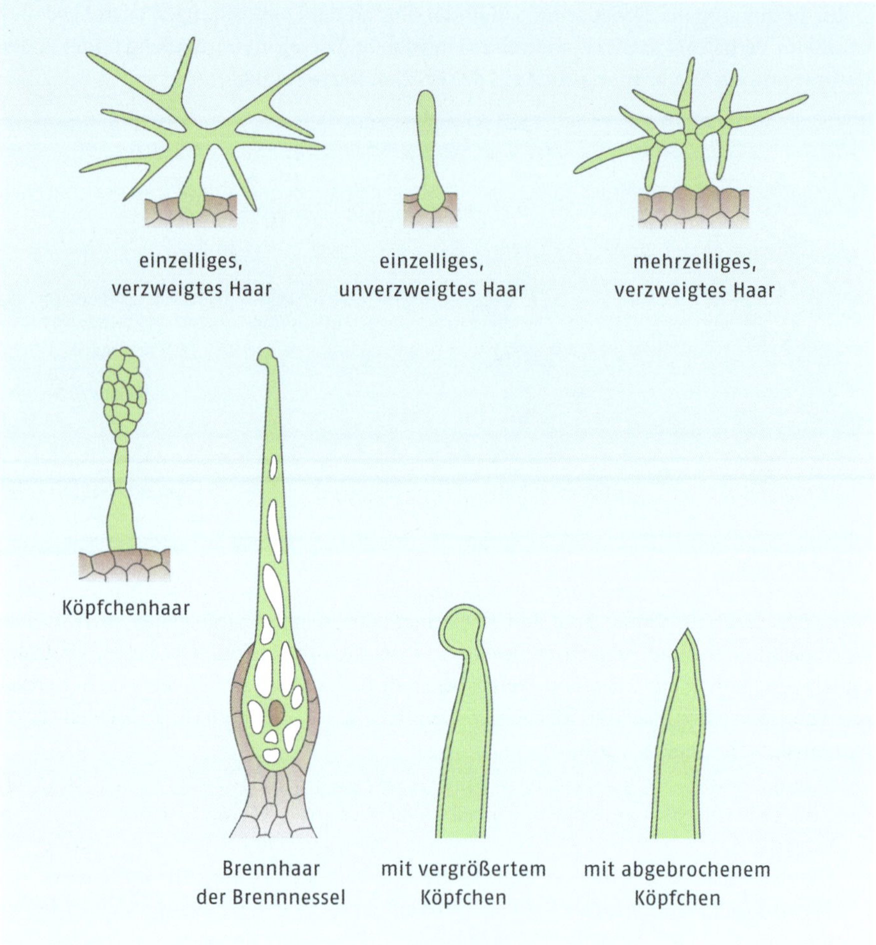

Abb. 2.2 Haartypen

Nur in wenigen Fällen ist bei Epidermiszellen der Sprossachse ein Dehnungswachstum möglich. Im Allgemeinen verlieren sie schnell ihre Teilungsfähigkeit und zerreißen. Zum weiteren Schutz wird ein sekundäres Abschlussgewebe erzeugt das meist aus reihenweise angeordneten Korkzellen besteht. Diese werden durch eine besondere meristematische Schicht gebildet, das **Korkkambium** bzw. **Phellogen**.

Korkzellen sind tote Zellen. Sie sind mit Suberin (Korkstoff) und häufig mit Phlobaphenen (gerbstoffartigen Verbindungen) ausgekleidet. Dadurch sind sie wasser- und luftundurchlässig und bilden einen guten Schutz gegen äußere Einflüsse. Um einen Gasaustausch des Gewebes mit der Umgebung zu ermöglichen, sind besondere Luftporen im Korkgewebe ausgespart. Diese werden als **Lentizellen** bezeichnet (Abb. 2.3). Sie entstehen an den Stellen der ehemaligen Spaltöffnungen und bestehen aus locker liegenden Füllzellen. Die Anordnung der Lentizellen kann lang gestreckt sein wie z. B. beim Holunder oder auch quer gestreckt wie bei der Faulbaumrinde.

Durch Verletzung an Stämmen oder Zweigen kommt es zu einer vermehrten Korkbildung. Es entsteht der sogenannte **Wundkork**.

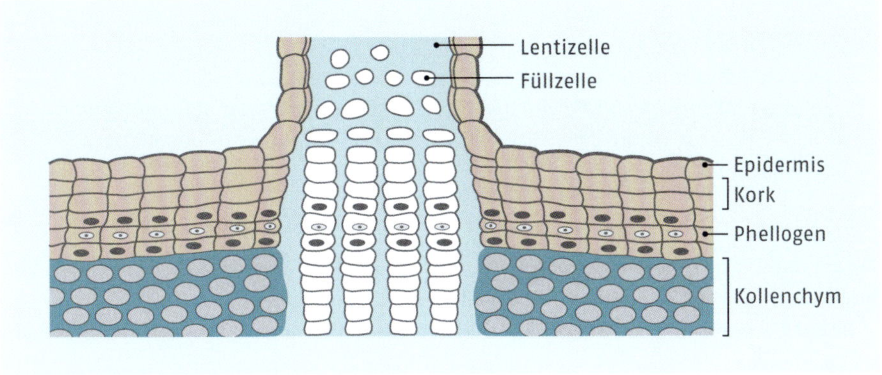

Abb. 2.3 Schnitt durch ein Periderm mit Lentizelle

2.3.3 Leitgewebe

Je größer und differenzierter ein Pflanzenkörper ist, umso wichtiger ist es verdunstendes Wasser zu ersetzen und in den Blättern gebildete Assimilate in der Pflanze zu verteilen. Dies geschieht mithilfe spezialisierter Zellen, die als Leitgewebe bezeichnet werden. Dieses Leitgewebe besteht aus längs gestreckten, röhrenförmigen Zellen, die sich durch Bau und Funktion von den umgebenden Zellen unterscheiden.

Der **Siebteil** (**Phloem**) setzt sich in erster Linie aus **Siebröhren** zusammen. Dies sind lang gestreckte Zellen mit siebartig durchbrochenen Querwänden. Diese Querwände werden als **Siebplatten** bezeichnet. Die Siebröhren enthalten lebende Protoplasten, ihre Zellwände sind unverholzt.

Begleitet werden sie von sogenannten **Geleitzellen**, deren Zellwände nicht siebartig durchbrochen sind. Außerdem sind im Siebteil Parenchymzellen vorhanden.

Die Siebröhren leiten die in Wasser gelösten organischen Bau- und Betriebsstoffe von den Blättern zu den Orten in der Pflanze, wo sie verbraucht oder gespeichert werden.

Der **Holzteil (Xylem)** leitet Wasser und darin gelöste Nährsalze von der Wurzel bis zu den Blättern. Das Xylem besteht vornehmlich aus **Tracheen**. Dies sind Röhren, die aus Einzelzellen durch Auflösung der Querwände entstanden sind. Eine Ausnahme bilden die Nadelhölzer. Dort bestehen die wasserleitenden Gefäße aus lang gestreckten Einzelzellen, die schräg aneinanderstoßen. Die Schrägwände sind reich getüpfelt und gewährleisten so den Wassertransport. Diese Gefäße werden als **Tracheiden** bezeichnet.

Tracheen und Tracheiden sind tote Gefäße. Somit fehlt ihnen der aktive Innendruck einer lebenden Zelle. Für eine ausreichende Stabilität sind daher die Wände mit verholzten Verdickungen versteift. Diese Lignin enthaltenden Wandverdickungen sind oft auf schmale Leisten begrenzt. Dazwischen bleibt die wenig verdickte Wand erhalten, durch die eine Abgabe von Wasser an die Umgebung möglich ist.

Die Leisten können unterschiedliche Formen annehmen. So werden ring- oder spiralförmige, netz- oder treppenartige Wandverdickungen unterschieden. Bei den Tüpfelgefäßen nehmen die verholzten Verdickungen den größten Teil der Zellwand ein. Hier bleiben nur kleine Tüpfel ausgespart.

Neben den Tracheen und Tracheiden sind im Holzteil noch **Holzfasern** enthalten. Sie dienen mit ihren gleichmäßig verdickten Wänden ebenfalls der Festigung. Gelegentlich kommen auch lebende **Holzparenchymzellen** vor.

MERKE
Leitgewebe ist unterteilt in einen Siebteil (Phloem), der den Transport der gelösten organischen Stoffe von den Blättern zum Zielort übernimmt und einen Holzteil (Xylem), der gelöste Salze und Wasser von der Wurzel zu den Blättern transportiert.

Xylem und Phloem sind in der Regel nicht voneinander getrennt, sondern in einem Verbund zusammengefasst, der als **Leitbündel** bezeichnet wird.

Je nach Anordnung der Siebröhren und der Holzgefäße wird unterschieden zwischen:
- kollateralen,
- konzentrischen und
- radialen Leitbündeln.

Am häufigsten kommen **kollaterale Leitbündel** vor. In diesem Fall sind Xylem und Phloem nebeneinander angeordnet. Der Holzteil liegt im Inneren der Pflanze, der Siebteil außen. Bei geschlossen kollateralen Leitbündeln grenzen Xylem und Phloem direkt aneinander. Dieser Leitbündeltyp ist typisch für viele monokotyle (einkeimblättrige) Pflanzen. Bei den dikotylen (zweikeimblättrigen) Pflanzen sind Holz- und Siebteil durch einen meristematischen Gewebestreifen, das Kambium, getrennt. Diese Art wird als offen kollaterales Leitbündel bezeichnet (o Abb. 2.4).

Eine spezielle Form ist das **bikollaterale Leitbündel,** wie es zum Beispiel bei den Kürbis- und Nachtschattengewächsen auftritt. Hier grenzt ein zweites Phloem zur Sprossachsenmitte an das Xylem.

Bei Farnen treten **konzentrische Leitbündel** auf. Hierbei umschließt der Siebteil ringförmig den Holzteil (Innenxylem; hadrozentrisch). Auch die umgekehrte Anordnung mit Außenxylem (leptozentrisch) kommt vor, z. B. bei den Erdsprossen einiger Monokotylen.

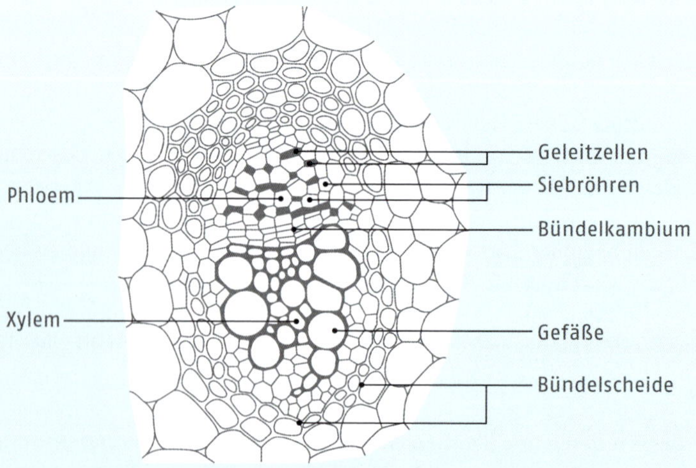

o **Abb. 2.4** Offen kollaterales Leitbündel im Querschnitt

Die Leitbündel einer Wurzel sind meist **radial** angeordnet. Das Phloem liegt entlang des Wurzelradius, das Xylem dazwischen und im Wurzelzentrum.

In der Regel ist jedes Leitbündel von einer **Bündelscheide** umschlossen, die aus Parenchymzellen oder Festigungsgewebe bestehen kann.

AUF EINEN BLICK

Offen kollaterales Leitbündel	Xylem und Phloem durch Kambium getrennt	Sprossachsen und Rhizome von dikotylen Pflanzen	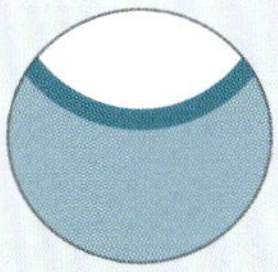
Geschlossen kollaterales Leitbündel	Xylem und Phloem grenzen direkt aneinander	Sprossachsen und Rhizome von monokotylen Pflanzen	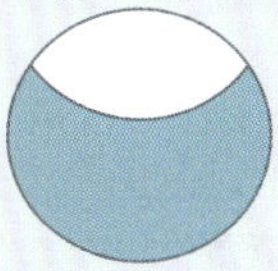
Bikollaterales Leitbündel	Offen kollaterales Leitbündel mit zusätzlichem Phloem direkt an dem Holzteil angrenzend	Sprossachse und hizome von einigen dikotylen Pflanzen wie Nachtschattengewächsen, Kürbisgewächsen	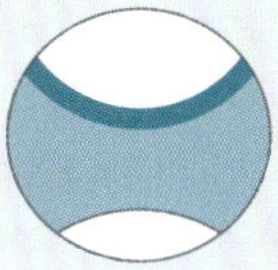
Hadrozentrisches Leitbündel	Innenxylem umgeben von Phloem	Farnrhizome	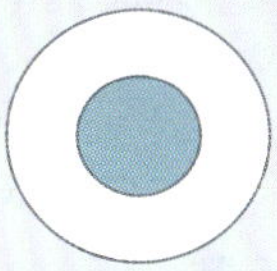
Leptozentrisches Leitbündel	Innenphloem umgeben von Xylem	Monokotyle	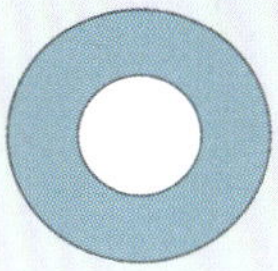
Radiales Leitbündel	Phloem entlang des Radius angeordnet, Xylem im Zentrum und dazwischen	Wurzeln von monokotylen und dikotylen Pflanzen	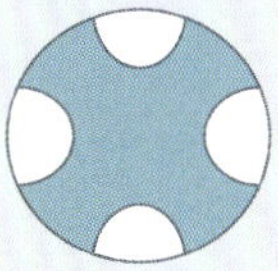

Leitbündel: weiß: Phloem, hellblau: Xylem, dunkelblau: Kambium

Monokotylen und dikotylen Pflanzen lassen sich hinsichtlich der Leitbündelanordnung im Spross unterscheiden. Der Querschnitt eines monokotylen Spross zeigt verstreut angeordnete Leitbündel, bei dikotylen Sprossen sind die Leitbündel ringförmig angeordnet (**o** Abb. 2.5).

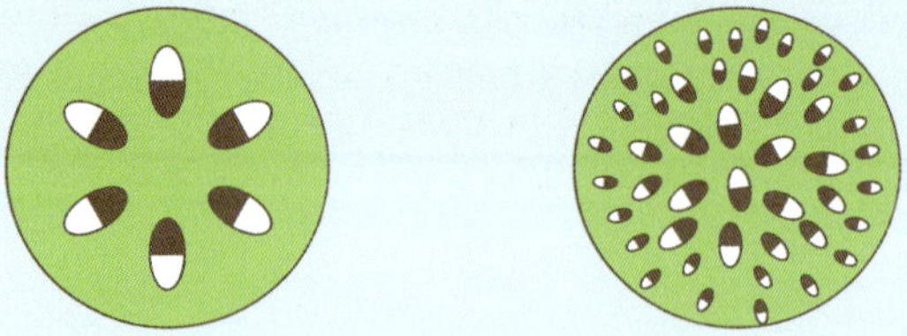

Abb. 2.5 Schematische Leitbündelanordnung im Spross (Xylem braun, Phloem weiß)

2.3.4 Festigungsgewebe

Für die Stabilität einer Pflanze trägt der Innendruck in den Parenchymzellen bei, doch reicht dies alleine nicht aus. Auch benötigt ein Gänseblümchen weniger Stützelemente als ein großer Baum. Je höher die Anforderungen an die Gewebestabilität einer Pflanze sind, umso mehr Festigungsgewebe ist vorhanden.

Wir unterscheiden Zellen, die nur stellenweise verstärkt sind, von solchen, die allseitig verdickt sind. Zur Festigung wir den Zellwänden Cellulose und Pektin aufgelagert.

Pflanzenteile, die noch wachsen, beinhalten das **Kollenchym**. Es handelt sich um lebende Zellen, deren Wände nur teilweise verdickt sind. Sind nur die Ecken verstärkt, wird dies als **Eckenkollenchym** oder **Kantenkollenchym** bezeichnet. Beim **Plattenkollenchym** sind die Seitenwände verstärkt (Abb. 2.6).

Sklerenchymzellen sind abgestorbene Zellen. Ihre Wände sind gleichmäßig durch Cellulosefasern verdickt und zusätzlich wurde Lignin eingelagert (Abb. 2.6). Wird das Gewebe auf Druck beansprucht, finden sich eher rundlichen **Steinzellen** (z. B. Nussschalen). Wird ein Gewebe auf Zug beansprucht sind lang gestreckte **Sklerenchymfasern** vorhanden (z. B. Sprossachsen).

MERKE
Kollenchym besteht aus lebenden Zellen, Sklerenchym aus toten.

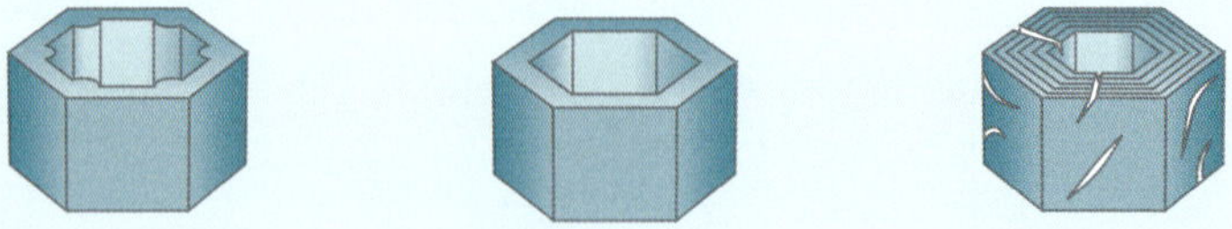

Abb. 2.6 Festigungsgewebe

2.3.5 Exkretionsgewebe

Zellen nehmen nicht nur Stoffe auf und verändern sie, es werden auch Substanzen produziert und abgelagert. Dies kann intrazellulär, also innerhalb der Zelle (z. B. in der Vakuole) erfolgen oder extrazellulär z. B. in spezialisierten Zellen. Finden diese Stoffe keine weitere Verwendung im Organismus, werden sie als **Exkrete** bezeichnet. Werden sie vom Organismus noch verwendet, nennt man sie **Sekrete**.

MERKE
Viele pflanzliche Exkrete finden in der Pharmazie Verwendung, z. B. ätherische Öle, Milchsäfte, Harze, Balsame. Die Gewebe, in denen sie gebildet werden, nennt man Exkretionsgewebe.

Exkretzellen finden sich einzeln oder in Gruppen in fast allen Gewebearten als primäre oder sekundäre Elemente.

Zu den Exkretzellen gehören die **Milchröhren** (○ Abb. 2.7).

Ungegliederte Milchröhren sind lange, meist reich verzweigte, schlauchartige Einzelzellen ohne Querwände. Sie enthalten eine milchige Emulsion. Die ungegliederten Schläuche finden wir bei Wolfsmilchgewächsen und z. B. beim Gummibaum.

Bei den **gegliederten Milchröhren** sind mehrere Exkretzellen durch Auflösung der Querwände miteinander verschmolzen. Diese Schläuche sind vielfach zu einem Netzwerk verbunden. Sie kommen bei den Mohngewächsen (z. B. Schöllkraut) und bei manchen Wolfsmilchgewächsen (z. B. Kautschukbaum) vor.

Ätherisches Öl kann in den unterschiedlichsten **Exkretbehältern** gefunden werden. Häufig findet man es in Interzellularen. Lysigene Interzellularen (▸ Kap. 2.1.) treten bei den Rutaceen (z. B. Orangen, Zitronen) auf. Schizogene Exkretbehälter kommen bei den Apiaceen (z. B. Fenchel, Anis, Kümmel) vor. Außerdem werden ätherische Öle in **Drüsenhaaren** der Epidermis erzeugt, z. B. bei den Lamiaceen (▸ Kap. 9.1).

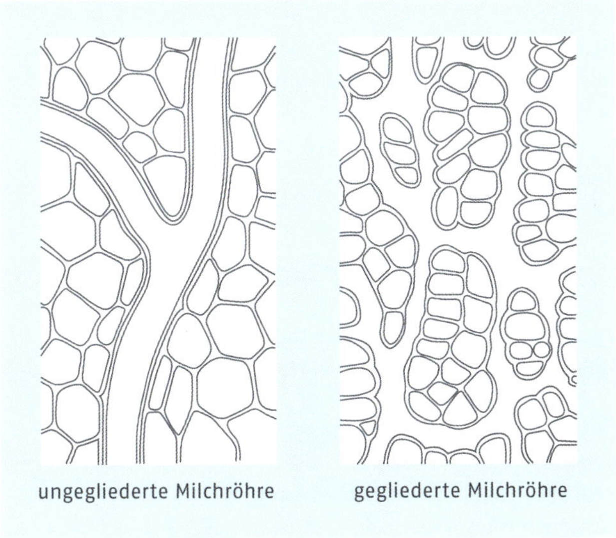

○ **Abb. 2.7** Milchröhren

Hydathoden (Wasserspalten) sind feine Öffnungen, die sich häufig an Blattzähnen befinden, z. B. bei der Erdbeerpflanze und beim Frauenmantel. Sie dienen der Abscheidung flüssigen Wassers.

Nektarien sondern zuckerreiche Sekrete ab, die Insekten anlocken. Sie finden sich oft innerhalb der Blüte.

Bei den insektenfressenden Pflanzen (Insektivoren) finden wir **Drüsenzellen**, die ein nach Honig duftendes Sekret absondern, das die Insekten anlockt.

SPICKZETTEL

Meristem	Bildungsgewebe
Parenchym	Grundgewebe
Epidermis	Oberhaut
Stomata	Spaltöffnungsapparat
Xylem	Holzteil
Phloem	Siebteil
Trichome	Haare
Kollenchym	lebende Zellen mit verdickten Zellwandpartien
Sklerenchym	abgestorbene Zellen mit verdickten Zellwänden
Exkrete	Stoffe, die keine weitere Verwendung in der Pflanze finden
Sekrete	Stoffe, die von der Pflanze weiter verwendet werden

ZUSAMMENFASSUNG

- Grundsätzlich wird zwischen teilungsfähigem Bildungsgewebe (Meristeme) und ausdifferenziertem, teilungsunfähigem Dauergewebe unterschieden.
- Pflanzliche Bildungsgewebe werden unterteilt in primäre und sekundäre Meristeme.
- In den Dauergeweben findet keine Zellteilung mehr statt.
- Die Epidermis bietet der Pflanze Schutz vor äußeren Einflüssen und ermöglicht den Stoffaustausch mit der Außenwelt.
- Stomata sind Spaltöffnung und in die Epidermis integriert. Sie steuern Gasaustausch und Transpiration der Pflanze.
- Trichome sind Haare, die aus Epidermiszellen hervorgehen. Sie können unterschiedliche Funktionen haben.
- Das Phellogen bildet Korkzellen, das bei Reißen der Epidermis als sekundäres Abschlussgewebe die entstandenen Lücken füllt.
- Phloem transportiert gelöste Stoffe vom Ort der Fotosynthese zum Zielort.
- Xylem transportiert Wasser und gelöste Salze von der Wurzel in die übrigen Pflanzenteile.
- Leitbündel setzen sich aus Phloem und Xylem zusammen und sind von einer Bündelscheide umschlossen.
- Festigungsgewebe ist für die Stabilität einer Pflanze wichtig.
- Zum Exkretionsgewebe zählen Milchröhren, Drüsenhaare, Hydathoden und Drüsenzellen.

FRAGEN

● leicht ●● mittel ●●● schwer

●

1. Unterscheiden Sie Bildungsgewebe und Dauergewebe.
2. Definieren Sie den Begriff Interzellularraum und unterscheiden Sie zwei Arten.
3. Finden Sie für folgende Gewebearten jeweils ein Schlagwort, welches die Funktion beschreibt: Leitgewebe, Exkretionsgewebe, Abschlussgewebe, Festigungsgewebe.

●●

4. Finden Sie Gewebemerkmale, die zur Identifikation von Arzneidrogen verwendet werden.
5. Skizzieren Sie die Anordnung von offen kollateralen Leitbündeln, geschlossen kollateralen Leitbündeln und bikollateralen Leitbündeln.

●●●

6. Skizzieren Sie ein offen kollaterales Leitbündel und markieren Sie noch lebende Zellen farbig.
7. Ordnen Sie folgende Festigungselemente den Pflanzenteilen zu, in denen sie vorkommen:
   Steinzellen, Sklerenchymfasern, Kollenchym
   Spross einer großen Sonnenblume, Kirschkernhülle, Kartoffel

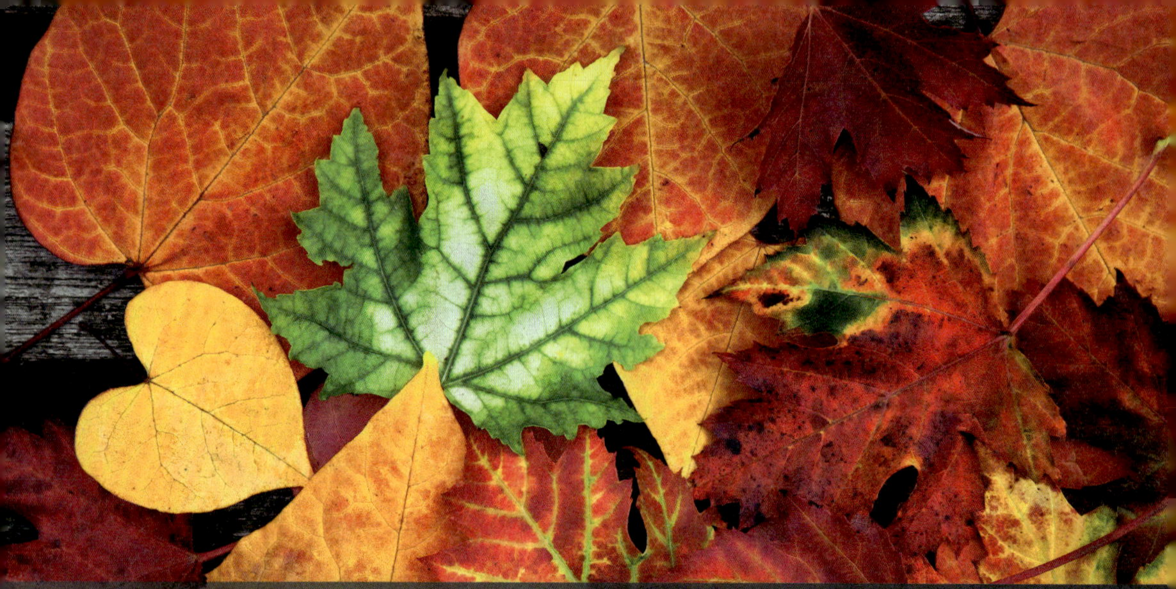

3 Morphologie und Anatomie

Jeder hat als Kind schon mal im Herbst Blätter gesammelt und sich über die unterschiedlichen Formen und Farben gefreut.
Auch in einem Blumenstrauß fallen die unterschiedlichen Erkennungsmerkmale der einzelnen Pflanzen ins Auge. Im folgenden Kapitel bekommen Sie einen Überblick über die Vielfalt der Natur beim Bau einer Pflanze. Von der Wurzel bis zur Blüte sind charakteristische Unterschiede beim Bau einzelner Pflanzenarten zu finden. Auch Blattformen, deren Stellung am Spross und die Wuchsformen der Sprossachse sind sehr vielfältig. Nach Abschluss des Kapitels kann das Erlernte in der Natur angewendet werden.

3.1 Morphologische Organisationsstufen

Alle Pflanzen werden nach dem Grad ihrer morphologischen Entwicklung in drei große Organisationsstufen eingeteilt:

- Protophyten,
- Thallophyten und
- Kormophyten.

Protophyten sind einzellige Pflanzen oder lockere Zellverbände wie Bakterien und Blaualgen. Sie sind nicht oder nur wenig differenziert. Die Einzelzellen können den Zellverband leicht wieder verlassen.

Bei den vielzelligen **Thallophyten** hat dagegen schon eine „Arbeitsteilung" unter den einzelnen Zellen stattgefunden. Hierzu gehören höher organisierte Algen und Pilze. Sie sind noch nicht in Spross und Wurzel gegliedert, sondern stellen fädige oder blattartige Gebilde dar. Diese primitive Wuchsform wird als Thallus bezeichnet.

Die **Kormophyten** haben den höchsten Differenzierungsgrad erreicht. Diese Pflanzen sind in Wurzel, Spross und Blätter gegliedert. Zu den Kormophyten gehören die farnartigen Gewächse und die Samenpflanzen.

Die Moose (Bryophyten) nehmen eine Sonderstellung bei den Kormophyten ein. Sie haben teilweise noch eine primitive Form, zeigen andererseits aber schon eine Gliederung in Stämmchen und Blättchen, jedoch ohne echte Wurzeln.

Die Übergänge zwischen diesen drei Gruppen sind fließend. Protophyten und Thallophyten sind im typischen Fall an das Leben im Wasser gebunden und noch nicht in der Lage ihren eigenen Wasserhaushalt so zu regulieren, dass ihnen ein Leben außerhalb des Wassers möglich wäre. Erst die weitergehende Differenzierung bei den Kormophyten ermöglicht dies (▸ Kap. 3.4).

3.2 Wachstum und Entwicklung

DEFINITION

Wachstum und Entwicklung umfasst alle Prozesse, die von der Keimzelle bis zur „fertigen" Pflanze führen.

Das **Wachstum** umfasst alle Vorgänge, die zur irreversiblen Zunahme an Volumen und Substanz führen. Unter **Entwicklung** verstehen wir die Änderung der inneren und äußeren Gestalt. Beides lässt sich jedoch nicht voneinander trennen.

Beim Zellwachstum werden drei Phasen unterschieden:

- Teilungswachstum,
- Streckungswachstum und
- Differenzierungswachstum.

Das **Zellteilungswachstum** beginnt bereits bei der befruchteten Eizelle. Die Mutterzelle teilt sich in zwei Tochterzellen, diese teilen sich wieder und so fort. Zellteilungen finden ansonsten in den Meristemen (▸ Kap. 2.2) statt. Jeder Teilung des Zellkerns geht eine identische Reduplikation der DNA, jeder Teilung der Zelle eine Plasmavermehrung voraus.

Auf die Zellteilungsphase folgt das **Streckungswachstum**. Die Aufnahme großer Wassermengen führt zur Ausbildung von Vakuolen. Dadurch entsteht auf die Zellwand ein Dehnungsreiz, welcher ein Flächen- und Dehnungswachstum anregt. Als auslösender Faktor ist daran das Hormon Auxin maßgeblich beteiligt. Durch das Streckungswachstum erhalten die Zellen ihre endgültige Form und Größe.

Das sich anschließende **Differenzierungswachstum** beginnt noch in der Phase des Streckungswachstums. Es kommt erst zum Abschluss wenn die Zelle entsprechend ihrer Funktion ausgerüstet ist. In dieser Phase werden die Zellwände durch Verkorkung, Verholzung verstärkt. Die Zellen bilden nun auch bestimmte Inhaltsstoffe, die arzneilich genutzt werden können.

An den einzelnen Wachstumsphasen sind verschiedene Stoffe beteiligt, die als Wuchsstoffe oder **Phytohormone** bezeichnet werden. Sie werden an bestimmten Orten der Pflanze gebildet, von dort zu ihren Wirkorten transportiert und rufen bereits in sehr geringen Konzentrationen ihre spezifische Wirkung hervor. Wie bei Mensch und Tier ist auch im pflanzlichen Organismus ein komplexes ausbalanciertes Hormonsystem vorhanden. Die einzelnen Hormone beeinflussen sich dabei teils antagonistisch, teils synergistisch. Ihre Wirkungen sind stark konzentrationsabhängig.

Äußere (exogene) Faktoren beeinflussen ebenfalls die Organentwicklung und das Wachstum. Zu diesen Faktoren gehören:

- Licht,
- Temperatur,
- Schwerkraft.

Lichteinfluss auf das Pflanzenwachstum

Kartoffeln keimen im Dunkeln und bei Tageslicht (○ Abb. 3.1):

- Im Licht entwickeln sich aus den Knollen normal grüne Sprosse mit Blättern.
- Im Dunkeln entwickelte Pflanzen zeigen eine starke Streckung der Sprossachse mit schwach entwickelten Blättern. Ihre Achse bleibt chlorophyllfrei.
- Während Lichtmangel eine verstärkte Streckung hervorruft, kommt es bei starker Lichteinstrahlung zur Hemmung des Längenwachstums.

Beim Beginn der Blütenbildung unterscheiden wir Langtagpflanzen, Kurztagpflanzen und tagneutrale Pflanzen. Die Blütezeit der tagneutralen Pflanzen ist unabhängig von den Lichtzeiten. Bei den Langtagpflanzen (z. B. Weizen, Gerste, Salat, Spinat) muss eine bestimmte Lichtdauer pro Tag erreicht sein, bevor sie Blüten bilden. Im Gegensatz dazu darf bei den Kurztagpflanzen (z. B. Reis, Hirse, Kartoffel) eine bestimmte Lichtdauer nicht überschritten werden.

Ein weiterer Faktor für Wachstum und Entwicklung ist die **Temperatur**. Für die Auslösung des Wachstumsvorgangs muss eine Minimaltemperatur überschritten werden. Bei weiterer Temperatursteigerung kommt es zur Wachstumsbeschleunigung. Nach Über-

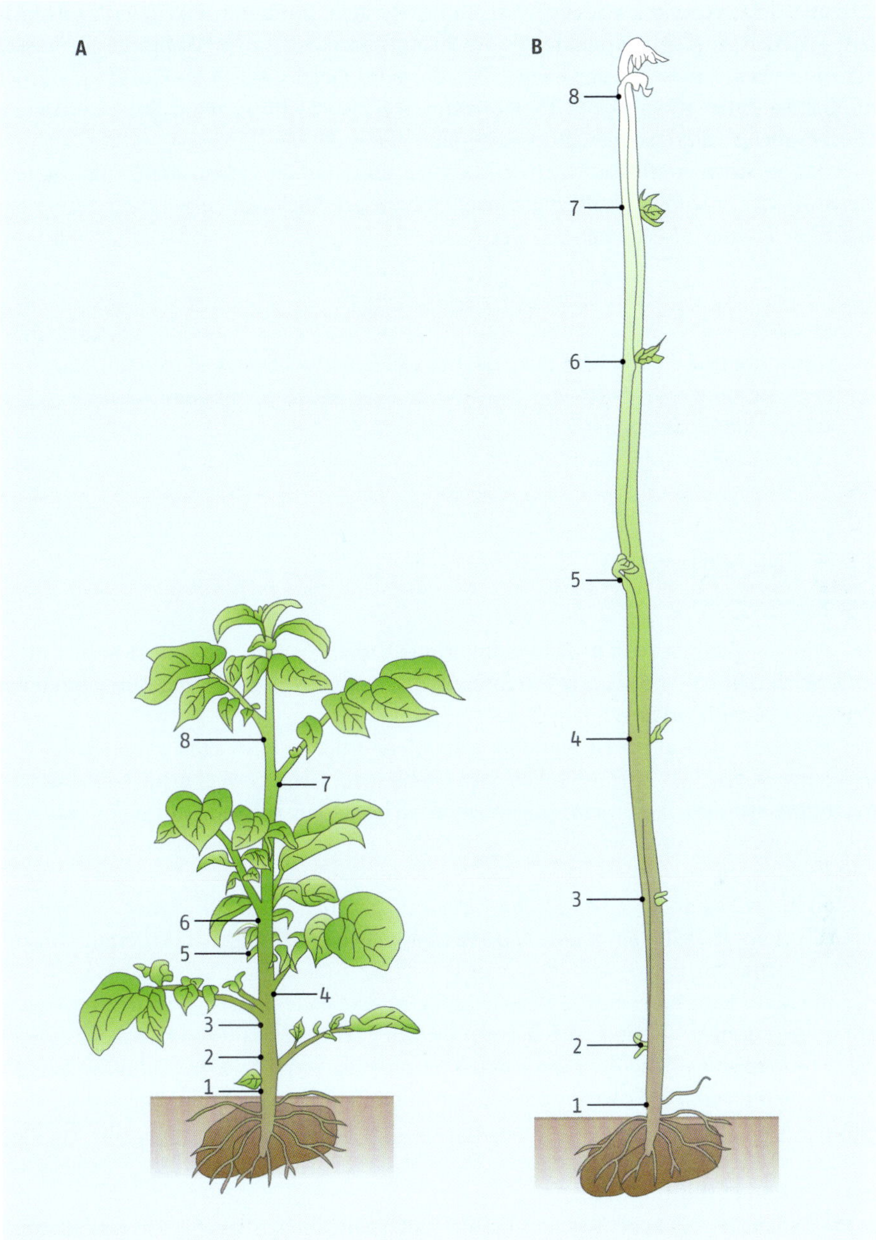

Abb. 3.1 Kartoffelpflanzen mit durchlaufend nummerierten Knoten. **A** Im Licht gewachsene, normal grüne, beblätterte Pflanze, **B** in Dunkelheit gewachsene, bleiche Pflanze mit reduzierten Blättern

schreiten des Optimums wird das Wachstum eingestellt. Minimum, Optimum und Maximum werden als Kardinalpunkte des Wachstums bezeichnet. Das Minimum für unsere einheimischen Pflanzen liegt bei etwa 0 °C, die obere Grenze bei 40 °C. Einige Bäume der nördlichen Zone ertragen auch Temperaturen von bis zu – 60 °C, ohne dass sie erfrieren. Die Angaben stellen also nur Mittelwerte dar.

Auch die **Schwerkraft** zeigt einen deutlichen Einfluss auf die Organismen. Entzieht man beispielsweise eine Pflanze mit zygomorphen Blüten der Schwerkraftwirkung, so werden ihre Blüten radiär ausgebildet.

MERKE
Wachstum und Entwicklung einer Pflanze werden sowohl von endogenen (z. B. Phytohormonen) wie auch von exogenen (z. B. Licht, Temperatur und Schwerkraft) Faktoren beeinflusst.

3.3 Bewegungen

Bewegungen gehören zu den „Lebensäußerungen" der Pflanzen. Sie sind zwar hier nicht so deutlich sichtbar wie bei den Tieren, jedoch ist bereits Wachstum mit sehr langsamen Bewegungen verbunden.

Die höhere, fest an ihren Standort gebundene Pflanze führt eine ganze Reihe von Bewegungen aus, z. B. Krümmungen und Drehungen, Klappbewegungen, Schleuderbewegungen. Sie reagiert damit im Allgemeinen auf besondere **Reize** die von außen (exogen) auf sie einwirken. Durch diese Reizursache wird eine Folge von Reaktionen in der Pflanze ausgelöst.

Reizvorgänge können auch durch innere Reizursachen ausgelöst werden. Sie werden dann als endogene oder **autonome Reizbewegungen** von den exogen induzierten Vorgängen unterschieden.

Außerdem wird noch eine Unterscheidung in gerichtete und ungerichtete Bewegungen vorgenommen. Erfolgen die Bewegungen in Richtung des Reizanlasses, so spricht man von **Tropismen**. Sind die Bewegungen unabhängig von der Reizrichtung, so handelt es sich um **Nastien**. Die Bewegungen können durch Wachstumserscheinungen oder auch Turgorschwankungen zustande kommen. Zu den äußeren Reizquellen, auf die eine Pflanze mit Bewegungen reagiert, gehören Licht, das Schwerefeld der Erde, Wärme, Chemikalien und Berührungsreize.

Wachstumsbewegungen beruhen auf der unterschiedlichen Wachstumsgeschwindigkeit zweier gegenüberliegender Flanken, z. B. bei einer sich krümmenden Ranke. Viele höhere Pflanzen zeigen positiv fototrope Wachstumsbewegungen, das heißt sie wachsen mit ihrem Spross dem Licht entgegen. Die meisten Primärwurzeln wachsen dagegen negativ fototrop, dem Licht abgewandt, und positiv geotrop, das heißt von der Schwerkraft beeinflusst senkrecht in den Boden.

Turgorbewegungen kommen durch Veränderungen des Turgors (▸ Kap. 1.4.1) zustande. Ein Beispiel ist die Bewegung der Spaltöffnungen (▸ Kap. 2.3.2). Durch die Zu- oder Abnahme des Turgors wird eine Verlängerung bzw. Verkürzung der Zellen hervorgerufen.

Kommt es an zwei sich gegenüberliegenden Flanken eines Organs zu unterschiedlichen Turgorveränderungen, so ist eine Krümmung bzw. eine Lageveränderung des Organs die Folge. Besonders auffällig sind Turgorbewegungen bei der Mimose. Diese Pflanze besitzt Blattgelenke, die aus großen dünnwandigen Parenchymzellen bestehen. Berührungsreize führen zu einer Turgorveränderung in den Gelenkzellen, was ein Absinken der Blätter zur Folge hat.

Schleuderbewegungen werden durch den plötzlichen Ausgleich der Turgorspannung innerhalb eines ganzen Gewebes hervorgerufen. Auf diesem Mechanismus beruht beim Springkraut das Phänomen, dass die reifen Früchte bei Berührung aufspringen und die Samen ausschleudern.

3.4 Aufbau höherer Pflanzen (Kormophyten)

Als Kormus bezeichnet man die Organisationsform der höheren Pflanzen (o Abb. 3.2). Er gliedert sich in:

- Wurzel,
- Sprossachse und
- Blätter.

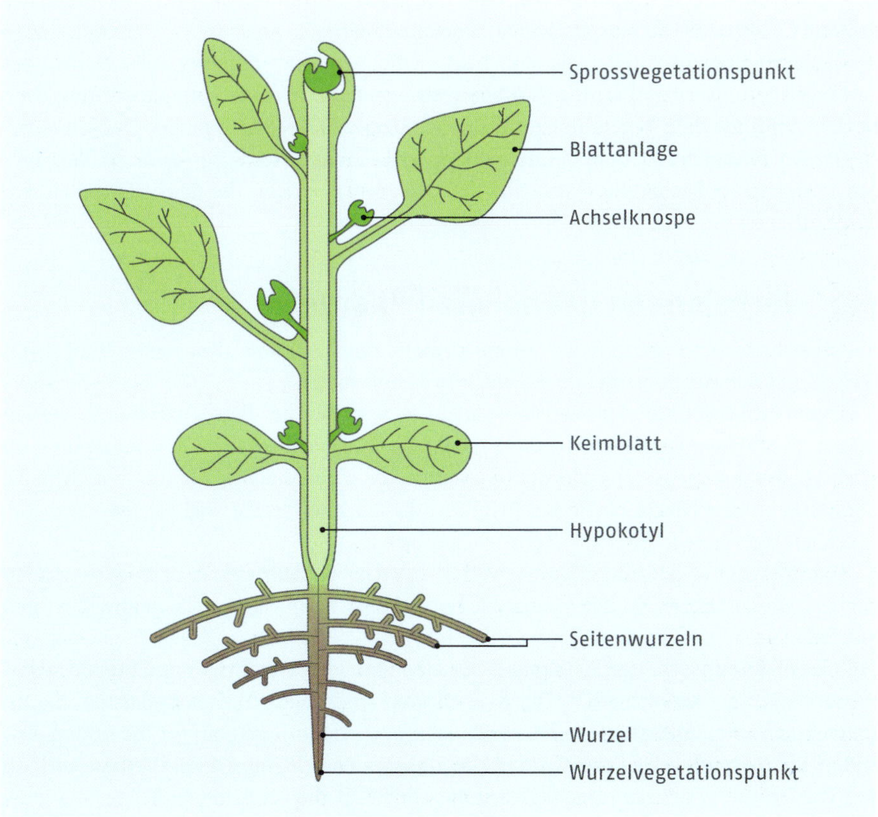

o **Abb. 3.2** Schematische Gliederung eines des Kormus

In den **Wurzeln** erfolgt einerseits die Aufnahme dieser Substanzen, andererseits dienen sie zur Verankerung im Boden. Die **Sprossachse** eines Kormophyten übernimmt den Transport von Wasser und Nährsalzen von der Wurzel zu den Blättern. In der Regel sind **Blätter** die Assimilationsorgane der Pflanze (▸ Kap. 1.4.2). Für diese Arbeitsteilung sind differenzierte Gewebe und Gewebesysteme entstanden.

MERKE
Alle höheren Pflanzen sind Kormophyten und gliedern sich in Wurzel, Sprossachse und Blätter.

Für die meisten der Kormophyten ist die Ausbildung von **Scheitelmeristemen** an den Vegetationspunkten charakteristisch. Als Vegetationspunkte werden Bereiche von Spross und Wurzel bezeichnet, welche für das Pflanzenwachstum verantwortlich sind. Dort befinden sich sehr teilungsaktive Meristeme.

Bei den Angiospermen (Bedecktsamern) bestehen diese Meristeme aus mehreren Zellen, die in Schichten übereinander angeordnet sind. Die äußeren Zellen des Meristems teilen sich nur senkrecht zur Oberfläche (antiklin). Sie bilden eine periphere Tunika, die den zentralen Gewebekomplex umgibt. Die inneren Meristemzellen teilen sich sowohl antiklin als auch periklin (parallel zur Oberfläche des Vegetationspunktes). Sie bilden das zentrale Gewebe, das als Korpusgewebe bezeichnet wird.

Die **Blattanlagen** entstehen als seitliche Auswüchse aus den äußeren Zellschichten des Sprossvegetationskegels. Da junge Blätter schneller wachsen als die Sprossachse, umgeben sie den empfindlichen Vegetationspunkt als schützende Knospe.

Der **Wurzelvegetationspunkt** bildet im Gegensatz zu dem des Sprosses keine Blattanlagen aus. Hier entsteht eine Wurzelhaube (Kalyptra), welche die Meristemzellen vor mechanischen Beschädigungen durch das Erdreich schützt.

3.4.1 Wuchsformen der höheren Pflanzen

Bei Pflanzen werden verschiedene Wuchsformen unterschieden. Diese sind abhängig von Gestalt und Bau der Sprossachsen sowie ihrer Lebensdauer.

Bäume und **Sträucher** sind ausdauernde Holzgewächse. Nur Blätter und Blüten werden jedes Frühjahr neu gebildet Sprossachsen verholzen und überdauern die Ruhephase im Winter. Bei Bäumen besteht in Form des Stamms eine Hauptachse, der durch mehrfache Verzweigung eine Krone erhält. Bei den Sträuchern ist keine Hauptachse erkennbar. Die Seitenäste übergipfeln die ursprüngliche Hauptachse.

Halbsträucher zeigen nur teilweise verholzte Achsenteile; die krautigen Sprossenden sterben regelmäßig ab. Zu den Halbsträuchern zählen beispielsweise Lavendel, Thymian und Salbei.

Kräuter sind unverholzte Pflanzen. Es werden annuelle (einjährige) und bienne (zweijährige) Kräuter unterschieden. Die zweijährigen sind häufig Rosettenpflanzen, die im ersten Jahr nur eine Blattrosette hervorbringen und erst im zweiten Jahr die Blüten ausbilden, wie beispielsweise der Fingerhut (Digitalis) oder die Königskerze (Verbascum). Zu den zweijährigen Pflanzen ohne Blattrosette gehört z. B. die Petersilie.

Stauden sind mehrjährig, aber unverholzt. Gegen Ende der Vegetationsperiode sterben nur ihre oberirdischen Teile ab. Sie überwintern mit unterirdischen Organen oder mit

Sprossteilen, die der Erdoberfläche dicht anliegen. Zu den Stauden gehören z. B. Erdbeeren (Fragaria) und Rhabarber (Rheum).

Je nachdem wie sich Lebensraum und Umweltbedingungen gestalten, passt sich eine Pflanze in ihrer Ausgestaltung an. So können sich Wüstenpflanzen an große Trockenheit oder Wasserpflanzen an das Leben im Wasser anpassen. Dabei können die Abwandlungen (**Metamorphosen**) eines Grundorgans wie Spross oder Blätter sehr tiefgreifend sein.

Um in ihrem extrem trockenen Lebensraum das kostbare Wasser festzuhalten, bilden beispielsweise **Sukkulenten** fleischig-saftige Wasserspeichergewebe aus. Werden diese von der Sprossachse gebildet, so spricht man von **Stammsukkulenten**. Hier sind die Blätter zu Dornen reduziert. Die Sprossachse ist dabei soweit umgebildet, dass sie als Assimilationsorgan dient. Bei **Blattsukkulenten** übernehmen die Blätter zusätzlich zur Assimilation noch eine Wasserspeicherfunktion (o Abb. 3.3).

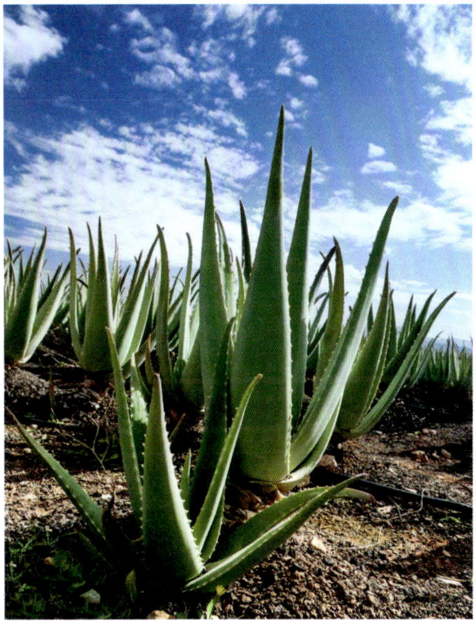

o **Abb. 3.3** Aloe als Beispiel für Blattsukkulenten

Auch **Rhizome** gehören zu den Metamorphosen. Hierbei handelt es sich um unterirdische, meist horizontal wachsende Sprossachsen. Sie sind verdickt, dienen der Überwinterung und übernehmen die Speicherfunktion (o Abb. 3.4).

Einige Kletterpflanzen besitzen **Sprossranken**, wie z. B. der Wein.

Auch die **Sprossknollen** sind Metamorphosen der Sprossachse. Sie entstehen aus oberirdischen (z. B. Kohlrabi) bzw. unterirdischen (z. B. Kartoffel) Sprossabschnitten. Die Kartoffeln bilden sich aus Seitentrieben. Diese Seitentriebe verdicken am Ende knollenförmig und übernehmen dann die Speicherfunktion. Die sogenannten Augen sind Knospenanlagen, die in der nächsten Vegetationsperiode austreiben.

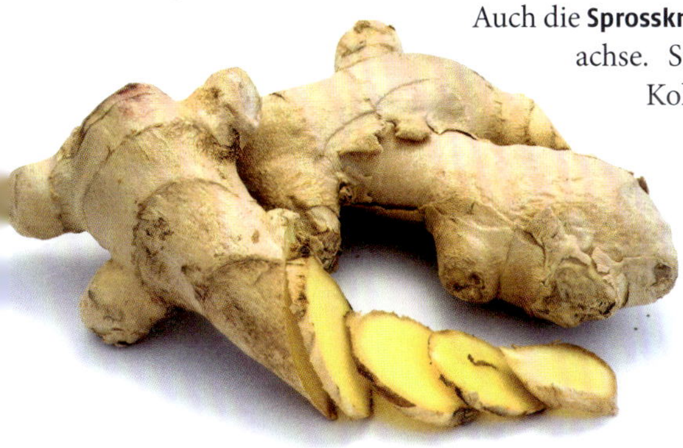

o **Abb. 3.4** Ingwerrhizom

MERKE

Eine Abwandlung (Metamorphose) von Grundorganen wie Sprossachse, Wurzeln oder Blättern ermöglicht es den Pflanzen, sich an unterschiedliche, auch extreme Umweltbedingungen und Lebensweisen anzupassen.

3.4.2 Die Wurzel

Die Wurzel stellt neben Spross und Blatt ein Grundorgan des Kormus dar.

MERKE
Wurzeln dienen der Verankerung der Pflanze im Boden und versorgen sie mit Wasser und mineralischen Nährstoffen.

Wichtige Unterscheidungsmerkmale zur Sprossachse sind Wurzelhaube, radiale Leitbündel und das Fehlen von Blättern. An der Spitze der Wurzel (Abb. 3.5) befindet sich die **Wurzelhaube** oder **Kalyptra**, die den Wurzelvegetationspunkt umschließt. In der sich anschließenden **Wachstumszone** (Streckungszone) erfolgt vorwiegend das Längenwachs-

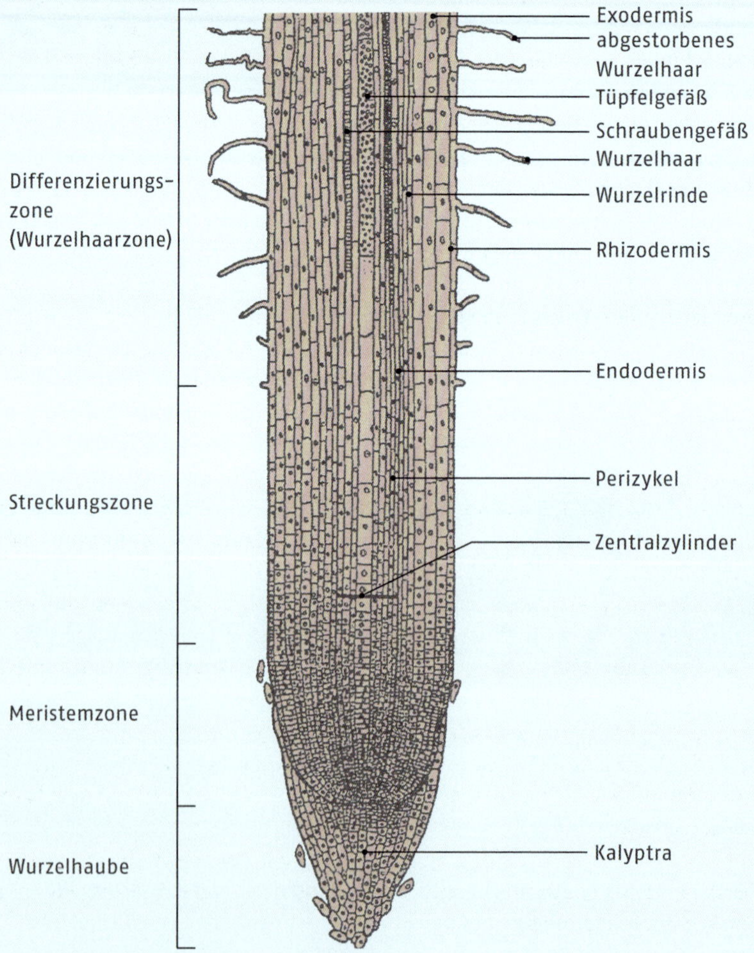

Abb. 3.5 Schematischer Bau der Wurzelspitze

tum. Diese geht in die **Wurzelhaarzone** über, in der die Wurzelhaare gebildet werden. Daran schließt sich die **Verzweigungszone** an, in der die Seitenwurzeln entstehen.

Wurzelanatomie

Die Wurzel ist wie die Sprossachse von einer Epidermis umgeben. Sie ist im Gegensatz zur Sprossepidermis weder verdickt noch von einer Kutikula überzogen. Dies ist notwendig, damit die Wurzel Wasser und darin gelöste Salze aufnehmen kann. Um die Wurzeloberfläche zu vergrößern und damit eine größere Wasseraufnahme zu erreichen, gehen aus der Epidermis zahlreiche Wurzelhaare hervor, die meist nach einigen Tagen wieder absterben. Die Wurzelepidermis wird auch als **Rhizodermis** bezeichnet und somit von der Sprossepidermis unterschieden.

Mit dem Absterben der Wurzelhaare gehen auch die Rhizodermiszellen zugrunde. Deshalb muss die Wurzel ein neues Abschlussgewebe bilden, die **Exodermis**. Gleichzeitig mit der Wurzelhaarbildung erfolgt die Differenzierung der übrigen Wurzelgewebe, die meist deutlich in **Rinde** und **Zentralzylinder** aufgeteilt sind. Die Rindenzellen sind parenchymatisch und dienen als Speichergewebe. Die innerste Rindenschicht wird als **Endodermis** bezeichnet. Als physiologische Scheide kontrolliert sie den Übertritt des Wassers und der Salze in das Xylem.

Im Zentralzylinder befinden sich Gefäße und Siebröhren die hier als radiale Leitbündel (▸ Kap. 2.3.3) angeordnet sind. Die äußerste, an die Endodermis angrenzende Zellschicht ist der **Perizykel**. In ihm haben die Seitenwurzeln ihren Ursprung. Sie entstehen also endogen, d. h., sie wachsen von innen durch die gesamte Rinde nach außen und schieben dabei die Rindenzellen mechanisch beiseite.

Gleichzeitig mit dem sekundären Dickenwachstum der Sprossachse setzt auch das Dickenwachstum der Wurzel ein. Es entsteht ein Kambiummantel aus parenchymatischem Gewebe und Perizykel. Dieses **Wurzelkambium** erzeugt wie das Sprosskambium nach innen Holz und nach außen sekundäre Rinde. Es entstehen schließlich ein zentraler Holzzylinder und breite Baststreifen.

Wurzelsysteme und besondere Wurzelformen

Durch die Verzweigung der Hauptwurzel entsteht ein Wurzelsystem. Je nach Art und Form der Ausbildung von Haupt- und Seitenwurzel sehen diese Systeme unterschiedlich aus. Wächst die Hauptwurzel stark in die Tiefe und nimmt dabei an Dicke zu, sprechen wir von **Pfahlwurzeln**. Die Seitenwurzeln bleiben in diesem Falle dünn und kurz (z. B. Hauhechel, Steinklee). Dies wird als **Allorhizie** bezeichnet.

Verzweigt sich die Wurzel in viele gleichwertige Seitenwurzeln, handelt es sich um **Homorhizie**. Beispielsweise bei Monokotylen stirbt die Primärwurzel frühzeitig ab. Sie wird durch zahlreiche Wurzeln ersetzt.

Wächst die Primärwurzel stärker in die Dicke, so ergeben sich **Rüben**, z. B. bei der Möhre und beim Gelben Enzian. Meist ist am Aufbau der Rüben auch das Hypokotyl (Keimachse) beteiligt.

Besondere Wurzelformen finden wir in Form der **Haftwurzeln** bei Wurzelkletterern (z. B. Efeu), als **Stelz-** und **Atemwurzeln** bei Sumpfpflanzen, als grüne **Assimilations-** und **Luftwurzeln** bei Kletterpflanzen.

3.4.3 Die Sprossachse

Die Sprossachse leitet die Nährstoffe zwischen Wurzeln und Blättern, daher besitzt sie Leitungsbahnen (▸Kap. 2.3.3). Zur mechanischen Festigung werden besondere Festigungselemente ausgebildet. Die Sprossachse trägt die Blätter an besonderen Ansatzstellen, den sogenannten Nodi (Knoten). Die Sprossabschnitte zwischen den Knoten werden als Internodien bezeichnet.

MERKE
Aufgaben des Sprosses sind der mechanische Halt der Pflanze über der Erde und der Stofftransport zwischen Wurzeln und Blättern.

Sprossanatomie und Gewebedifferenzierung

Das Scheitelmeristem der Vegetationspunkte ist ein Urmeristem und behält seine Teilungsfähigkeit bei. Die basalwärts abgegliederten Zellen teilen sich noch eine Zeit lang weiter. Man spricht hier deshalb von einer **meristematischen Zone**. Diese geht ohne deutliche Grenze in die **Determinationszone** über. Hier erfolgt die Aufteilung in einen peripheren Mantel aus künftigem Rindengewebe (Urrinde) und einen zentralen Strang künftigen Markgewebes (Urmark). An diesen Teil schließt sich die **Differenzierungszone** an. Hier werden die ersten Leitungselemente gebildet. Die endgültige Ausbildung der Leitbündel und der anderen Gewebe der Sprossachse ist mit dem Hauptstreckungswachstum und dem primären Dickenwachstum verbunden.

Bei einem Längsschnitt durch einen Dikotylenspross (○ Abb. 3.6) ergibt sich folgendes Bild: Im Zentrum befindet sich das parenchymatische Markgewebe, das der Stoffspeicherung dient. Die Markzellen werden häufig zerrissen oder weichen auseinander, sodass eine Markhöhle entsteht. Darauf folgen die Leitbündel mit Xylem nach innen und Phloem nach außen. Dieser Leitbündelzylinder ist von einem Ring sklerenchymatischer Zellen umgeben. Alle diese Elemente zusammen bilden den Zentralzylinder. Darauf folgt nach außen das Rindengewebe, das als Assimilations- und Speichergewebe dient. Den äußeren Abschluss bildet die chlorophyllfreie Epidermis.

Sekundäres Dickenwachstum

Im Laufe vieler Vegetationsperioden erfahren Bäume und manche Sträucher eine so starke Ausdehnung, dass ihre ursprünglichen Leitungselemente zur Wasserversorgung und ihre Festigungselemente zum Tragen der Baumkronen nicht mehr ausreichen. Deshalb muss neues Leitungs- und Festigungsgewebe gebildet werden, was als sekundäres Dickenwachstum bezeichnet wird.

Eine Ausnahme hiervon machen Baumfarne und baumartige Monokotylen. Hier erfolgt eine geringe Umfangsvergrößerung durch Erstarkung des Vegetationspunktes. Der Durchmesser der Sprossachse ist daher im Wesentlichen bereits vorgegeben.

Beim sekundären Dickenwachstum der mehrjährigen Dikotylen erweitert sich der Sprossumfang ständig. Dieses wird durch die nachträgliche Aktivierung eines Meristems ermöglicht, des **interfaszikulären Kambiums**. Es befindet sich zwischen den ringförmig angeordneten offen kollateralen Leitbündeln (▸Kap. 2.3.3) und bildet mit dem Kambium der Leitbündel einen **geschlossenen Kambiumring**.

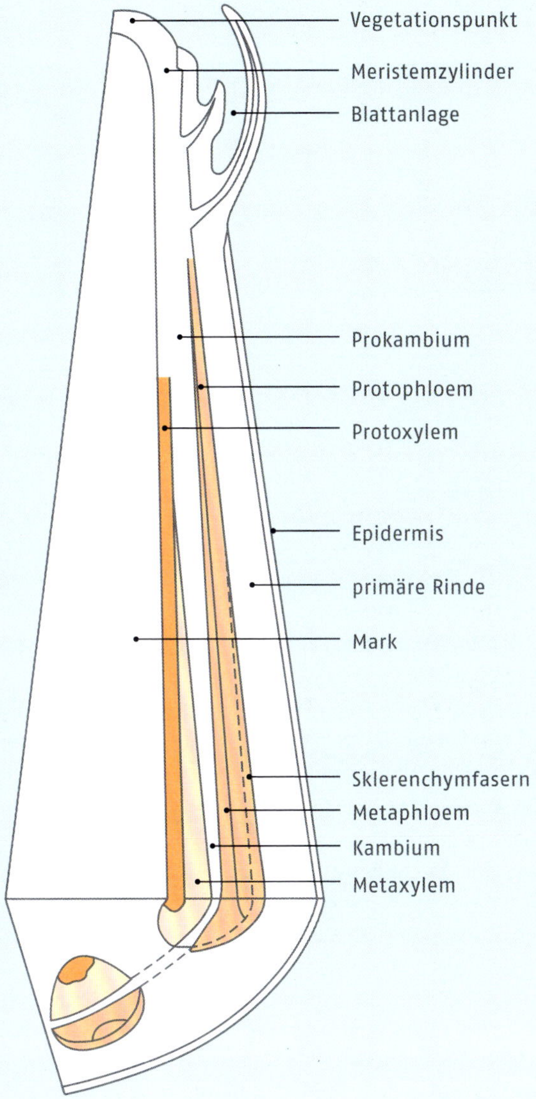

Abb. 3.6 Schematischer Längsschnitt durch die Sprossspitze einer dikotylen Pflanze

MERKE

Der Kambiumring bildet fortlaufend neue Zellen: nach innen Xylem, nach außen Phloem.

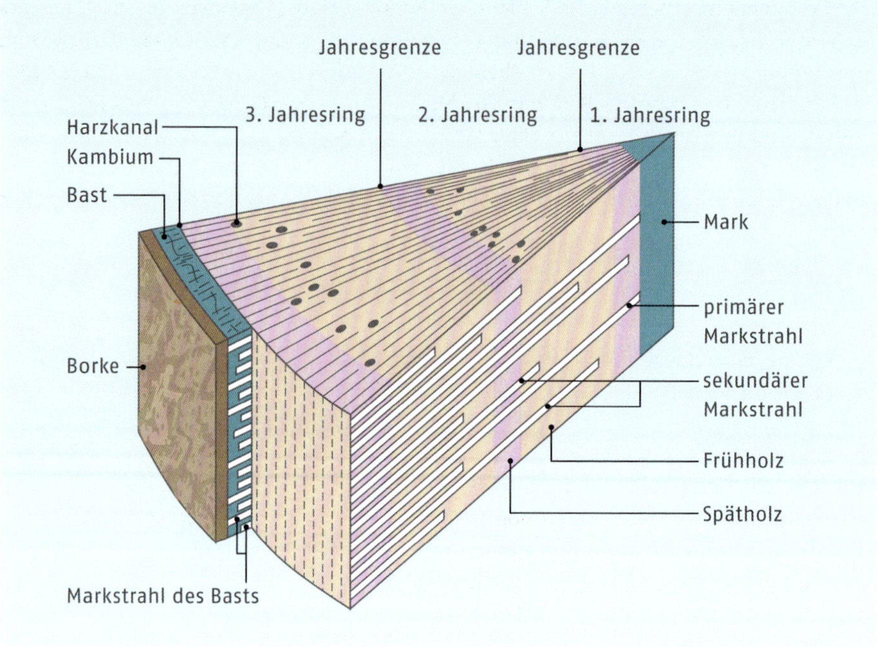

Abb. 3.7 Schematischer Schnitt durch einen dreijährigen Nadelholz-Stamm

Zwischen den Leitbündeln bleiben parenchymatische Streifen erhalten. Sie verbinden den zentralen Markkörper der Achse mit der Rinde und werden deshalb als **Markstrahlen** bezeichnet (Abb. 3.7).

Die Tätigkeit des Kambiums ist abhängig von der Jahreszeit. So beginnt es im Frühjahr mit der Bildung weitlumiger Tracheen und Tracheiden, dem **Frühholz**, und beendet seine Tätigkeit im Herbst mit der Bildung von englumigen Tracheen und Tracheiden, dem **Spätholz**. Das Frühholz dient überwiegend der Wasserleitung, das Spätholz übernimmt Festigungsaufgaben. Im Winter stellt das Kambium seine Tätigkeit ganz ein, um im Frühjahr wieder aktiv zu werden. So entsteht eine scharfe Jahresgrenze. Das zwischen zwei Jahresgrenzen liegende Gewebe entspricht einem Jahreszuwachs. Durch Auszählen dieser „Jahresringe" ergibt sich somit das Alter des Stamms. Bei tropischen Hölzern, deren Wachstum keinen jahresperiodischen Schwankungen unterliegt, sind die Jahresringe nur schwach ausgeprägt.

Das ältere, innen liegende Leitungsgewebe und das umgebende Parenchym werden außer Funktion gesetzt. Man bezeichnet sie als **Kernholz**. Es dient nur noch der Festigung. Häufig sind in den Zellwänden des Kernholzes fäulnishemmende Gerbstoffderivate (Phlobaphene) eingelagert, wodurch das Holz härter und haltbarer wird (z. B. Teak, Ebenholz). Im Gegensatz zum toten Kernholz bezeichnet man den funktionsfähigen Teil des Holzkörpers als **Splint**. Dieses Holz übernimmt die Wasserleitung.

Die im Verlaufe des sekundären Dickenwachstums vom Kambiumring nach außen abgegliederten Elemente sind Siebröhren, Geleitzellen und Bastfasern. Dieser äußere Teil wird in seiner Gesamtheit als sekundäres Abschlussgewebe bezeichnet.

In den meisten Fällen reißt die Epidermis bei starker Umfangserweiterung der Sprossachse. Sie muss durch sekundäres Abschlussgewebe ersetzt werden. Dieses wird durch eine besondere meristematische Schicht, das **Korkkambium** (**Phellogen**), erzeugt, welches nach außen verkorkte, nach innen unverkorkte Zellen abgibt. Der äußere Teil wird als Kork (**Phellem**), der innere Teil als **Phelloderm** bezeichnet. Kork, Phellogen und Phelloderm bilden zusammen das **Periderm** (o Abb. 2.3). Das erste Korkkambium stirbt jedoch bald ab, und es werden neue Korkkambien im Bast angelegt, die ihrerseits wieder neue Korkschichten erzeugen. Auf diese Weise werden durch die Peridermschichten die äußeren Gewebe der Rinde und des Bastes abgetrennt. Die Gesamtheit dieser Gewebe wird als **Borke** bezeichnet.

MERKE
Alle Gewebeschichten außerhalb des innersten Phellogens sterben ab, da sie von der Nährstoff- und Wasserzufuhr abgeschnitten sind.

Verlaufen die Korkkambien konzentrisch, so sprechen wir von **Ringelborke** (z. B. Wein, Birke). Schließen die Phellogene bogenartig aneinander und umfassen nur begrenzte Teile der Stammoberfläche, so liegt eine **Schuppenborke** vor (z. B. Kiefer, Eiche). Bei der Korkeiche bildet das Phellogen Korkzellen in so großer Anzahl, dass dicke Korkkrusten entstehen, die zur Gewinnung der Flaschenkorke genutzt werden.

Verzweigung der Sprossachse

Im einfachsten Fall ist der Spross eine aufrechte Achse, in den meisten Fällen ist er jedoch verzweigt. Die Verzweigung kann sowohl dichotom als auch axillar erfolgen.

Die **Dichotomie** ist bei den Kormophyten auf die Bärlappgewächse beschränkt. Bei dieser gabeligen Verzweigung (o Abb. 3.8) teilt sich der Sprossscheitel unabhängig zur Beblätterung in zwei neue Scheitel auf. Die ursprüngliche Wachstumsrichtung des Sprosses wird dabei aufgegeben, und es treiben zwei Gabeläste nach neuen Richtungen aus. Wächst einer der Zweige stärker als der andere, wird eine seitliche Verzweigung vorgetäuscht.

Alle anderen Kormophyten zeigen eine seitliche oder **axillare Verzweigung**. Im typischen Fall entstehen hier die Seitensprosse in den Achseln der Blätter.

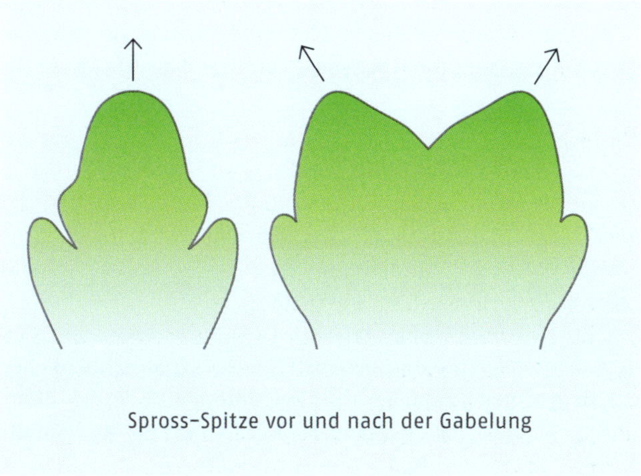

o **Abb. 3.8** Schema einer dichotomen Verzweigung

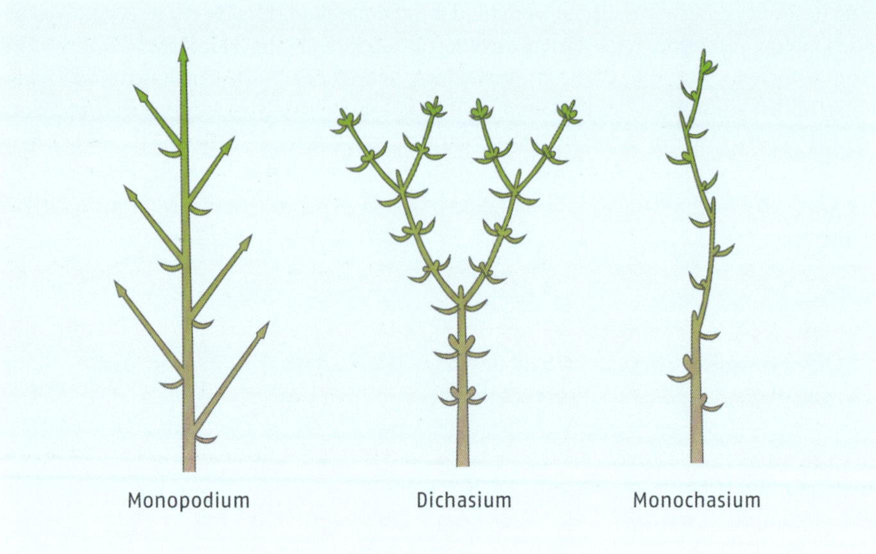

Abb. 3.9 Schematische Darstellung der Verzweigungssysteme

Bei der seitlichen Verzweigung werden verschiedene Formen unterschieden. Bleibt die Hauptachse den Seitenzweigen übergeordnet, wird dies als **Monopodium** bezeichnet(Abb. 3.9). Beispiele hierfür sind die Fichte und die Tanne. Im umgekehrten Fall bleibt die Hauptachse nach Anlage der Seitentriebe in ihrer Entwicklung zurück oder stellt das Wachstum ganz ein. In diesem Falle handelt es sich um eine **sympodiale Verzweigung**. Setzt nur jeweils ein Seitentrieb die Entwicklung fort, so entsteht ein **Monochasium**. Diese Verzweigung wird bei den Sprossachsen der Weinrebe beobachtet. Ein **Dichasium** liegt vor, wenn zwei Seitentriebe weitergebildet werden. Charakteristische Beispiele hierfür sind der Flieder und die Mistel.

3.4.4 Das Blatt

Die Blätter entstehen exogen, also aus den äußeren Zellschichten der Vegetationskegel, der Sprossachse. Sie haben die Aufgabe, unter Nutzung der Sonnenenergie die Assimilation von Kohlendioxid durchzuführen. Außerdem regulieren sie den Wasserhaushalt der gesamten Pflanze.

MERKE
Blätter haben die Aufgabe, durch Fotosynthese Kohlendioxid zu gewinnen und den Wasserhaushalt zu regulieren.

Trotz großer Formenvielfalt zeigen vollständig ausgebildete Blätter einen einheitlichen Bauplan. Jedes Blatt gliedert sich in Unter- und Oberblatt. Das **Unterblatt** oder der **Blattgrund** ist der dem Spross ansitzende Teil, das **Oberblatt** setzt sich aus **Stiel** und **Spreite** zusammen.

Blattfolge

Die ersten Blätter, die eine Sprossachse bildet, sind stets die **Keimblätter** (Kotyledonen). Monokotyle Pflanzen haben nur ein Keimblatt, dikotyle Pflanzen verfügen über zwei. Den Kotyledonen folgen die **Laubblätter**, die häufig alle gleich aussehen. Meist finden sich noch einfacher gestaltete, kleinere Blätter an der Basis eines Triebes oder an den Knoten ausläuferartiger Sprosse und werden als **Niederblätter** bezeichnet. Von **Hochblättern** spricht man, wenn Blattorgane oberhalb der Laubblattregion vorkommen. Sie finden sich v.a. in der Blütenregion. Zuweilen sind sie blumenblattartig gefärbt und dienen dazu, Insekten anzulocken (z.B. Weihnachtsstern). Bei den Lindenblüten entsprechen die Hochblätter den Flugorganen für die Früchte.

Sind an einer Sprossachse zwei unterschiedliche Blattformen vorhanden, so sprechen wir von **Heterophyllie**. Ein typisches Beispiel ist die Efeupflanze (**o** Abb. 3.10), die während ihrer vegetativen Entwicklung gelappte Blätter hervorbringt. Kommt es zur Blütenbildung entstehen ungelappte Blattorgane.

Unterscheiden sich gleichförmige Blätter am selben Knoten nur durch ihre Größe, so wird diese Erscheinung als **Anisophyllie** bezeichnet.

Blattformen

Form und Gestalt der Blätter sind sehr vielfältig (**o** Abb. 3.11). Bereits beim Blattgrund sind viele Varianten möglich. Bei einigen fehlt der Blattgrund völlig. Bei den Gräsern ist dieser scheidenförmig ausgebildet und umgibt den Spross („Blattscheide"). Häufig zeigt der Blattgrund Auswüchse neben dem Blattstiel, die **Nebenblätter** oder **Stipeln**. Das sind kleine, meist schuppenförmige Gebilde. Beim Stiefmütterchen (Viola) kommen die Nebenblätter jedoch an die Größe der Laubblätter heran. Bei der Robinie sind die Nebenblätter zu holzigen Dornen umgebildet.

Auch unterschiedliche Größenverhältnisse von Blattgrund, Stiel und Spreite zueinander ermöglichen eine große Vielfalt an Symmetrien und Blattränder. Dieser kann glatt, gezähnt, gesägt, gekerbt oder gelappt sein. Die Blattspreite ist einteilig oder besteht aus

o Abb. 3.10 Efeu als Beispiel für Heterophyllie

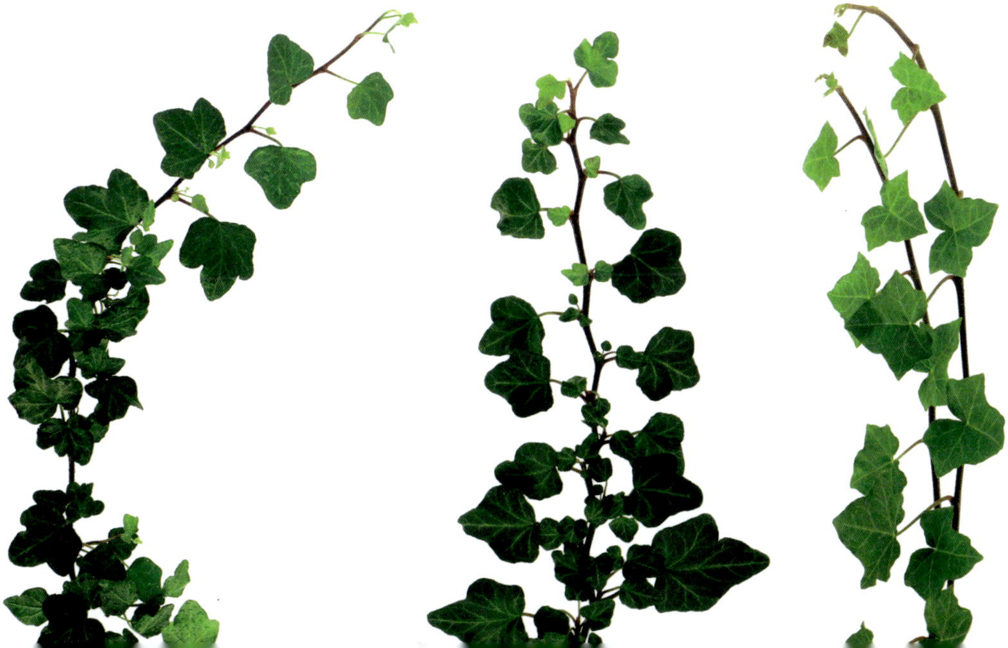

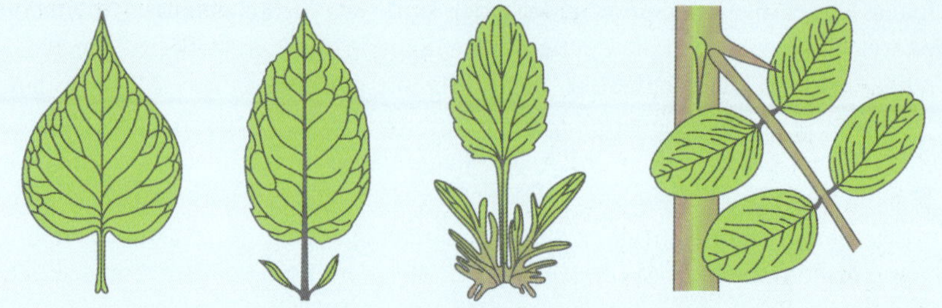

Abb. 3.11 Verschiedene Blattformen

mehreren Teilblättchen, den **Blattfiedern**. Diese sitzen einer gemeinsamen Achse an, der **Blattspindel**. Diese Fiederblätter können paarig und unpaarig sein. Im letzten Fall ist eine Endfieder vorhanden.

Die **Nadelblätter** zeigen einen charakteristischen, xeromorphen Bau. Ihre Epidermiswände sind so stark verdickt, dass nur noch ein kleines Zelllumen übrig bleibt. Die Spaltöffnungen sind in das Blatt eingesenkt. Zusammen mit dem darunter liegenden Sklerenchymgewebe verleiht die Epidermis der Nadel ihre Festigkeit.

Sind Blätter sowohl in der äußeren Gestalt als auch im inneren Aufbau vollkommen verändert, so haben wir es mit **Blattmetamorphosen** zu tun. Nicht selten sind die Blätter zu **Dornen** umgewandelt, z. B. bei der Berberitze und den Kakteen. Bei den Kletterpflanzen sind alle oder ein Teil der Blätter in **Ranken** umgebildet, z. B. bei der Erbse.

Blattanatomie

In den meisten Fällen sind die Laubblätter **bifazial** gebaut, d. h., Ober- und Unterseite sind verschieden (Abb. 3.12). Bei den **äquifazialen** Blättern sind Ober- und Unterseite im Aufbau gleich. Beide Blattarten haben auf der Ober- und Unterseite eine chloroplastenfreie **Epidermis**. Dazwischen liegt das eigentliche Blattgewebe, das **Mesophyll**. Dieses besteht beim bifazialen Blatt aus dem oberseits liegenden Palisadenparenchym und dem darunter liegenden Schwammparenchym. Beim äquifazialen Blatt wird das Schwammparenchym auf beiden Seiten von einem Palisadenparenchym umgeben.

Im **Palisadenparenchym** sind die längs gestreckten Zellen senkrecht zur Epidermis angeordnet. Die Zellen liegen dicht aneinander und enthalten viele Chloroplasten. Das Palisadenparenchym stellt das eigentliche Assimilationsgewebe dar. Es kann ein- oder mehrschichtig sein.

Die Zellen des **Schwammparenchyms** sind unregelmäßig gestaltet und durch große Interzellularräume voneinander getrennt. Sie enthalten deutlich weniger Chloroplasten. Diese Zellzwischenräume stehen durch die Spaltöffnungen mit der Außenluft in Verbindung. Hier wird über den Öffnungsgrad der Spaltöffnungen Gasaustausch und Wasserdampfabgabe reguliert.

Die lückenlose Epidermisschicht wird nur durch die Spaltöffnungen unterbrochen. Sind diese nur auf der Blattunterseite zu finden, spricht man von einem **hypostomatischen**

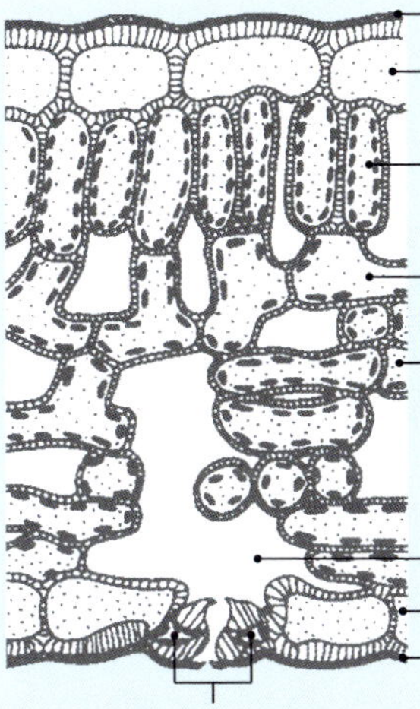

Abb. 3.12 Querschnitt eines bifazialen Blatts

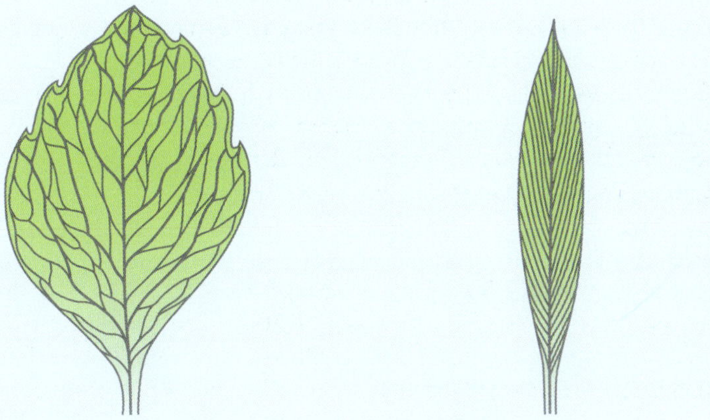

Abb. 3.13 Leitbündelverlauf im Blatt

Blatt. Befinden sich die Spaltöffnungen auf beiden Seiten, so handelt es sich um **amphistomatische** Blätter. Einen Sonderfall bilden die **epistomatischen** Schwimmblätter, die mit der Unterseite dem Wasser aufliegen und deshalb die Spaltöffnungen auf der Oberseite tragen.

Die Leitbündel (Abb. 3.13) treten von der Sprossachse durch die sogenannte **Blattspur** in das Blatt ein. Bei den meisten Dikotylen bilden die Leitbündel ein reich verzweigtes Netz (Netznervatur). Die hier auch als **Blattnerven** bezeichneten Leitbündel gehen von einem relativ starken, in der Mitte liegenden Hauptnerv aus und enden blind im Meso-

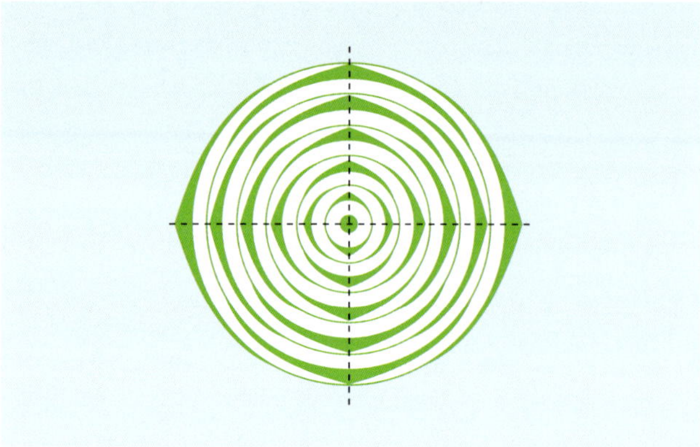

Abb. 3.14 Blattstellungsdiagramm mit gekreuzt-gegenständiger Blattstellung (Dekussation)

phyll. Bei den Monokotylen werden die Blätter in der Längsrichtung von etwa gleich starken und fast parallel verlaufenden Leitungsbahnen durchzogen (Parallelnervatur).

Blattstellung

Die Stellung der Blätter am Spross unterliegt einer Gesetzmäßigkeit. Je nachdem, ob ein oder mehrere Blätter an einem Sprossknoten angelegt werden, entstehen ein- oder mehrzählige **Wirtel**. Für mehrzählige Wirtel gelten die folgenden beiden Regeln:

- **Äquidistanz:** Der Winkel, den die Blätter eines Wirtels miteinander bilden, ist stets gleich.
- **Alternanz:** Bei aufeinanderfolgenden Wirteln stehen die Blätter stets über den Blattlücken des vorhergehenden Wirtels.

Durch ein **Blattstellungsdiagramm** wird dies vereinfacht dargestellt. Als Perspektive wird der Blick mit Wuchsrichtung der Sprossachse gewählt. Blätter, die übereinander stehen, bilden optisch eine Linie, die sogenannten Geradzeilen (Orthostichen). Einzelne Knoten der Sprossachse werden durch Kreise dargestellt.

Gekreuzt gegenständige Blattstellung

Bei den Lamiaceen (Lippenblütengewächsen) trägt jeder Knoten zwei Blätter. Die Blattpaare stehen an aufeinanderfolgenden Knoten jeweils gekreuzt zueinander. Diese gekreuzt-gegenständige Blattstellung nennt man **Dekussation** (Abb. 3.14).

Trägt jeder Wirtel nur ein Blatt, so spricht man von **spiraliger Blattstellung**. Auch hier ist die Anordnung der Blätter nicht regellos. Jedes Blatt ist gegen das vorhergehende durch einen bestimmten Winkel (Divergenzwinkel) versetzt, der annähernd gleich ist. Verbindet man die Spitzen aufeinanderfolgender Blätter mit einer Linie, so ergibt sich die Grundspirale.

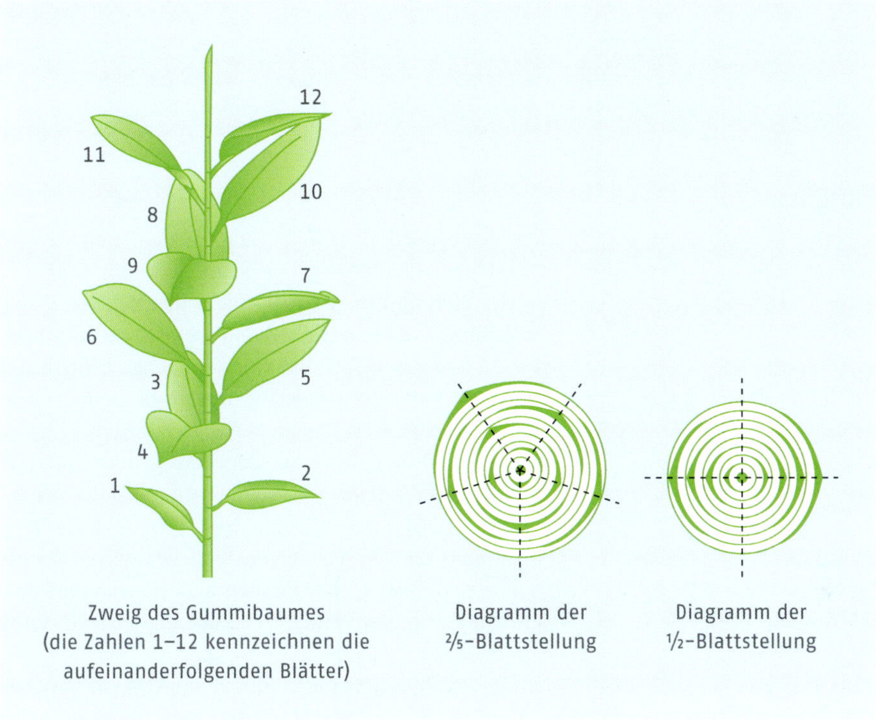

Abb. 3.15 Blattstellungsdiagramme (spiralig)

Divergenzwinkel

Der Divergenzwinkel beträgt in sehr vielen Fällen 2/5 (144 Grad). Bei dieser 2/5-Stellung kommt regelmäßig das 6. Blatt über dem 1., das 7. über dem 2. zu liegen usw. In diesem Fall lassen sich 5 Geradzeilen oder Orthostichen feststellen, in welche die jeweils übereinander liegenden Blätter eingeordnet sind. Ein Beispiel für diese Art der Blattstellung ist der **Gummibaum** (Abb. 3.15).

Eine besondere spiralige Blattstellung ist die **Distichie**. Hier beträgt der Divergenzwinkel 180 Grad, d.h., zwei aufeinanderfolgende Blätter stehen sich genau gegenüber (1/2-Stellung). Ein Beispiel hierfür sind die nicht blühenden Triebe des Efeus.

3.4.5 Die Blüte

Die Blüte stellt morphologisch gesehen kein selbstständiges Grundorgan dar. Sie ist ein besonderer Sprossabschnitt, der andersartig gestaltete Blätter trägt. Hierzu gehören Blütenhüllblätter, Staubblätter und Fruchtblätter. Die große Vielfalt bei Blüten ergibt sich aus Variation von Form, Farbe und Anzahl einzelner Blütenblattarten.

MERKE
Blüten tragen alle wichtigen Elemente für die Vermehrung der Pflanze. Durch auffällige Farbe oder Geruch locken sie Insekten an.

Blütenbau

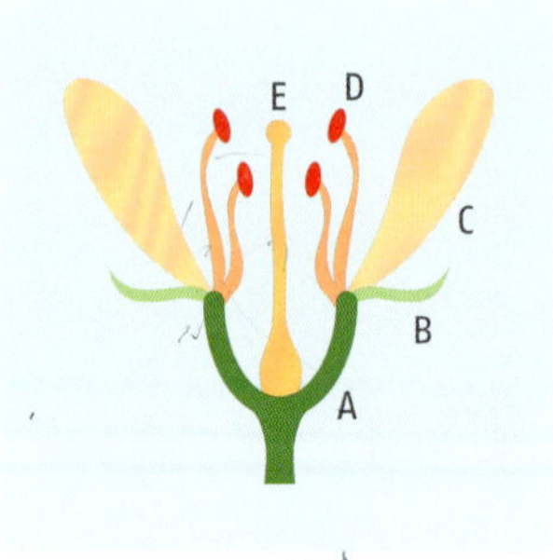

○ Abb. 3.16 Aufbau einer Blüte. **A** Blütenboden, **B** Kelchblätter, **C** Kronblätter, **D** Staubblätter, **E** Stempel

Die Blüte gliedert sich in Blütenboden, Kelchblätter, Kronblätter, Staubblätter und Stempel (○ Abb. 3.16).

Die Blütenhülle (**Perianth**) ist in den meisten Fällen noch einmal in **Kelch** (Kalyx) und **Krone** (Corolla) unterteilt (z. B. Rosenblüte). Bei einer einfachen Blütenhülle ohne Unterscheidung in Kelch und Krone (z. B. Tulpenblüte) sprechen wir von einem **Perigon** (○ Abb. 3.17).

Der Kelch besteht in der Regel aus grünen Blättern, den Kelchblättern oder **Sepalen**. Diese sollen die Blütenknospe schützen. Morphologisch sind sie als Hochblätter anzusehen, die sehr dicht an die Blüte herangerückt sind.

Die Kronblätter oder **Petalen** haben meist eine auffallende Form und Färbung und dienen der Anlockung von Insekten.

Die Staubblätter einer Blüte bilden den männlichen Teil des Fortpflanzungsapparates (**Andrözeum**). Ein **Staubblatt** (○ Abb. 3.18) besteht aus einem stielartigen Teil, dem **Filament**, und einem oberen verbreiterten Abschnitt, der **Anthere**. Diese teilt sich in zwei **Theken**, die durch das **Konnektiv** miteinander verbunden sind. In jeder Theke befinden sich zwei **Pollensäcke**, in denen der Blütenstaub oder **Pollen** erzeugt wird. Der Pollen wird bei der Reife freigesetzt.

Die Staubblätter stehen entweder einzeln oder sind an den Filamenten miteinander verwachsen (z. B. bei der Malve) oder an den Antheren miteinander verklebt (bei den Asteraceen). Die Anzahl der Staubblätter kann stark variieren. Bei den Orchideen ist häufig nur ein einziges Staubblatt vorhanden; bei Rosengewächsen sind es mehr als zehn pro Blüte.

Der Blütenstaub setzt sich aus vielen einzelnen **Pollenkörnern** zusammen. Das einzelne Pollenkorn ist ein rundlicher oder ovaler Körper, der von der **Exine** als äußerer Schicht umgeben wird. Diese kann glatt sein oder stachelig. Die Form der Pollenkörner kann zur mikroskopischen Identifizierung einer Arzneidroge genutzt werden.

Die Fruchtblätter oder **Karpelle** enthalten die Samenanlagen mit den weiblichen Geschlechtszellen (**Gynözeum**, ○ Abb. 3.19). Bei den Gymnospermen (Nacktsamern) liegen die Samenanlagen frei auf der Oberfläche der Fruchtblätter, bei den Angiospermen (Bedecktsamern) werden sie dagegen von den Fruchtblättern umschlossen. Bei einem **chorikarpen** Gynözeum stehen die Karpelle frei an der Blütenachse (z. B. bei Rosengewächsen). Ein **zönokarpes** Gynözeum ist gekennzeichnet durch miteinander verwachsene Fruchtblätter, die einen Stempel bilden.

Die Anzahl der Karpelle ist ebenso wie die der Staubblätter sehr unterschiedlich. Sie reicht von einem Karpell bei den Fabaceen (Schmetterlingsblütlern) bis zu vielen bei den Ranunculaceen.

Die Lage des Fruchtknotens und der übrigen Blütenteile ist von der Ausbildung der Blütenachse abhängig. Im Allgemeinen ist diese sehr gestaucht und wird als **Blütenboden**

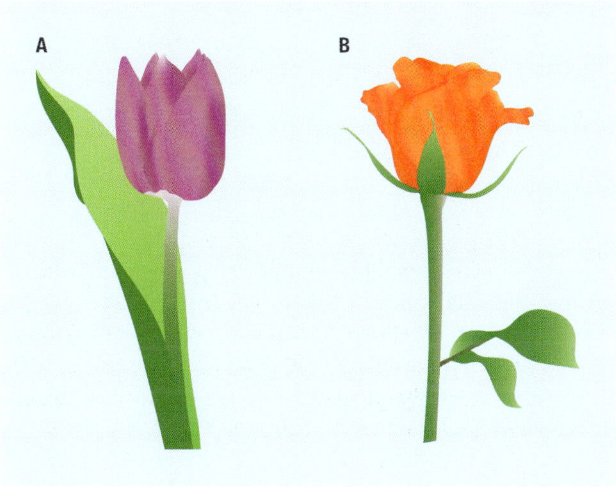

Abb. 3.17 Blütenhüllen in Gegenüberstellung. A Tulpe mit Perigon, B Rose mit Kelch und Krone

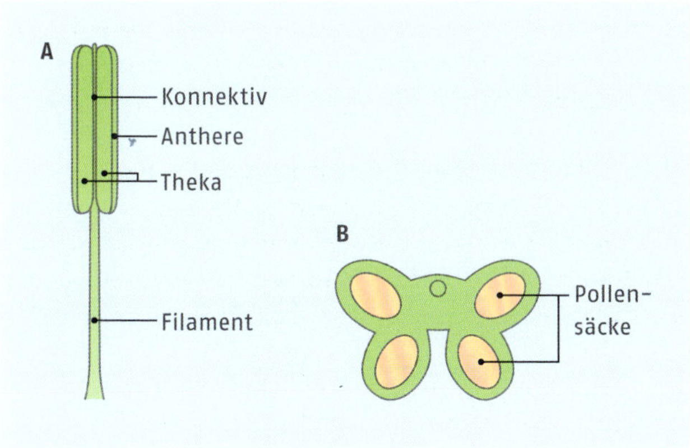

Abb. 3.18 Schematische Darstellung. A Staubblatt, B Anthere

bezeichnet. Je nach Art der Verwachsung des Fruchtknotens mit dem Blütenboden unterscheidet man ober- und unterständige Fruchtknoten. Beim **oberständigen** Gynözeum setzen die übrigen Blütenteile unterhalb des Fruchtknotens an. Der **unterständige** Fruchtknoten ist von der becherförmig erweiterten Blütenachse umgeben und die übrigen Blütenteile sind höher angesetzt.

Das zönokarpe Gynözeum bildet durch die Verwachsung der einzelnen Fruchtblätter einen sogenannten **Stempel (Pistill)**. Dieser besteht an der Basis aus einem erweiterten Teil, dem **Fruchtknoten**, der die Samenanlagen enthält. Nach oben folgt ein stielartiger Abschnitt, der **Griffel**, der in einer **Narbe** endet. Die Narbenlappen lassen im Allgemeinen die Zahl der beteiligten Fruchtblätter erkennen.

Die Fruchtknoten werden nach Art der Verwachsung unterschieden. Bilden die Karpelle einen einheitlichen Hohlraum, liegt ein **parakarper** Fruchtknoten vor. Ist der Großteil des Fruchtknotens gefächert, so handelt es sich um ein **synkarpes** Gynözeum. Die Samenanlagen gehen aus besonderen Plazentaleisten hervor. Sie sitzen **wandständig** oder **zentralwinkelständig** (Abb. 3.19).

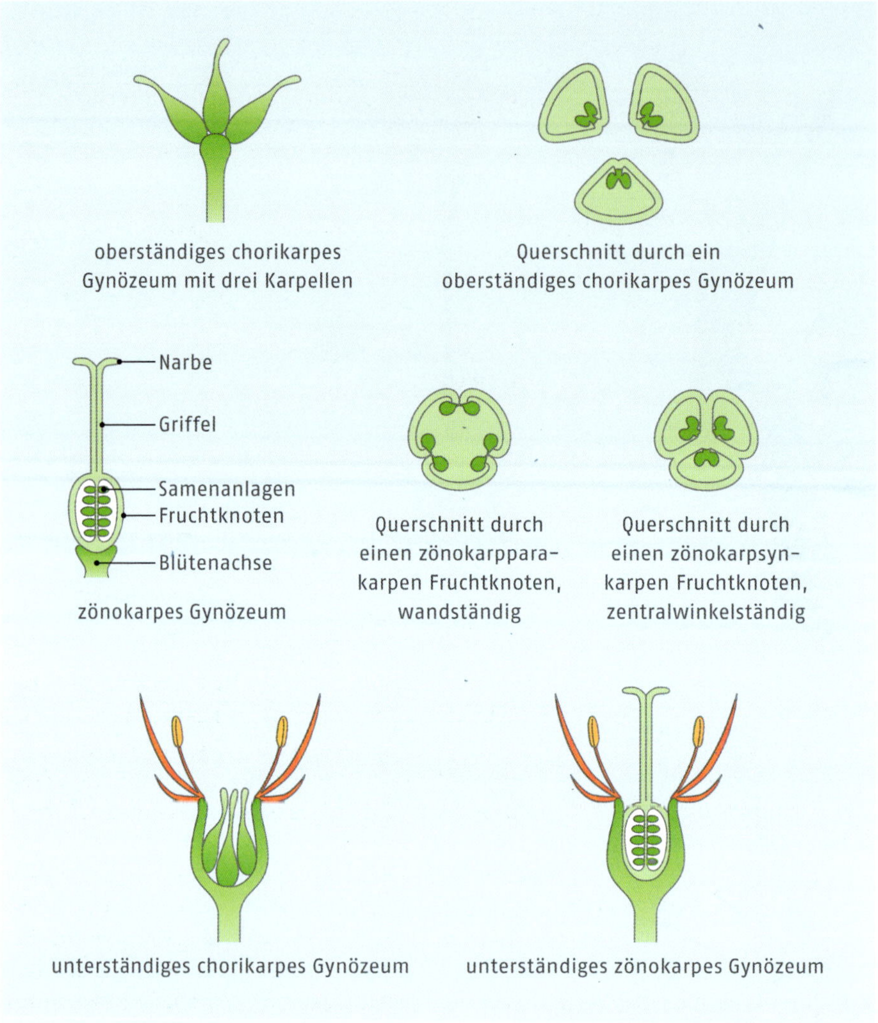

Abb. 3.19 Verschiedene Gynözeen

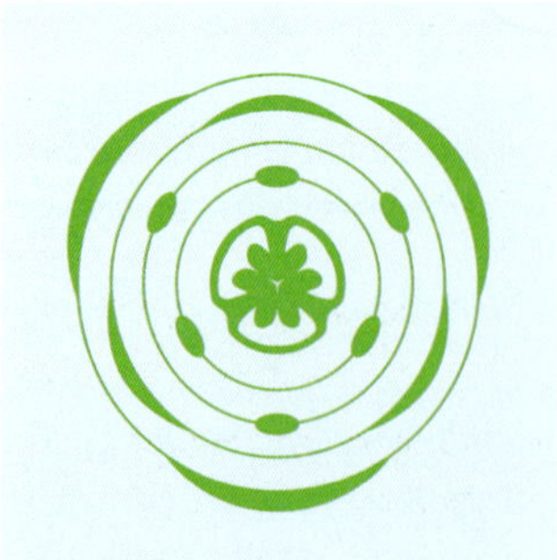

Abb. 3.20 Beispiel eines Blütendiagramms

Blütenformel und Blütendiagramm

Die Symmetrieverhältnisse von Blüten können sehr unterschiedlich sein. Es gibt **radiäre** Blüten, die sich durch mehrere Schnitte in spiegelbildlich gleiche Teile zerlegen lassen (z. B. Tulpe). **Zygomorphe** oder auch **dorsiventrale** Blüten lassen sich nur durch einen Schnitt in zwei gleiche Hälften teilen (z. B. Stiefmütterchen). **Asymmetrische** Blüten weisen keine Spiegelachse auf.

Eine mögliche Darstellung des Blütenbaus ist das **Blütendiagramm.** Wie beim Blattstellungsdiagramm werden die einzelnen Blütenorgane als Kreise dargestellt. Als Perspektive wird die Sicht von oben in die

Tab. 3.1 Symbole einer Blütenformel und ihre Bedeutung

Fachbegriff	Erklärung	Symbol
Blütensymmetrie		
Radiär	Mehr als 2 Symmetrieachsen	*
Dorsiventral	2 senkrecht zueinander stehende Symmetrieachsen	+
Zygomorph	Eine Symmetrieachse	↓
Blütenorgane		
Perigon	Kelch- und Kronblätter gleich	P
Kalyx	= Kelch	K
Corolla	= Kronblätter	C
Andrözeum	= Staubblätter	A
Gynözeum	= Fruchtblätter	G

Blüte verwendet (Abb. 3.20). Im Inneren des Diagramms ist der Fruchtknoten dargestellt, dann folgen nach außen hin Staubblätter Kronblätter und Kelchblätter. Die Stellung der Blätter zueinander und die Blütensymmetrie spiegeln sich im Diagramm wider.

Eine weitere Möglichkeit, den Bau einer Blüte darzustellen, ist eine **Blütenformel.** Hierfür werden Symbole verwendet, die in der folgenden Tabelle im Überblick aufgeführt sind (Tab. 3.1).

Die Anzahl eines Organs wird als Zahl nach dem Symbol angegeben, sind mehr als 10 vorhanden, wird das Symbol „∞" verwendet. Stehen die Organe in mehreren Organkreisen (Wirteln), wird die Anzahl der einzelnen Kreise mit dem Symbol „+" angegeben. Sind Organe verwachsen, wird dies durch eine Klammer symbolisiert. Ein oberständiger Fruchtknoten wird durch eine Linie unter der Anzahl der Fruchtblätter gekennzeichnet, bei einem unterständigen Fruchtknoten ist die Linie über der Anzahl.

Blütenformel

Beispiel: Blütenformel für die Tulpe: $* P_{3+3} A_{3+3} G_{(\underline{3})}$

Erklärung:

- P: Die Blätter von Kelch und Krone sind gleich (= Perigon). Dieses setzt sich aus zwei Wirteln zu je 3 Perigonblättern zusammen.
- A: Das Andrözeum besteht ebenfalls aus zwei Organkreisen mit je drei Staubblättern.
- G: Das Gynözeum besteht aus einem oberständigen Fruchtknoten (Strich unter der Zahl). Die drei Fruchtblätter (Zahl) sind miteinander verwachsen (Klammer um die Zahl).

Blütenbiologie

Die Blüten der meisten Angiospermen (Bedecktsamer) sind **zwittrig**, d. h., sie besitzen gleichzeitig weibliche (Fruchtblätter) und männliche (Staubblätter) Geschlechtsorgane. Befindet sich dagegen nur das männliche oder nur das weibliche Geschlechtsorgan in der Blüte, so spricht man von **eingeschlechtlichen** Blüten. Bringt eine Pflanze männliche und weibliche Blüten getrennt auf einer Pflanze hervor, so handelt es sich um **einhäusige** oder **monözische** Gewächse (z. B. Haselnuss, Birke, Nadelhölzer). Bei den **zweihäusigen** oder **diözischen** Pflanzen sind die Geschlechter auf verschiedene Pflanzen derselben Art verteilt (z. B. Weide, Hanfpflanze).

Die Vermehrung wird durch die Bestäubung eingeleitet. Dabei wird der keimfähige Pollen auf die Narbe aufgebracht. Zwittrige Blüten sind teilweise zur **Selbstbestäubung** in der Lage. Hier keimt blüteneigener Pollen auf der Narbe. Die Selbstbestäubung ist jedoch meist unvorteilhaft, da sie zu geringerem Fruchtansatz führt. Häufig sind die Blüten darum selbststeril, d. h., der eigene Blütenstaub ist wirkungslos. In diesen Fällen und bei zwittrigen Blüten ist eine **Fremdbestäubung** erforderlich. Hierbei unterscheidet man die Wind- und die Insektenbestäubung.

Windblütler besitzen ähren- oder kätzchenförmige Blütenstände mit kleinen Blüten. Diese können gut vom Wind bewegt werden. Im reifen Zustand wird der Pollen durch die Bewegung freigesetzt und dann durch die Luft transportiert.

Insektenblütler haben im Allgemeinen auffällige „Blumen". Sie besitzen also bunt gefärbte Kronblätter und erzeugen vielfach einen spezifischen Duft, um die Insekten anzulocken. Bei diesen Blüten ist der Pollen meist klebrig und die Exine hat Stacheln oder Warzen. So wird das Haften am Insektenkörper gefördert.

Bei einigen tropischen Pflanzen wird die Bestäubung durch Vögel herbeigeführt; bei wenigen Wasserpflanzen wird der Pollen durch Wasserbewegung verbreitet.

Blütenstände

MERKE
Blütenstände sind umgebildete Sprosssysteme.

Da Blütenstände nur ein spezieller Sprossabschnitt sind und kein eigenständiges Organ, unterliegen die Verzweigung der Blütenstände (**Infloreszenzen**) denselben Gesetzmäßigkeiten wie Sprossverzweigungen. Die Laubblätter werden durch Hochblätter ersetzt, die hier als **Tragblätter** oder **Brakteen** bezeichnet werden. Eine Verzweigung erfolgt entweder monopodial oder sympodial (○ Abb. 3.21). Monopodial verzweigte Infloreszenzen werden als **razemös** (traubig) bezeichnet, sympodiale Blütenstände als **zymös** (trugdoldig).

Razemöse Infloreszenzen: Es liegt nur eine Hauptachse vor, aus welcher die Blüten hervorgehen.

- Traube: Gestielte Blüten gehen aus Tragblätterachseln hervor.
- Rispe: Gestielte Blüten deren Seitentriebe noch weiter verzweigt sind.
- Ähre: Die Blüte setzt direkt an der Hauptachse an.
- Kolben: Die Ährenachse wird kolbenförmig verdickt, die Blüte setzt ebenfalls direkt an der Hauptachse an (z. B. Aronstab).

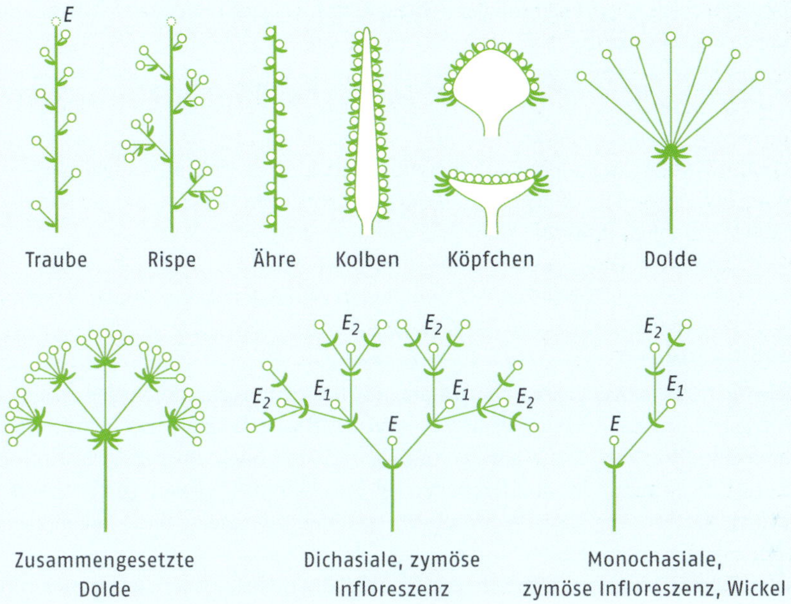

Abb. 3.21 Verschiedene Blütenstandsformen. **E** Endblüte

- Köpfchen: Die Infloreszenzachse ist zu den Seiten verbreitert (z. B. Asteraceen).
- Dolde: Die Internodien der Traubenachse bleiben unentwickelt. Sind die Seitentriebe der Dolde nochmals verzweigt, so ergibt sich die zusammengesetzte Dolde.

Zymöse Infloreszenzen: Die Hauptachse beendet frühzeitig ihr Wachstum mit der Bildung einer Endblüte. Dieser gehen zwei Hochblätter voraus, die hier als Vorblätter bezeichnet werden.

- Dichasium: In beiden Achseln der Vorblätter entstehen Seitenäste, die wieder mit einer Endblüte abschließen (z. B. bei Nelkengewächse).
- Monochasium: Die Verzweigung setzt nur aus einer Achsel eines Vorblatts ein. Es entsteht ein Wickel (z. B. bei Boraginaceen).

3.4.6 Die Frucht

DEFINITION

Eine Frucht ist die Blüte im Zustand der Samenreife.

Der Fruchtentwicklung geht ein Befruchtungsvorgang voraus. An der Entwicklung zur Frucht sind im Wesentlichen der Fruchtknoten, daneben auch die Blütenachse und andere Organe beteiligt.

Die Fruchtblätter werden zum Gehäuse für den Samen, zum **Perikarp** (Fruchtwand). Diese gliedert sich in drei verschiedene Schichten: Exo- und Endokarp sowie das dazwischen liegende Mesokarp.

MERKE
Eine Fruchtbildung kommt nur bei den bedecktsamigen Pflanzen (Angiospermen) vor. Bei den Gymnospermen (Nacktsamern) liegen die Samenanlagen frei an den Karpellen, es findet keine Fruchtbildung statt.

Schließfrüchte

Schließfrüchte bleiben auch im Reifezustand geschlossen und die Samen bleiben vom Perikarp umgeben. Je nach Ausbildung des Perikarps unterscheidet man verschiedene Formen:

Bei den **Nussfrüchten** ist das Perikarp holzig und umschließt normalerweise nur einen Samen (z. B. Haselnuss). Als Sonderformen gehören hierzu die einsamigen Schließfrüchte der Gräser, die Karyopse (z. B. Weizenkorn), und der Asteraceen, die Achäne (z. B. Sonnenblumenkern).

Beerenfrüchte besitzen ein fleischiges Perikarp, das mehrere oder viele Samen umhüllt (z. B. Stachelbeere, Heidelbeere, Tomate). Die Dattel kann als einsamige Beere bezeichnet werden.

Bei den **Steinfrüchten** ist das Perikarp dreischichtig und besteht aus einem häutigen Exokarp, einem fleischigen Mesokarp und einem holzigen Endokarp (z. B. Kirsche, Pflaume, Walnuss). Was als Kirschkern bezeichnet wird, ist also der Same mit dem ihn umgebenden Endokarp.

Bei den **Spaltfrüchten** bilden mehrere Fruchtblätter die Gesamtfrucht, die im reifen Zustand als Teilfrüchte voneinander getrennt werden. Zu den Spaltfrüchten zählen beispielsweise die Früchte der Apiaceen (Doldenblütler) mit zwei Teilfrüchten (Doppelachäne) und die Früchte der Malvaceen (Malvengewächse) mit zahlreichen Teilfrüchten.

Springfrüchte

Aus diesen Früchten wird der Samen durch Aufspringen des Perikarps freigesetzt. Dieses bildet bei der Reife eine trockenwandige Kapsel. Die Springfrüchte werden nach der Öffnungsweise unterteilt.

Bei der **Deckelkapsel** löst sich ein Deckel ab, wie z. B. beim Bilsenkraut. Viel häufiger springt die Kapsel jedoch an bestimmten Längslinien auf. Erfolgt die Öffnung im Bereich der Scheidewände (Septen), so bezeichnen wir sie als **septizid** (z. B. Herbstzeitlose). **Lokulizid** bedeutet, dass die Aufspaltung an der Mittellinie der Fruchtblätter erfolgt (z. B. Tulpe). Wenn bei der Aufspaltung nur Löcher oder Risse entstehen, liegt eine **porizide** Öffnungsweise vor (z. B. Mohnkapsel).

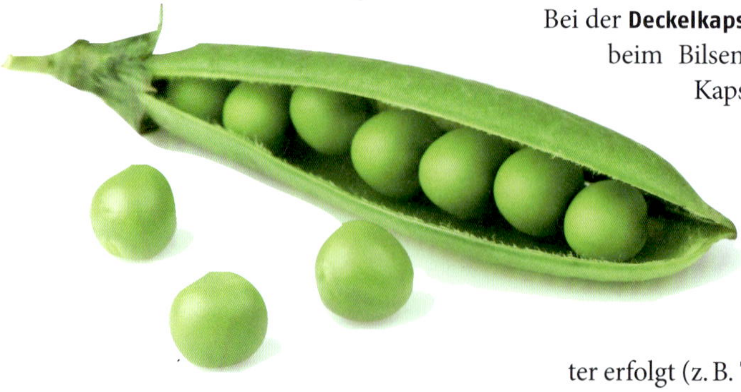

Abb. 3.22 Springfrucht: Erbse

Eine Sonderform ist die **Schote**. Sie ist die typische Frucht der Brassicaceen (Kreuzblütengewächse) und entsteht aus zwei Fruchtblättern. Sie öffnet sich durch Abspringen zweier falscher Scheidewände von zwei Karpellen.

Fabaceen (Schmetterlingsblütengewächse) besitzen eine **Hülse**. Diese aus einem Karpell bestehende Frucht springt an der Verwachsungsnaht und entlang des Mittelnervs auf (z. B. Erbse, Bohne, Senna) (o Abb. 3.22). Eine Ausnahme bildet die Erdnusspflanze, deren „Hülsen" eigentlich Schließfrüchte sind.

Sammelfrüchte und Scheinfrüchte

Sammelfrüchte kommen bei Pflanzen mit chorikarpem Gynözeum vor. Besonders häufig finden wir Sammelfrüchte bei den Ranunculaceen und Rosaceen. Hier sind mehrere freie Fruchtblätter an der Bildung einer Frucht beteiligt, das heißt mehrere **Früchtchen** bilden eine gemeinsame Sammelfrucht. Bei den Rosengewächsen sind Erdbeere, Himbeere und Brombeere ein gängiges Beispiel für Sammelfrüchte. Bei der Erdbeere sind es einsamige Nüsschen, die einer fleischig erweiterten Blütenachse ansitzen (o Abb. 3.23). Brombeere und Himbeere bestehen aus vielen einzelnen Steinfrüchtchen. Bei vielen Ranunculaceen treten **Balgfrüchte** auf, die bei der Reife längs der Bauchnaht aufspringen.

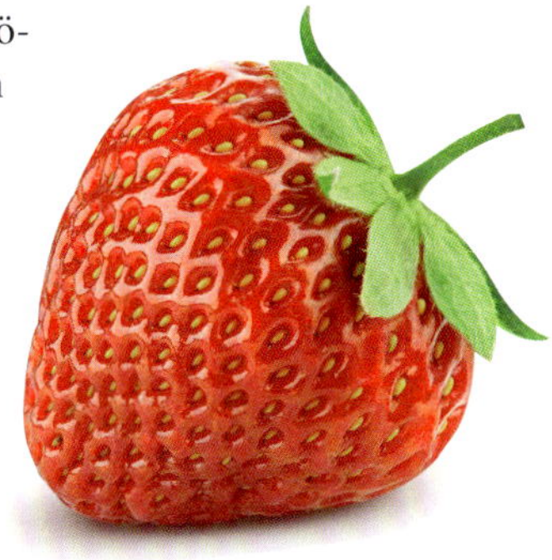

o **Abb. 3.23** Sammelfrucht: Erdbeere

Bei Scheinfrüchten handelt es sich meist um **Sammelfrüchte**, deren Fruchtstände zusätzlich auch aus anderen Pflanzenteilen wie Blütenboden oder Blütenstandsachse hervorgehen. Bei einer Erdbeere handelt es sich – wie bereits besprochen – um eine Sammelnussfrucht. Da das Fruchtfleisch durch einen verdickten Blütenstandsboden gebildet wird, handelt es sich zudem um eine Scheinfrucht. Bei der Himbeere hingegen, eine Sammelsteinfrucht, sind die Früchte nur aus den Fruchtblättern entstanden und damit keine Scheinfrucht. Weitere Beispiele für Scheinfrüchte sind Feigen und Ananas.

3.4.7 Befruchtung und Keimung

DEFINITION

Spermatophyten (Samenpflanzen) sind Organismen, die zu ihrer Fortpflanzung Blüten und Samen ausbilden. Aus den Samen gehen unter geeigneten Bedingungen neue Pflanzen hervor.

In jedem Samen steckt in Gestalt des Embryos ein junges Pflänzchen. Die Samenkeimung wird durch Wasseraufnahme eingeleitet. Dadurch quillt der Samen und die Samenschale wird gesprengt. Als erstes tritt die Primärwurzel nach außen und verankert den Keimling im Boden. Danach streckt sich ein kurzer Teil der Achse, das Hypokotyl, über den Boden. Jetzt wachsen die Keimblätter (Kotyledonen) heran und bilden im Licht Chlorophyll. Bei dieser **epigäischen Keimung** befinden sich Hypokotyl und Kotyledonen oberhalb der Bodenoberfläche. Bleiben die Keimblätter während der Entwicklung unter der Erde,

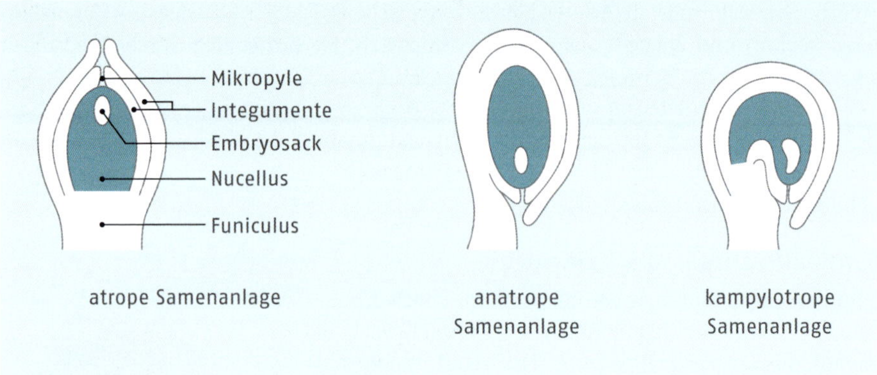

Abb. 3.24 Verschiedene Samenanlagen

spricht man von einer **hypogäischen Keimung**. Bei den Monokotylen tritt ein Keimblatt, bei den Dikotylen treten zwei Kotyledonen hervor.

Der Sprossvegetationspunkt bringt durch dauernde Teilungsaktivität weitere Sprossabschnitte und Blätter hervor. Der Wurzelvegetationspunkt treibt die Wurzel in die Länge.

Einkeimblättrige Pflanzen haben ein primäres Wurzelsystem, dessen Wachstum nur begrenzt ist. Die Hauptwurzel wird durch sekundäre, sprossbürtige Wurzeln ersetzt.

Die Samenanlagen entsprechen den weiblichen Fortpflanzungsorganen einer Pflanze. Aus den Samenanlagen entsteht der Pflanzensamen. Bei Bedecktsamern (Angiospermen oder Magnoliopsida, ▸Kap. 4.1) befinden sie sich im Fruchtknoten eingeschlossen. Bei Nacktsamern (Gymnospermen) liegen die Samenanlagen offen also „nackt" auf den Samenschuppen. Nadelbäume zählen zu den Nacktsamern, Laubbäume oder viele krautige Pflanzen zählen zu den Bedecktsamern.

Die **Samenanlagen** werden von der **Plazenta** gebildet. Die Plazenta ist ein besonderes Bildungsgewebe der Fruchtblätter. Samenanlagen und Plazenta sind durch ein Stielchen, dem **Funiculus**, verbunden. Das Grundgewebe einer solchen Samenanlage wird vom **Nucellus** gebildet. Dieser gliedert ein oder zwei Hüllen ab, die **Integumente**. Sie lassen an ihrer Spitze eine Öffnung frei, die **Mikropyle**, durch die Pollenschläuche in den Nucellus hineinwachsen können.

Aus einer besonderen Zelle im Nucellus entwickelt sich der **Embryosack**. Dieser enthält u.a. die haploide befruchtungsfähige Eizelle und einen diploiden sekundären Embryosackkern.

Je nach Krümmungsverhältnis unterscheidet man folgende Typen von Samenanlagen (○ Abb. 3.24):

- atrop (aufrecht),
- anatrop (umgewendet),
- kampylotrop (querliegend-gekrümmt).

Zur Befruchtung wird ein Pollen (männliches Fortpflanzungsorgan) benötigt, welcher sich auf die Narbe der Blüte setzt. Nach Kontakt mit der Narbe wächst ein Pollenschlauch durch die Mikropyle zur Samenanlage. Über diesen gelangen zwei **Spermazellen** in die Samenanlage. Durch Verschmelzung der Zellen mit Eizelle und Embryosackkern entsteht eine **Zygote**. Es hat also eine **doppelte Befruchtung** stattgefunden.

Die Zygote entwickelt sich zum **Embryo** der aus Keimachse, Keimblättern und Wurzelanlage besteht. Während der Embryonalentwicklung werden die Integumente zur **Samen-**

schale. Aus dem befruchteten sekundären Embryosackkern entsteht ein besonderes Nähr- und Speichergewebe, das **Endosperm**. Teilweise übernehmen auch die Keimblätter die Speicherung der Reservestoffe. Auch das Nucellargewebe kann zum Speichergewebe werden, dann wird es als **Perisperm** bezeichnet. Speicherstoffe sind v. a. Stärke, Eiweiße und fette Öle.

Samenschale, Endosperm und Embryo zusammen werden als **Samen** bezeichnet. Er ist die charakteristische Verbreitungseinheit der Samenpflanzen.

SPICKZETTEL

Kormus	Vegetationskörper höherer Pflanzen
Kambium	nachträglich aktiviertes Meristem (Bildungsgewebe)
Kalyptra	Wurzelhaube
Rhizodermis	Wurzelepidermis
Kalyx	Kelchblätter
Corolla	Kronblätter
Perianth	Blütenhülle (Kelch + Krone)
Perigon	Blütenhülle, Kelch und Krone nicht unterscheidbar
Andrözeum	Staubblätter (männliche Fortpflanzungsorgane)
Gynözeum	Fruchtknoten (weibliches Fortpflanzungsorgan)
Perikarp	Fruchtwand

ZUSAMMENFASSUNG

- Samenpflanzen sind Kormophyten und gliedern sich anatomisch in Wurzel, Sprossachse und Blätter.
- Wurzeln dienen der Verankerung im Boden und sind für die Wasser- und Mineralienversorgung der Pflanze zuständig.
- Sprossachsen sind für die Stabilität eine Pflanze wichtig. Außerdem werden über die Leitbündel Wasser und Nährstoffe transportiert.
- Durch sekundäres Dickenwachstum nimmt die Sprossachse an Umfang zu, dieses geht vom Kambiumring aus.
- Die Epidermisschicht reißt durch Dickenwachstum ein und es bildet sich das Korkkambium als sekundäres Abschlussgewebe.
- Blätter sind Ort der Fotosynthese und regulieren den Wasserhaushalt.
- Die meisten Laubblätter sind bifazial gebaut: Palisadenparenchym an der Blattoberseite, Schwammparenchym und Spaltöffnungen an der Blattunterseite.
- Blüten gliedern sich in Blütenboden, Kelchblätter, Kronblätter, Staubblätter und Stempel. Sie dienen der Fortpflanzung.
- Früchte entstehen aus Fruchtknoten, Blütenachse und anderen Blütenteilen. Sie entsprechen der Blüte im Zustand der Samenreife.
- Früchte werden in Schließfrüchte, Springfrüchte, Sammel- und Scheinfrüchte unterschieden.

FRAGEN

● leicht ●● mittel ●●● schwer

●

1. Nennen Sie drei Grundorgane eines Kormophyten
2. Definieren Sie den Begriff Rhizom.
3. Benennen Sie die verschiedenen Blattarten an einem Spross beginnend von der Wurzel aus.

●●

4. Unterscheiden Sie Stauden von Kräutern.
5. Benennen Sie den Bereich einer Pflanze, welcher für das Längenwachstum verantwortlich ist und den Bereich, der für das Dickenwachstum verantwortlich ist.
6. Unterscheiden Sie Perianth und Perigon.
7. Definieren Sie die Begriffe monözisch und diözisch.

●●●

8. Bei einem Apfelbaum und einer Tanne liegen verschiedene Verzweigungstypen vor. Benennen Sie diese und skizzieren Sie den Unterschied.
9. Unterscheiden Sie ein äquifazial gebautes Blatt von einem mit bifazialem Bau.
10. Interpretieren Sie folgende Blütenformel: $+ K_4\ C_4\ A_{2+4}\ G_{(\underline{2})}$

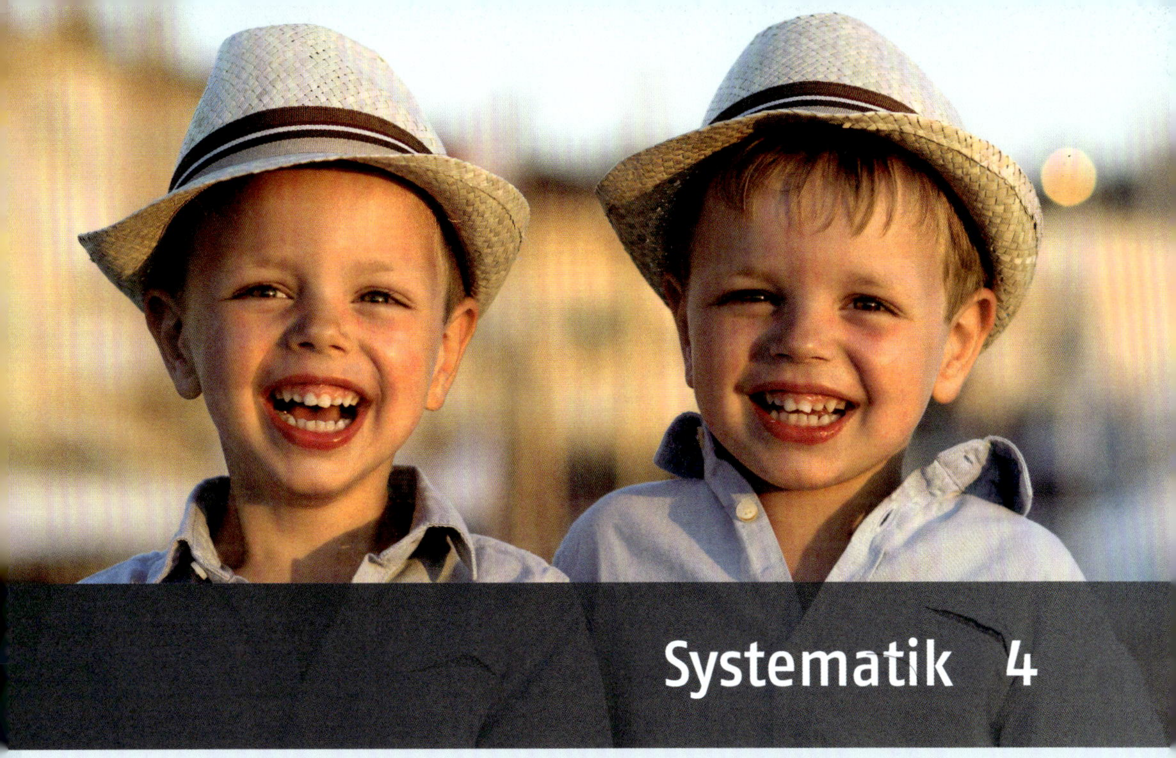

Systematik 4

Jedes Lebewesen gehört einer Familie an, mit Geschwistern, Eltern, Großeltern, Kindern, Enkeln, etc. Ähnlichkeiten innerhalb einer Familie, zum Beispiel in den Gesichtszügen, sind mal mehr oder mal weniger ausgeprägt zu erkennen.
Auch in der Botanik werden Pflanzen mit ähnlichen Merkmalen zu Familien oder Gattungen zusammengefasst. Die Systematik befasst sich mit dieser Unterteilung. Das folgende Kapitel gibt einen Überblick über die wichtigsten Familien der Arzneipflanzen.
Häufig ähneln sich Arzneipflanzen einer Familie nicht nur optisch sondern auch in den gebildeten Pflanzenstoffen, die pharmakologisch wirksam sind. Somit gibt die Systematik eine Grundordnung vor, die in der Drogenkunde das Lernen der Arzneipflanzen erleichtert.

Bis heute sind über 370 000 lebende Pflanzenarten bekannt. Es wird jedoch vermutet, dass es mehr als eine halbe Million Arten gibt. Die Aufgabe der Systematik ist es, diese vielen verschiedenen Pflanzen so zu ordnen und einzuteilen, dass ein sinnvolles System entsteht.

Der Versuch, eine derartige Vielzahl unterschiedlicher Pflanzen zu klassifizieren, hat die verschiedensten Systeme entstehen lassen. Im Wesentlichen unterscheidet man künstliche und natürliche Systeme. Bei den **künstlichen Systemen** wurden willkürlich ausgesuchte Leitmerkmale festgelegt, z. B. Wuchsform, Zahlenverhältnis der Blütenorgane usw. Das bekannteste künstliche System ist das des schwedischen Botanikers **Carl von Linné** (1707–1778). Er stellte 23 Klassen von Blütenpflanzen einer 24. Klasse gegenüber, zu der er die Farne, Moose, Algen und Pilze zählte, über deren Biologie im 18. Jahrhundert erst wenig bekannt war.

Heute wissen wir, dass es ein **natürliches System** gibt. Vergleicht man die einzelnen Individuen miteinander, so erkennt man naturgegebene Gruppen, deren Vertreter jeweils einen einheitlichen Organisationsplan zeigen.

MERKE
Bei der Einteilung der Pflanzen in ein natürliches Ordnungssystem wird der Gesamtaufbau der Pflanze mit allen Merkmalen betrachtet.

Es werden dabei Gesichtspunkte aus den verschiedensten Bereichen berücksichtigt, u. a.:
- entwicklungsgeschichtliche Zusammenhänge,
- morphologische Merkmale,
- Merkmale der Histologie und Zytologie,
- Serologie (Lehre von der Verwandtschaft der Eiweißstoffe) und Phytochemie (Chemie der Pflanzeninhaltsstoffe),
- Erkenntnisse aus der Fortpflanzungsbiologie und Genetik.

So finden wir innerhalb einer Pflanzenfamilie starke Ähnlichkeiten im Aufbau und Arten mit gleichen oder nahe verwandten Inhaltsstoffen. Diese Pflanzeninhaltsstoffe sollen im nachfolgenden Teil der Drogenkunde näher besprochen werden.

Bereits in der Morphologie haben wir eine Einteilung der Pflanzen in Protophyten, Thallophyten und Kormophyten vorgenommen. Mit dieser Einteilung sind jedoch Organisationsformen, nicht aber Gruppen aus dem Pflanzensystem gemeint.

Das natürliche System wird in sieben große **Abteilungen** unterteilt, in die sich alle Pflanzen einordnen lassen:

1. **Schizophyta** (Bakterien),
2. **Phycophyta** (Algen),
3. **Mycophyta** (Pilze),
4. **Lichenophyta** (Flechten),
5. **Bryophyta** (Moospflanzen),
6. **Pteridophyta** (Farnpflanzen),
7. **Spermatophyta** (Samenpflanzen).

Jede dieser Abteilungen gliedert sich weiter in **Klassen**, diese in **Ordnungen**, diese in **Familien** und diese wiederum in **Gattungen**. Die unterste Einheit im System ist die **Art** (o Abb. 4.1).

Die Art wird, wenn es erforderlich ist, noch weiter unterteilt in **Unterarten** oder **Rassen**. Auch die großen systematischen Einheiten werden häufig weiter untergliedert, z. B. die Klassen in Unterklassen oder die Abteilungen in Unterabteilungen.

Die wissenschaftliche Benennung der Pflanzen-Einheiten erfolgt in lateinischer Form. Als Gattungsnamen finden Substantive (Großschreibung), für Artbezeichnungen meist Adjektive (Kleinschreibung) Verwendung. Eine Art wird durch zwei Namen gekennzeichnet. Der erste entspricht dem Gattungsnamen, der zweite dem spezifischen Artnamen. Diese Bezeichnungen entsprechen der binären Nomenklatur von Linné. Hinter die Bezeichnung der Art wird der Name des Autors (bzw. dessen Anfangsbuchstabe oder Namenskürzel) gesetzt, der die Pflanze zuerst beschrieben hat. In □ Tab. 4.1 soll mithilfe von zwei Beispielen, der Samenpflanze *Digitalis purpurea* und dem Pilz *Claviceps purpurea*, die Einstufung in das System der Pflanzen deutlich gemacht werden. Außerdem enthält die Tabelle die normierten Endungen der verschiedenen Einheiten (taxonomische Kategorien).

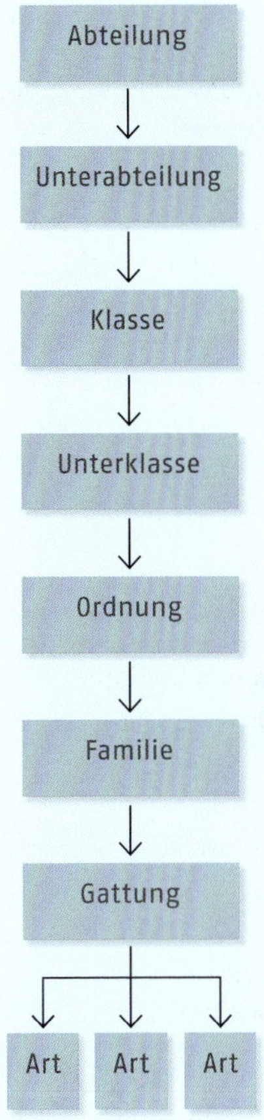

o **Abb. 4.1** Systematisches Ordnungssystem in der Botanik

Botanische Namen

Beispiel: Schafgarbe: *Achillea millefolium* L.

- *Achillea*: Gattungsname,
- *millefolium*: Artname,
- L.: Carl von Linné hat als Erster die Schafgarbe wissenschaftlich beschrieben.

Tab. 4.1 Einordnung von *Digitalis purpurea* und *Claviceps purpurea* in ein taxonomisches System

Taxonomische Kategorie	Endung	Digitalis purpurea (Roter Fingerhut)	Claviceps purpurea (Mutterkornpilz)
Abteilung	phyta	Spermatophyta (Samenpflanzen)	Mycophyta (Pilze)
Unterabteilung	phytina	Magnoliophytina (Angiospermae, = Bedecktsamer)	
Klasse	opsida, phyceae (bei Algen), mycetes (bei Pilzen)	Rosopsida („Echte“ Zweikeimblättrige)	Ascomycetes (Schlauchpilze)
Unterklasse	idae	Asteridae	Pyrenomycetidae
Ordnung	ales	Lamiales	Clavicipitales
Familie	eae	Plantaginaceae	Clavicipitaceae
Gattung		*Digitalis* (Fingerhut)	*Claviceps*
Art		*Digitalis purpurea* (Roter Fingerhut)	*Claviceps purpurea* (Mutterkornpilz)

4.1 Systematik der Samenpflanzen

Im Folgenden soll eine stark vereinfachte Übersicht des Systematik-Stammbaums einen Einblick in die verwandtschaftlichen Beziehungen einiger Pflanzenfamilien geben. Hierbei werden nur pharmazeutisch wichtige Familien berücksichtigt.

Die Samenpflanzen unterteilen sich in die zwei großen Gruppen der **Nacktsamer** (Gymnospermae) und **Bedecktsamer** (Angiospermae).

Zu den **Nacktsamern** zählt man Nadelholzgewächse (Coniferen), aber auch die pharmazeutisch relevanten Arten Ginkgo und Ephedra.

Die Bedecktsamer machen den weitaus größeren Anteil der Samenpflanzen aus und werden daher im Folgenden eingehender behandelt.

Die Gruppe der **Bedecktsamer** (Angiospermae) unterteilt sich zunächst in drei Klassen: **Magnoliopsidae** (▸ Kap. 4.1.1), **Liliopsidae** (▸ Kap. 4.1.2) und **Rosopsidae** (▸ Kap. 4.1.3).

Ursprünglich wurde nur in einkeimblättrige (Monokotyledonae) und zweikeimblättrige Pflanzen (Dikotyledonae) unterschieden. Nach neueren Erkenntnissen gibt es nun eine weitere Klasse Magnoliopsida, die den genannten Klassen gleichrangig ist.

4.1.1 Magnoliopsida

Bei den **Magnoliopsida** handelt es sich um eine Klasse, die zwei Keimblätter besitzt, analog der Rosopsida. Sie wird z. T. auch als basale Ordnung bezeichnet, da sie wie Liliopsida und Rosopsida an der Basis der Samenpflanzensystematik steht, den Rosopsida aber nicht untergeordnet wird. Es sind häufig holzige Pflanzen, die ätherische Öle bilden. Sie fasst mehrere Ordnungen zusammen, von denen nachfolgend einige herausgegriffen sind:

Piperales (Pfefferartige Gewächse):	Piperaceae, z. B. Schwarzer Pfeffer,
	Aristolochiaceae, z. B. Osterluzei,
Laurales (Lorbeerartige Gewächse):	Lauraceae, z. B. Zimt,
	Monimiaceae, z. B. Boldo,
Magnoliales (Magnolienartige Gewächse):	Magnoliaceae, z. B. Magnolienarten,
	Myristicaceae, z. B. Muskatnuss.

4.1.2 Liliopsida – Monocotyledonae

Die Klasse der **Liliopsida** (Monokotyle, Einkeimblättrige) ist eine sehr einheitliche Pflanzengruppe mit vielen gemeinschaftlichen Merkmalen, wobei noch eine Feinunterteilung in weitere Ordnungen und Familien vorgenommen wird. Einige relevante Beispiele sind:

Liliales (Lilienartige Gewächse):	Colchicaceae, z. B. Herbstzeitlose,
Asparagales (Spargelartige Gewächse):	Alliaceae, z. B. Küchenzwiebel,
	Asparagaceae, z. B. Mäusedorn, Maiglöckchen,
	Asphodelaceae, z. B. Aloe,
Poales (Süßgrasartige Gewächse):	Poaceae, z. B. Weizen, Roggen, Hafer,
	Bromeliaceae, z. B. Ananas,
Zingiberales (Ingwerartige Gewächse):	Zingiberaceae, z. B. Ingwer.

Es handelt sich um **Kräuter** mit Zwiebeln, Knollen oder Rhizomen. Die Blätter zeigen typischerweise eine parallele Nervatur, und die Blüten sind meist dreizählig, groß und auffällig gefärbt. Die Blütenblätter sind in der Regel radiär angeordnet, die Blütenhülle besteht aus zwei Kreisen gleichgestalteter Blätter (Perigon). Auch die Staubblätter sind in zwei Kreisen angeordnet, der Fruchtknoten ist oberständig und besteht aus drei Fruchtblättern. Bei den Früchten handelt es sich um Kapselfrüchte oder Beeren.

4.1.3 Rosopsida

Die Klasse der **Rosopsida** gehört ebenfalls zu den zweikeimblättrigen Pflanzen (s. Magnoliopsida) und wird auch als „Dreifurchenpollen-Zweikeimblättrige" bezeichnet. Dies ist auf die charakteristische Pollenform mit drei Furchen zurückzuführen. Diese Gruppe wird auch als **Eudikotylen** oder „echte Dikotyledonen" bezeichnet.

Die Rosopsida unterteilen sich in zwei große Unterklassen, in die **Asteriden** und in die **Rosiden**. Darüber hinaus sind noch weitere kleinere Unterklassen pharmazeutisch relevant. Die folgende Auflistung soll einen groben Überblick über die zahlreichen relevanten Pflanzenfamilien geben. In ◻ Tab. 4.2 sind pharmazeutisch besonders wichtige Familien genauer beschrieben.

Tab. 4.2 Pharmazeutisch relevante Pflanzenfamilien mit Beispielen (in Klammer)

Unterklasse	Ordnung	Familie
Asteriden (Asternähnliche)		
Lamiiden	Gentianales (Enzianartige)	Gentianaceae (Enzian), Rubiaceae (Kaffee, Chinarinde)
	Solanales (Nachtschattenartige)	Solanaceae (Tollkirsche, Kartoffel)
	Lamiales (Lippenblütleartige)	Lamiaceae (Thymian, Lavendel), Plantaginaceae (Spitzwegerich, Flohsamen)
Campanuliden	Asterales (Asternartige)	Asteraceae (Ringelblume, Kamille)
	Apiales (Doldenblütlerartige)	Apiaceae (Kümmel, Liebstöckel), Araliaceae (Efeu)
	Dipsacales (Kardenartige)	Adoxaceae (Holunder)
Rosiden (Rosenähnliche)		
Fabiden	Fabales (Schmetterlingsblütenartige)	Fabaceae (Süßholz, Erdnuss)
	Rosales (Rosenartige)	Rosaceae (Weißdorn, Mandel, Kirsche), Urticaceae (Brennnessel)
	Cucurbitales (Kürbisartige)	Cucurbitaceae (Kürbis)
	Fagales (Buchenartige)	Betulaceae (Birke), Fagaceae (Eiche), Juglandaceae (Walnuss)
	Malpighiales	Euphorbiaceae (Ricinus), Passifloraceae (Passionsblume), Salicaceae (Weide)
Malviden	Sapindales (Seifenbaumartige)	Sapindaceae (Rosskastanie, Ahorn), Rutaceae (Pommeranze, Zitrusarten)
	Malvales (Malvenartige)	Malvaceae (Linde, Eibisch)
	Myrtales (Myrtenartige)	Myrtaceae (Gewürznelke)
Caryophyllidae (Nelkenähnliche)		
		Caryophyllaceae (Seifenkraut, aber nicht Gewürznelke), Polygonaceae (Rhabarber)
Ranunculidae (Hahnenfußähnliche)		
		Papaveraceae (Schlafmohn, Schöllkraut), Ranunculaceae (Eisenhut, Rittersporn)

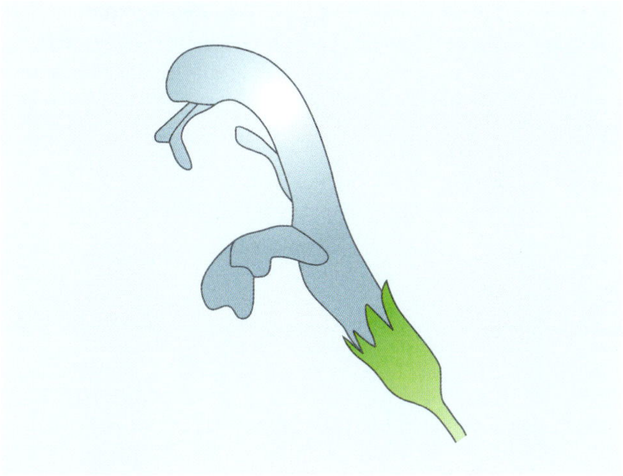

Abb. 4.2 Aufbau einer Lamiaceenblüte

Asteriden

Lippenblütler – Lamiaceae

Bei Lippenblütlern handelt es sich um **Kräuter** oder **Sträucher**, die weltweit verbreitet sind. Die typischen Blüten sind dorsiventral, bestehend aus einer Oberlippe aus zwei Kronzipfeln und einer Unterlippe aus drei Kronzipfeln (Abb. 4.2). Meist kommen vier Staubblätter vor, deren Filamente streckenweise mit der Kronröhre verwachsen sind.

Die Früchte der Lamiaceae entstehen aus einem vierteiligen Fruchtknoten, der bereits während der Blüte gut als solcher zu erkennen ist. Bei der Reife zerfällt die Frucht in vier Teilfrüchte, die sogenannten Klausen. Die Laubblätter stehen gegenständig an einem typisch vierkantigen Stängel. Die Blätter sind meist behaart und besitzen Drüsenschuppen. Die Spaltöffnungen sind diazytisch gebaut.

Pharmazeutisch relevante Inhaltsstoffe: Ätherische Öle (in Drüsenschuppen), Lamiaceen-Gerbstoffe.

Beispiele: Pfefferminze, Salbei, Thymian (Abb. 9.14).

Korbblütler – Asteraceae

Bei den Korbblütlern handelt es sich um **Kräuter**, die weltweit verbreitet vorkommen. Die typischen Blütenstände sind köpfchen- bzw. korbförmig und von Hochblättern umgeben, dem sogenannten Hüllkelch. Als Einzelblüten kommen Röhrenblüten oder Zungenblüten vor. Einige Arten tragen auch nur Zungenblüten (Löwenzahn) oder nur Röhrenblüten (Artischocke) (Abb. 4.3). Die Früchte der Asteraceen werden als Achänen bezeichnet und zählen zu den Nussfrüchten.

Pharmazeutisch relevante Inhaltsstoffe: Ätherische Öle (in Drüsenhaaren und schizogenen Ölgängen), Bitterstoffe, Flavonoide.

Beispiele: Kamille, Arnika, Wermut, Ringelblume (Abb. 11.3).

Doldengewächse – Apiaceae

Bei den Doldengewächsen handelt es sich hauptsächlich um **krautige** Pflanzen, die in gemäßigten Breiten beheimatet sind. Die Einzelblüte ist eher klein und einheitlich gebaut,

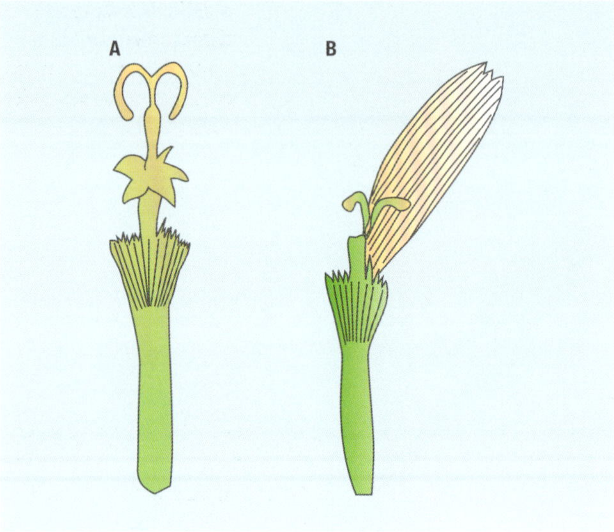

o Abb. 4.3 Aufbau der A Röhrenblüte und B Zungenblüte einer Asteraceae

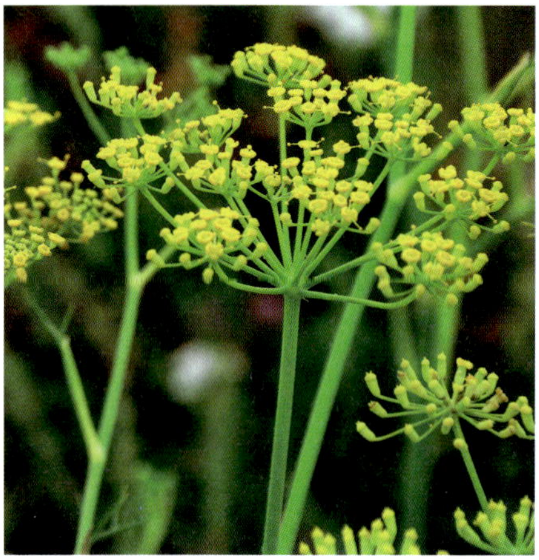

o Abb. 4.4 Fenchel

sie tritt gegenüber dem typischen Blütenstand, der Doppeldolde, in den Hintergrund. Die Blätter sind meist stark zerteilt, mehrfach gefiedert oder mehrfach dreiteilig. Sie sitzen wechselständig mit verbreitertem, scheidenförmigem Blattstiel am Stängel. Apiaceen-Früchte bezeichnet man als Doppelachänen. Sie werden aus den zwei Karpellen jeder Blüte gebildet. In den fünf Rippen der Frucht verlaufen die Leitbündel, in den dazwischen liegenden Tälchen befinden sich schizogene Exkretgänge (o Abb. 9.9). Getragen werden die Teilfrüchte vom sogenannten Karophor, einem Sklerenchymfaserstrang, der nach oben hin gespalten ist.

Pharmazeutisch relevante Inhaltsstoffe: Ätherische Öle (in schizogenen Ölgängen).

Beispiele: Fenchel (o Abb. 4.4), Kümmel, Anis, Liebstöckel.

Efeugewächse – Araliaceae

Efeugewächse zeigen eine nahe Verwandtschaft zu den Apiaceen. Es handelt sich vorwiegend um **Bäume** oder **Sträucher**. Die Blüten sind tetrazyklisch und besitzen nur noch einen Staubblattkreis, der über den Kelchblättern steht. Die Blütensymmetrie ist zygomorph, die Petalen sind verwachsen.

Pharmazeutisch relevante Inhaltsstoffe: Saponine.

Beispiele: Efeu (o Abb. 3.10), Ginseng, Taigawurzel.

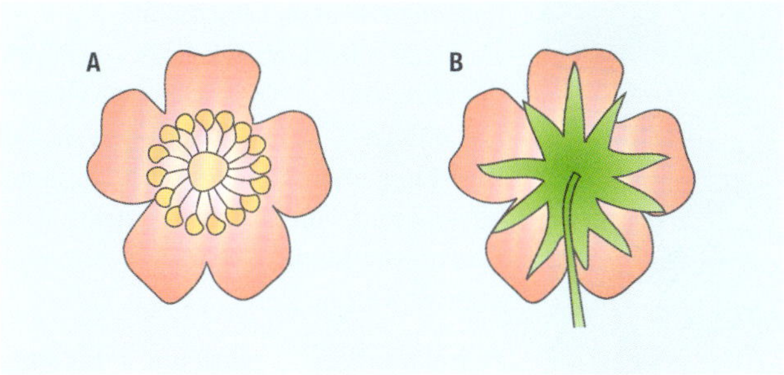

o Abb. 4.5 Rosaceenblüte. A Blick auf die Staubblätter im Inneren der Blüte, B Blick auf die Blütenhülle

Rosiden

Rosengewächse – Rosaceae

Rosengewächse sind eine sehr form- und artenreiche Familie, zu der viele **Zier-** und **Nutzpflanzen** gehören. Die Blütenform ist radiär, Kelch- und Blütenblätter sind meist fünfzählig, der äußere Staubblattkreis bildet zahlreiche Staubblätter (sekundäre Polyandrie) (o Abb. 4.5). Die Anzahl der freien Fruchtblätter und Fruchtformen variiert stark. Zur besseren Übersicht werden die Rosaceae in mehrere Unterfamilien unterteilt, die in sich morphologische Ähnlichkeiten aufweisen.

Pharmazeutisch relevante Inhaltsstoffe: Gerbstoffe, Saponine.

Beispiele

- Spiraeoideae: Seifenwurzel,
- Rosoideae: Hagebutte, Himbeere, Brombeere,
- Maloideae: Weißdorn (o Abb. 11.4),
- Prunoideae: Kirsche, Mandel.

Schmetterlingsblütler – Fabaceae

Schmetterlingsblütler sind häufig **Nutzpflanzen** und in allen Klimazonen verbreitet. Die charakteristische Blütenform ist dorsiventral, besitzt also eine Symmetrieachse (o Abb. 4.6). Fabaceae haben 10 Staubblätter, davon sind 9 oder alle 10 verwachsen. Als Blütenstände kommen häufig Trauben oder Köpfchen vor. Als Fruchtformen liegen Hülsenfrüchte (z. B. Bohnen) oder Schließfrüchte (z. B. Erdnüsse) vor. Die Blätter sind gefiedert, gefingert oder dreizählig.

Neben den pharmazeutisch relevanten Inhaltsstoffen können die Fabaceen auch toxische Eiweißkörper enthalten, die beispielsweise für die Giftigkeit roher Bohnen verantwortlich sind.

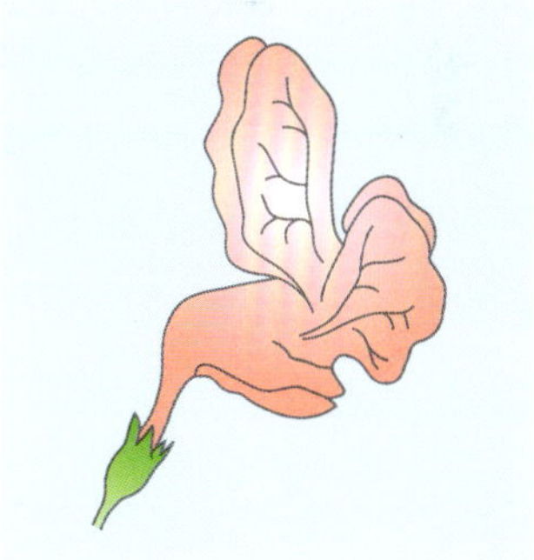

o Abb. 4.6 Aufbau einer Fabaceenblüte

Pharmazeutisch relevante Inhaltsstoffe: Saponine, Cumarine.

Beispiele: Kleearten (Honigklee, Bockshornklee), Bohnenarten (Sojabohne, grüne Bohne), Erdnuss, Süßholz (o Abb. 8.6).

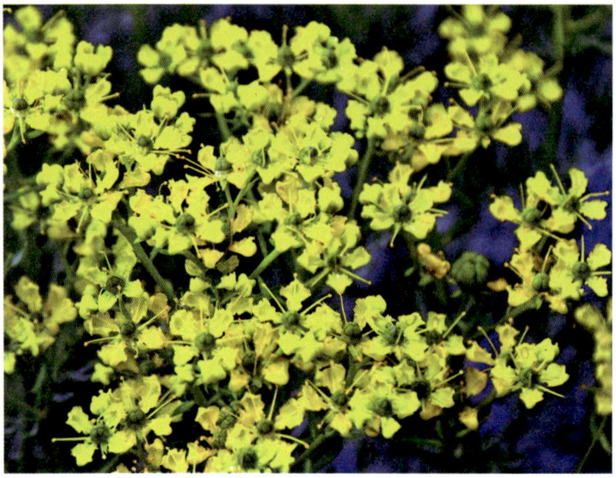

o Abb. 4.7 Weinraute

Rautengewächse – Rutaceae

Zu den Rautengewächsen gehören überwiegend tropisch-subtropische **Holzpflanzen**. Die Blüten sind meist fünfzählig und radiär, der Fruchtknoten oberständig, die Blätter geteilt. Die Früchte der Rautengewächse bezeichnet man als Beeren.

Pharmazeutisch relevante Inhaltsstoffe: Ätherische Öle (in lysigenen Ölbehältern).

Beispiele: Zitrusarten, Pommeranze, Weinraute (o Abb. 4.7).

Myrtengewächse – Myrtaceae

Myrtengewächse sind **Holzpflanzen** mit meist immergrünen, ledrigen Blättern; der Blattstand ist gegenständig. Die Blütenform ist tetramer mit synkarpem, unterständigem Fruchtknoten. Der vorherrschende Leitbündeltyp ist bikollateral.

Pharmazeutisch relevante Inhaltsstoffe: Ätherische Öle (in lysigenen Ölbehältern).

Beispiele: Eucalyptus (o Abb. 4.6), Gewürznelken.

Malvengewächse – Malvaceae

Malvengewächse sind **Kräuter** und kommen sowohl in gemäßigten als auch tropischen Breiten vor. Die Blüten sind häufig sehr groß und auffällig gefärbt, fünfzählig und besitzen eine ausgeprägte Filamentröhre mit zahlreichen Antheren. Jede Anthere trägt nur noch eine quergestellte Theka. Häufig existiert zusätzlich ein Außenkelch. Die Blätter sind wechselständig, einfach, mit gefingerter Nervatur und kräftiger Behaarung.

Pharmazeutisch relevante Inhaltsstoffe: Schleime.

Beispiele: Eibisch (o Abb. 6.1), Malve, Hibiscus.

ZUSAMMENFASSUNG

- Die systematische Einteilung der Pflanzen beruht auf einem natürlichen System der Ähnlichkeiten.
- Für die Klassifizierung werden Ähnlichkeiten bei morphologischen und histologischen Merkmalen verwendet aber auch Ähnlichkeiten der gebildeten Pflanzenstoffe und Erkenntnisse der Fortpflanzung und Genetik.
- Die Systematik arbeitet mit einer hierarchischen Gliederung beginnend mit Abteilungen über Klassen, Ordnung, Familien, Gattung bis zur Art.
- Samenpflanzen werden in Nacktsamer und Bedecktsamer unterteilt. Bedecktsamer können ein oder zwei Keimblätter besitzen, was eine weitere Unterteilung ermöglicht.
- Der wissenschaftliche Name einer Pflanze setzt sich aus dem lateinischen Gattungsnamen als Substantiv und der Artbezeichnung als Adjektiv zusammen (Beispiel: *Achillea millefolium*).

FRAGEN

● leicht ●● mittel ●●● schwer

● 1. Ordnen Sie folgende taxonomische Kategorien in die korrekte Reihenfolge. Beginnen Sie mit der übergeordneten Kategorie:
Klasse – Ordnung – Art – Abteilung – Familie – Unterklasse – Gattung – Unterabteilung

●● 2. Der wissenschaftliche Name der Sonnenblume lautet *Helianthus annuus* L. Ordnen Sie den Namensteilen die systematische Bedeutung zu.

3. Ordnen Sie folgende Begriffe der taxonomischen Kategorie zu: Laurales, Asteraceae, Liliopsida, Rosidae

●●● 4. Finden Sie die passende Pflanzenfamilie zu folgenden Arzneipflanzen: Weißdorn, Kümmel, Kamille, Pfefferminze

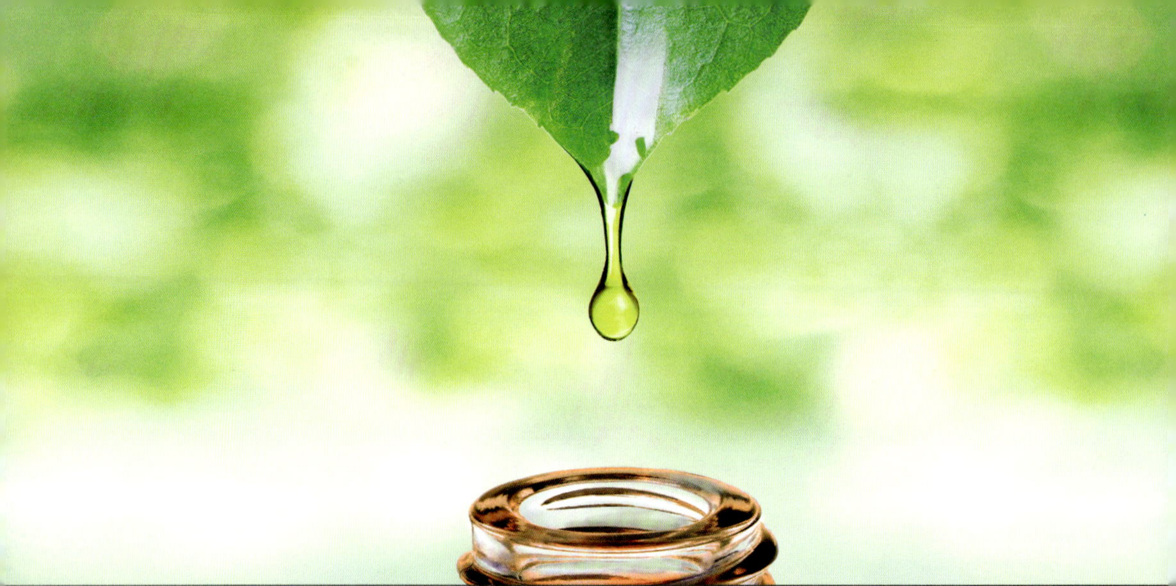

5 Allgemeines zur Drogenkunde

„Haben Sie auch eine pflanzliche Alternative?"
Dies ist eine Frage, die im Beratungsgespräch in der Apotheke häufig gestellt wird. Denn bei vielen Kunden oder Patienten gilt die Phytotherapie als milde Alternative und ist daher sehr beliebt. Leider stimmt das nicht immer!
Dieses Kapitel beschäftigt sich zunächst mit allgemeinen Themen der Pflanzenheilkunde: Was ist eigentlich Phytotherapie? Was ist eine Droge und welche Vorgaben sind bei der Verwendung einzuhalten? Worin liegt der Unterschied zwischen Tees und Phytopharmaka?

Die Drogenkunde, auch **Pharmakognosie** genannt, ist die Lehre von den biogenen, also pflanzlichen und tierischen Arzneimitteln und Giftstoffen. Sie ist der älteste Teilbereich der Pharmazie. Pflanzen, Tiere und deren unterschiedliche Zubereitungen waren die ersten Heilmittel die verwendet wurden. Schon seit alters her griffen Heilkundige nicht nur auf frische, sondern auch auf getrocknete Pflanzen- und Tierteile zurück, die länger haltbar waren. Diese werden als Drogen bezeichnet. Als sich der Drogenhandel ausweitete, wurde es notwendig, Qualitätsanforderungen für diese Arzneien festzulegen und überprüfbar zu machen. Zunächst beschränkte man sich auf äußere Merkmale. Als jedoch im 19. Jahrhundert exakte chemische Untersuchungsmethoden entwickelt wurden, kamen diese auch bei Drogen zum Einsatz. So konnten einzelne Wirkstoffe isoliert werden. Sie bilden heute neben den synthetisch hergestellten Stoffen die Basis für die industrielle Arzneimittelherstellung.

Die **wissenschaftliche Pharmakognosie** erforscht v. a. Struktur und Wirkungsweise der Inhaltsstoffe. Die Erkenntnisse der wissenschaftlichen Pharmakognosie setzt die **angewendete Pharmakognosie** in die Praxis um, indem sie die gewonnenen Erkenntnisse für Anbau, Gewinnung, Lagerung, Kontrolle und Standardisierung der Drogen nutzt.

5.1 Phytotherapie als Erfahrungsheilkunde

Bis noch vor wenigen Jahren belächelten zum Teil naturwissenschaftlich ausgerichtete Mediziner die Behandlung mit pflanzlichen Arzneimitteln, soweit deren Inhaltsstoffe und ihre Wirkung nicht eindeutig definiert und in klinischen Versuchen bestätigt waren.

Die Arbeit der Kommission E des damaligen Bundesgesundheitsamtes, die mit der Erstellung der Drogenmonographien betraut war, machte jedoch deutlich, dass die Erfahrungen, die „Naturheiler" mit Pflanzenprodukten über Jahrhunderte hinweg gesammelt haben, nicht einfach außer Acht gelassen werden können.

Es wurden Wirkungsweisen, die zum Teil über Jahrhunderte überliefert wurden wissenschaftlich überprüft. Hierbei fanden sich sehr unterschiedliche Ergebnisse: Bei manchen Pflanzen bestätigte sich die Wirksamkeit, bei manchen fand man sie plausibel. In diesen Fällen ist die Phytotherapie eine geeignete Alternative. Diese Drogenzubereitungen sind bei leichteren Beschwerden einsetzbar und können auch helfen, andere Arzneimittel einzusparen, oder deren Nebenwirkungen zu lindern.

Bei einem Teil der Pflanzen versteht man allerdings bis heute nicht, warum sie früher bei Krankheiten verwendet wurden. Immer dann, wenn Art und Eigenschaft der Inhaltsstoffe einer Pflanze und ihre definierten Wirkungen auf eine Krankheit nicht sicher bekannt sind, sollte die Pflanze so verwendet werden, wie es schon Generationen zuvor getan haben: entweder in Form eines Teeaufgusses oder als alkoholischer Auszug, z. B. in Form einer Tinktur. Nur dann kann man die über lange Zeit beobachtete Wirkung auch heute noch erwarten.

Manche schwören auf die Wirkung von Heilpflanzen aus anderen Teilen der Welt. Traditionelle Erfahrung ist jedoch an die Pflanzen aus dem jeweiligen Kulturkreis gebunden. Es ist nicht sicher, dass sich mit bei uns heimischen Gewächsen die Wirkung asiatischer Kräutertherapien erzielen lässt.

Dafür gibt es verschiedene Gründe: Die in Asien wachsende Pflanze muss nicht der gleichen Rasse angehören wie die europäische. Biologische Varianten können verschiedene Inhaltsstoffe haben. Durch unterschiedliche Herkunftsgebiete und unterschiedliche Erntezeiten kann das Mischungsverhältnis der Pflanzeninhaltsstoffe sehr variieren. Abweichende Zubereitungsverfahren können Ursache dafür sein, dass sich unterschiedliche Stoffe in verschiedenen Konzentrationen in den Arzneimitteln befinden.

Importierte, fremde Arzneipflanzen entsprechend einer Rezeptur zusammenzumischen und abzugeben, ist nur erlaubt, wenn die Grundsubstanzen nach wissenschaftlich anerkannten Methoden geprüft worden sind. Für viele asiatische Drogen stehen hierzulande keine solchen Prüfvorschriften zur Verfügung. Jedoch erweitert das Europäische Arzneibuch auch auf diesem Gebiet zunehmend die Monographien.

5.2 Was genau ist eine Droge?

DEFINITION

Als Drogen werden alle Stoffe bezeichnet die biogenen Ursprungs sind.

Im deutschen Sprachgebrauch sind damit getrocknete Pflanzen- und Tierteile gemeint, die arzneilich verwendet werden. Im Unterschied dazu schließt der englische Begriff „drug“ auch synthetisch hergestellte und isolierte Arzneistoffe mit ein. Definitionsgemäß gehören zu den Drogen auch die aus ihnen gewonnenen Produkte wie ätherische und fette Öle, Harze, Balsame, Stärken und Schleime.

Zur Pharmakognosie gehört auch die Beschreibung der Stoffwechselprodukte von Mikroorganismen die als Antibiotika verwendet werden. Da sie in erster Linie als Fertigarzneimittel von Interesse sind, werden sie in der Arzneimittelkunde besprochen. Dies gilt auch für tierische Produkte wie Insulin, welches früher aus den Bauchspeicheldrüsen von Schweinen oder Rindern gewonnen wurde.

Frische Drogen bleiben unberücksichtigt, weil sie heute keine praktische Bedeutung mehr haben. Wenn im Folgenden also von Drogen die Rede ist, dann sind damit nur die **getrockneten Teile von Pflanzen** gemeint.

Die Konzentration von pharmakologisch nutzbaren Inhaltsstoffen ist in der Regel nicht in jedem Pflanzenteil gleich. Daher werden als Drogen meist nur die besonders wirkstoffreichen Pflanzenteile genutzt. Diese kommen, je nach ihrer Größe, als Ganzdroge oder zerkleinert in den Handel.

Die ◘ Tab. 5.1 gibt eine Übersicht der verwendeten Pflanzenteile als Drogen. Diese sind zum Teil in unterschiedlichen Zerkleinerungsgraden erhältlich (◘ Tab. 5.2).

Tab. 5.1 Übliche lateinische Drogenbezeichnungen

Deutsche Bezeichnung	Lateinische Bezeichnung	
	Singular	Plural
Blüte	Flos	Flores
Blatt	Folium	Folia
Kraut	Herba	–
Frucht	Fructus	–
Samen	Semen	–
Wurzel	Radix	–
Wurzelstock	Rhizoma	–

Tab. 5.2 Zerkleinerungsgrade der Drogen

Lateinische Bezeichnung (Abkürzung)	Deutsche Bezeichnung	Entspricht der Siebgröße (Ph. Eur.)
totus (tot.)	ganz	
concisus (conc.)	zerschnitten	4000–2800
minutim concisus	fein geschnitten	2000
pulvis (plv.)	Pulver	710–180

GUT ZU WISSEN

aha

Wissenschaftliche Drogenbezeichnungen werden aus dem lateinischen Drogenbegriff (Tab. 5.1) und dem wissenschaftlichen Namen der Stammpflanze gebildet. In der **neulateinischen Bezeichnung** wird zunächst die Stammpflanze genannt und anschließend die Drogenart.

Stammpflanze: Arnica montana; Verwendeter Pflanzenteil: Blüten.

Drogenbezeichnung Arnicae flos.

Die Pflanzenart wird mit der Genitivendung („Wessen?") angegeben:

- weibliche Substantive mit Endung „a" (Beispiel: Arnica) erhalten die Genitivendung „ae" (Beispiel: Arnicae flos),
- männliche Substantive mit Endung „us" und neutrale mit Endung „um" (Bsp.: Eucalyptus, Linum) erhalten die Genitivendung „i" (Eucalypti folium, Lini semen).

Altlateinische Bezeichnungen werden nach wie vor verwendet, wenn diese auch durch die neulateinischen Begriffe ersetzt werden sollten. Im Altlatein wird erst der Pflanzenteil benannt und dann die Stammpflanze. Bei Blüte und Blatt wird nur im Altlatein der Plural verwendet.

Neulatein
- Arnicae flos
- Eucalypti folium

Altlatein
- Flores Arnicae
- Folia Eucalypti

9.0/1522

Ingwerwurzelstock

Zingiberis rhizoma

Definition

Die getrockneten, ganzen oder geschnittenen Rhizome von *Zingiber officinale* Roscoe, die entweder vollständig oder nur an beiden Flachseiten vom Kork befreit sind

Gehalt: mindestens 15 ml · kg^{-1} ätherisches Öl (wasserfreie Droge)

Eigenschaften

Charakteristischer, aromatischer Geruch

Würziger und brennender Geschmack

Abb. 5.1 Beispiel: Monographie Ingwerwurzelstock Ph. Eur. (Ausschnitt)

5.3 Drogen im Arzneibuch

Das in Deutschland gültige Arzneibuch besteht aus unterschiedlichen Werken: dem **Deutschen Arzneibuch** 2018 (DAB), dem **Europäischen Arzneibuch 9** Grundwerk 2017 (Ph. Eur.) inklusive Nachträge und dem **Homöopathischen Arzneibuch** 2018 (HAB).

Die Drogenbezeichnungen dieser Arzneibücher unterscheiden sich voneinander: Im DAB und in der Ph. Eur. ist die deutsche Bezeichnung Haupttitel, die neue lateinische erscheint als Untertitel (Abb. 5.1).

Das HAB wählt die Bezeichnung der Stammpflanze als Haupttitel, als Untertitel werden zum Teil die Namen der im Handel üblichen homöopathischen Zubereitungen aufgeführt (Abb. 5.2).

Die in der Apothekenpraxis gebräuchlichen Drogenbezeichnungen, die in altem Latein nach den Nomenklaturregeln älterer Arzneibücher gebildet wurden, werden dabei nicht mehr erwähnt, obwohl die Bezeichnung für die Beschriftung der Standgefäße immer noch zulässig ist. Sie ist auch im „Synonym-Verzeichnung zum Arzneibuch" zu finden.

Hyoscyamus niger

Hyoscyamus

Der Ausgangsstoff muss der Monographie **Hyoscyamus für homöopathische Zubereitungen** (Ph. Eur.) entsprechen.

Arzneiformen

Die Arzneiformen müssen den Anforderungen der Monographie **Hyoscyamus für homöopathische Zubereitungen** (Ph. Eur.), Abschnitt „Urtinktur" entsprechen.

Herstellung

Die Herstellung der Urtinktur und flüssigen Verdünnungen erfolgt nach Vorschrift 2a.

Abb. 5.2 Beispiel: Monographie Hyoscyamus HAB (Ausschnitt)

Der Aufbau einer typischen Drogenmonographie im Arzneibuch soll im Folgenden erläutert werden. Nach dem Titel folgt eine **Definition** der Droge mit Angabe der Stammpflanze (Abb. 5.1).

Als nächster Punkt folgen die **Eigenschaften**, dann die **Prüfung auf Identität**. Zunächst wird das als Ausgangsprodukt verwendete Pflanzenteil beschrieben, also z. B. der Wurzelstock. Es folgt die Beschreibung der mikroskopischen Merkmale, die bei der Betrachtung eines entsprechend hergestellten Schnittes gefunden werden. Die beim Mikroskopieren der Pulverdroge sichtbaren typischen Kennzeichen sind unter dem Abschnitt „Pulver" aufgeführt. Es schließen sich Nachweise spezifischer Inhaltsstoffe an, die sich mit chemischen oder physikalisch-chemischen Methoden durchführen lassen. Hierher gehört auch die vielfach zur Identifizierung von Stoffen eingesetzte Dünnschichtchromatographie (DC).

Anschließend beschreibt die **Prüfung auf Reinheit** zum Beispiel.

- makroskopische Untersuchungsmethoden, mit denen festgestellt wird, ob die Droge durch fremde Bestandteile verunreinigt ist;
- mikroskopische und chemische Methoden, mit deren Hilfe fremde Beimengungen erkannt werden sollen, deren Identifizierung auf andere Weise nicht möglich ist;
- physikalische Methoden (z. B Veraschung), die ebenfalls über die Reinheit der Droge Aufschluss geben.

Die **Gehaltsbestimmung** lässt das Arzneibuch bei solchen Drogen vornehmen, deren Inhaltsstoffe chemisch definiert sind und mit chemischen oder physikalisch-chemischen Methoden reproduzierbar bestimmt werden können.

In den „Allgemeinen Methoden" des Arzneibuchs sind viele Methoden ausführlich beschrieben. Häufig wird in den einzelnen Monographien auf diese Methoden verwiesen.

5

Viele wichtige Methoden finden sich im Kapitel „Methoden der Pharmakognosie". So ist dort z. B. angegeben, wie die Prüfung auf fremde Bestandteile im Rahmen der Reinheitsprüfung durchzuführen ist bzw. wie die Quellungszahl oder der Bitterwert bestimmt werden.

5.4 Phytopharmaka

Industriell hergestellte Phytopharmaka sind Produkte aus natürlichen Ausgangsmaterialien. Je nach Verfahren werden die Pflanzen mit Wasser, Alkohol oder anderen Lösungsmitteln extrahiert, teilweise konzentriert, getrocknet oder anderweitig weiterverarbeitet. Phytopharmaka dürfen, so wie alle anderen Arzneimittel, erst nach Zulassung durch die zuständige Behörde (in Deutschland das BfArM) in den Verkehr gebracht werden. In allen Fällen ist der Nachweis von Qualität, Wirksamkeit und Unbedenklichkeit zu erbringen. Bei pflanzlichen Kombinationspräparaten ist für jeden arzneilich wirksamen Bestandteil nachzuweisen, dass er zur positiven Gesamtwirkung beiträgt.

Ein Punkt, der häufig für Irritationen bei Kunden sorgt, sind Alkoholangaben eines pflanzlichen Arzneimittels. Häufig wird Alkohol in Arzneimitteln abgelehnt, insbesondere bei Kindern. Dabei muss jedoch zwischen dem tatsächlichen Alkoholgehalt, der deklariert werden muss, und dem Gehalt des zur Extraktion verwendeten Alkohols unterschieden werden.

PRAXISTIPP

„Enthält 19 Vol.-% Alkohol": Diese Angabe bedeutet einen tatsächlichen Alkoholgehalt von 19 %.

„Trockenextrakt aus Efeublättern (5–7,5:1) Auszugsmittel Ethanol 30 % (m/m)": Diese Angabe bedeutet, dass Ethanol 30 % nur als Extraktionsmittel verwendet wurde. Die Klammer gibt das Droge-Extrakt-Verhältnis an. Hier wird aus 5–7,5 Teilen Droge ein Teil Extrakt gewonnen. Der Ethanol wird vollständig verdampft, um einen lösungsmittelfreien Trockenextrakt zu erhalten. In diesem Fall (z. B. bei Tabletten) beinhaltet das Arzneimittel selbst keinen Alkohol mehr, da dieser nur während des Extraktionsverfahrens zur Anwendung kam.

5.5 Fertigtee

Greift man auf Tee als Arzneimittel zurück, gibt es in der Apotheke folgende Auswahl:

- lose abgepackten Tee,
- Tee in Filterbeuteln (○ Abb. 5.3),
- Instanttee.

Generell gelten für Tee aus der Apotheke die Anforderungen des Arzneibuches und damit eine festgelegte hohe Qualität. Dies ist v. a. bei Filterbeuteln ein wichtiges Kriterium, da

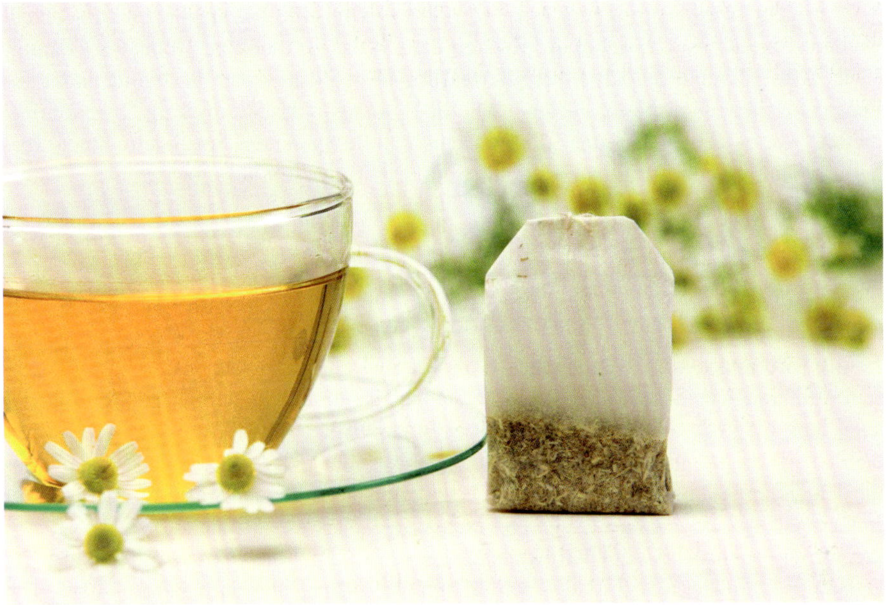

Abb. 5.3 Tee in Filterbeuteln ist eine beliebte Anwendungsform

Drogerie- oder Supermarktware zum Teil mindere Qualität in den undurchsichtigen Beuteln verstecken und daher die Qualität bei Apothekenware den vergleichsweise höheren Preis rechtfertigt. Darüber hinaus sind Papierbeutel und Pappschachteln nicht unbedingt die optimale Verpackung für oftmals sehr fein geschnittene Drogen. Dies gilt besonders, wenn es sich um Drogen mit ätherischem Öl handelt. Bei längerer Aufbewahrungszeit ist zu erwarten, dass sich ein Teil des ätherischen Öls verflüchtigt und dem Anwender verloren geht. Die bei Apothekenware einzeln eingeschweißten Filterbeutel, halten v. a. den Gehalt an flüchtigen Stoffen konstant und garantieren so bis zum Erreichen des Verfallsdatums eine gleichbleibende Qualität.

Teefilterbeutel enthalten die für eine Tasse Tee richtige Menge Droge, bei loser Ware gilt in der Regel 1 Teil Droge zu 9 Teilen Wasser (entspricht ca. 1–2 Teelöffel auf eine Tasse Tee). Diese Drogenmenge wird mit kochendem Wasser übergossen und 5–10 Minuten abgedeckt stehen gelassen. Das Abdecken soll v. a. das Entweichen flüchtiger Bestandteile, wie z. B. ätherischer Öle, verhindern. Es versteht sich von selbst, dass dieses Standardrezept nicht bei jeder Droge optimale Ergebnisse liefern kann. Schleimhaltige Drogen (z. B. Eibischwurzel) werden am besten mit kaltem Wasser (Mazerat) angesetzt. Für sehr harte Drogen (z. B. Hölzer oder Wurzeln) eignet sich die Abkochung (Dekokt).

Instanttees sind Granulate, die direkt mit heißem Wasser übergossen werden und sich bei der Zubereitung vollständig lösen. Sie sind schnell zubereitet, aber nicht unbedingt so zusammengesetzt wie selbst aufgebrühter Tee.

Die beschriebenen Fertigtees werden aus wässrigen, manchmal auch alkoholisch-wässrigen Drogenextrakten hergestellt und mittels Sprüh-, Vakuum- oder Gefrierverfahren getrocknet. Dabei können besonders Anteile der lipophilen Inhaltsstoffe verloren gehen. Um den Verlust an ätherischen Ölen auszugleichen, setzen einige Hersteller ihren Tees die isolierten Öle in standardisierter Menge zu.

Damit ein Trockenextrakt dosierbar wird, muss er auf eine Trägersubstanz aufgebracht werden. Handelt es sich dabei um Zucker, besteht das Granulat zu 70 bis 96 % daraus. Viele Tees enthalten jedoch **hydrolysiertes Eiweiß** als Trägerbasis und sind damit für Ernährungsbewusste ebenso geeignet wie für Diabetiker. Als Süßungsmittel werden bei diesen Tees auch Süßstoffe oder Zuckeraustauschstoffe verwendet. Sprühgetrocknete Tees kommen mit erheblich weniger Kohlenhydraten als Trägersubstanz aus.

5.6 Wirkpotenz pflanzlicher Arzneimittel

Häufig wird angenommen, pflanzliche Arzneimittel oder Tees seien nur schwach wirksam und eher harmlos. Daher neigen Patienten manchmal zu sehr unkritischem oder auch langfristigem Gebrauch dieser Mittel. Am Beispiel Abführmittel wird allerdings deutlich, dass synthetische Wirkstoffe wie Lactulose oder Glycerol wesentlich schonender für den Organismus sein können als die recht drastisch wirkenden Anthradrogen.

Generell ist zu sagen, dass einige Tees nicht über lange Zeit oder gar andauernd getrunken werden sollen. Bei manchen Arzneidrogen ist bekannt, dass eine Langzeit- oder gar Daueranwendung erhebliche Nebenwirkungen nach sich ziehen kann, bei den meisten ist dies jedoch bislang nicht erforscht. Besonders eine Anwendung während der Schwangerschaft und Stillzeit sollte daher mit großem Bedacht geschehen.

PRAXISTIPP

Für eine Behandlung mit Teedrogen oder Phytopharmaka gilt, dass sie immer zeitlich beschränkt bleiben sollte.

Sollte ein Inhaltsstoff einer Droge kanzerogene oder mutagene Eigenschaften haben, die unter Umständen noch gar nicht bekannt sind, kommt diese Nebenwirkung sicherlich erst nach jahrelanger Anwendung zum Tragen.

Mediziner haben beobachtet, dass zeitgleich mit dem zunehmenden Gebrauch pflanzlicher Arzneimittel auch die Zahl der Allergien auf Pflanzen angestiegen ist. Es ist bekannt, dass Frischpflanzen relativ häufig allergen wirken. Doch auch getrocknete Drogen haben ein allergenes Potenzial, äußerlich angewendet stärker als innerlich. Die Allergie kann sich als Hautausschlag äußern, der schnell wieder abklingt, aber auch chronisch werden. Wer einmal auf eine Pflanze allergisch reagiert hat, muss immer wieder mit ähnlichen Reaktionen rechnen. Manche Drogen können durch das Einatmen ihres Staubs Asthmaanfälle auslösen.

ZUSAMMENFASSUNG

- Die Drogenkunde ist der älteste Teilbereich der Pharmazie, da die Menschheit schon immer Heilmittel aus der Natur verwendete.
- Eine Droge bezeichnet einen Stoff biogenen Ursprungs. Im deutschen Sprachgebrauch sind damit getrocknete Pflanzen- und Tierteile gemeint.
- Die lateinische Drogenbezeichnung leitet sich vom wissenschaftlichen Pflanzenname ab. Dieser wird kombiniert mit der lateinischen Bezeichnung des verwendeten Pflanzenteils (Beispiel: Arnicae flos).
- Qualität, Eigenschaften und auch die zugelassenen Pflanzenarten einer Droge sind in den Arzneibuchmonographien definiert.
- Phytopharmaka sind aus Pflanzenextrakten industriell hergestellte Arzneimittel. Meist enthalten sie deutlich mehr Wirkstoff als der Teeaufguss.
- Fertigtees können in Filterbeuteln oder lose verpackt angeboten werden. Der Teeaufguss kann nur die wasserlöslichen Inhaltsstoffe enthalten.
- Die Teezubereitung ist als Mazerat (mit kaltem Wasser) oder Dekokt (übergießen mit heißem Wasser) möglich. Die Zubereitungsart richtet sich nach den Inhaltsstoffen.

FRAGEN

● leicht ●● mittel ●●● schwer

● 1. Definieren Sie den Begriff „Droge" im pharmazeutischen Sinn.

●● 2. Auf welcher Grundlage basiert die Anwendung von Arzneipflanzen bei bestimmten Erkrankungen?

●●● 3. Bilden Sie die korrekte Drogenbezeichnung in Neulatein für folgende Stammpflanzen:

4. Stammpflanze: *Tilia cordata*; verwendeter Pflanzenteil: Blüten
5. Stammpflanze: *Urtica dioica*; verwendeter Pflanzenteil: Wurzel
6. Stammpflanze: *Foeniculum vulgare*; verwendeter Pflanzenteil: Früchte
7. Erklären Sie folgende Angabe eines Trockenextrakts: „wässriger Auszug von Isländisches Moos (0,4–0,8:1)"

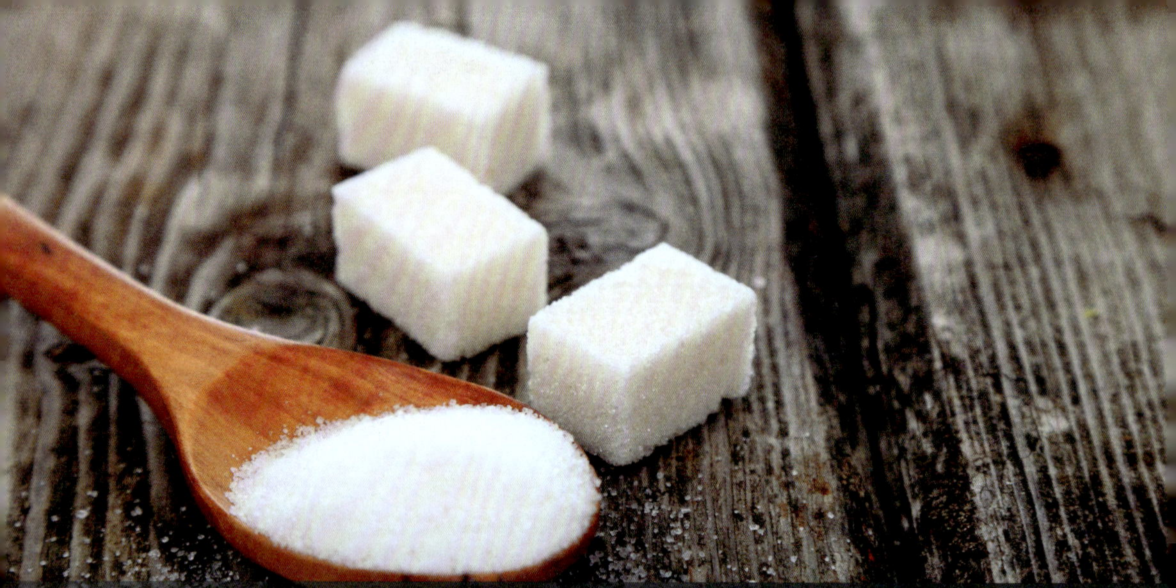

6 Drogen mit Kohlenhydraten

Wer isst nicht gerne Süßigkeiten?
„Zucker" besteht aus dem Kohlenhydrat Saccharose und verleiht unseren Speisen den süßen Geschmack. Saccharose besteht jedoch aus gerade mal zwei verschiedenen Zuckerbausteinen. Es sind aber auch Verknüpfungen von vielen Tausend Bausteinen möglich. Dann entstehen Stärken oder Schleime.
Daher kann diese Stoffgruppe noch viel mehr als nur süß schmecken: Hustenreiz lindern, Verstopfung beheben oder Hilfsstoff in der Galenik sein.

6.1 Kohlenhydrate

Bei der Fotosynthese grüner Pflanzen entsteht aus anorganischem Material (CO_2 und H_2O) und Sonnenlicht als Energielieferant das Kohlenhydrat Glucose (▸ Kap. 1.4.2). Für die Pflanze ist **Glucose** ein sofort verfügbarer Energielieferant. Ihre große osmotische Wirksamkeit macht sie jedoch als Energiespeicher ungeeignet. Darum wird das Monosaccharid Glucose noch in den Chloroplasten in unlösliche und damit osmotisch unwirksame (Assimilations-)**Stärke** umgewandelt. Dieses Polysaccharid stellt den jederzeit wieder mobilisierbaren Energievorrat der Pflanze dar. Stärke ist der im Pflanzenreich am weitesten verbreitete Reservestoff. Je nach Art der Pflanze werden aber auch andere Polysaccharide als Reservestoffe gebildet: **Glykogen** (bei Pilzen), **Inulin** (bei den Asterales), **Schleim**, **Gummen** und v. a. **Cellulose**. Sie dient als Stütz- und Gerüstsubstanz und ist somit ein Hauptbestandteil der pflanzlichen Zelle.

In Glykosiden dienen Kohlenhydrate nicht der Energiegewinnung. In Glykosiden ist ein Nichtzuckeranteil (Aglykon) mit einem Zucker verbunden. Diese Verknüpfung eines oder mehrerer Monosaccharide mit einem meist lipophilen Aglykon macht das entstandene Glykosid zu einer wasserlöslichen Substanz, die am Stoffwechsel der Pflanze beteiligt werden kann.

GUT ZU WISSEN

aha

Im Begriff Kohlenhydrate steckt das griechische Wort „hydros" für Wasser. Kohlenhydrat bedeutet übersetzt „mit Wasser angereicherte Kohlenstoffatome". Viele weisen die Summenformel $C_n(H_2O)_m$ auf, es gibt jedoch Vertreter, die davon abweichen oder auch andere Atome beinhalten.

Polysaccharide bestehen aus glykosidisch miteinander verbundenen Monosacchariden, die entweder alle identisch oder aber verschieden sein können. Es sind also viele einzelne Zuckermoleküle miteinander verknüpft. Polysaccharide zeigen nicht mehr die typischen chemischen Reaktionen der Zucker wie Oxidierbarkeit der Carbonylgruppe oder direkte Vergärbarkeit. Sie sind wasserunlöslich bzw. bilden mit Wasser kolloidale Lösungen.

6.2 Stärke

Bei der Fotosynthese entstandene Glucosemoleküle werden in den Chloroplasten zu Assimilationsstärke verknüpft. In den Ruhepausen der Fotosynthese wird diese Stärke wieder in Monosaccharide zerlegt und in die Speicherorgane transportiert, wo sie in den Leukoplasten zu Reservestärke (Stärkekörnern) kondensiert.

PRAXISTIPP

Die Struktur der Stärkekörner, ihr geometrischer Aufbau, ihre Größe und ihre Form sind artspezifisch und können deshalb zur Identifizierung der Droge herangezogen werden. Dieses wird dadurch erleichtert, dass die Stärkekörner zum Teil charakteristische Schichtungen aufweisen, die um ein Bildungszentrum herum angelegt sind und durch unterschiedliche Moleküldichte und unterschiedlichen Wassergehalt bedingt sind.

In kaltem Wasser quillt Stärke auf, beim Erhitzen geht sie in eine kolloidale Lösung über, die nach dem Abkühlen einen Kleister ergibt. Dieser ist bei Kartoffelstärke durchsichtig bei anderen Stärkearten trüb. Der teilweise Abbau von Stärke durch Säurehydrolyse führt zu großen Polysaccharid-Bruchstücken, den Dextrinen. Werden diese weiter hydrolysiert, so treten als Abbauprodukte zunächst das Disaccharid Maltose und schließlich Glucose als Monosaccharidbaustein auf. Natürliche pflanzliche Stärke ist ein Gemisch zweier verschiedener Polysaccharide. Sie setzt sich zu etwa 20 % aus Amylose und zu etwa 80 % aus Amylopektin zusammen.

Amylose besteht aus 1,4-α-glykosidisch miteinander verknüpften Glucosemolekülen. Die Primärstruktur ist ein fadenförmiges, unverzweigtes Molekül. Aufgrund der räumlichen Ausrichtung der verknüpften Moleküle entsteht ein schraubig angeordnetes Makromolekül (Helix), in dessen Mitte sich ein Hohlraum befindet. In diesen „Kanal" können leicht andere Moleküle eingelagert werden. Dies macht man sich bei der **Iod-Stärke-Reaktion** zunutze: Die Iodmoleküle füllen den Hohlraum der Helix aus, indem sie eine durchgehende Kette darin bilden. Diese bedingt die intensive Blaufärbung der Stärke bei der entsprechenden Nachweisreaktion. Stärkelösung wird auch als Indikator bei den iodometrischen Bestimmungen der Maßanalyse angewendet. Amylose ist in Wasser schwer löslich. Nach dem Erhitzen entstehen dagegen echte Lösungen, was wahrscheinlich auf einen teilweisen Abbau der Moleküle zurückzuführen ist.

Amylopektin ist ein verzweigtes Molekül, das ebenfalls aus 1,4-α-glykosidisch miteinander verknüpften Glucosebausteinen besteht. Die Seitenketten entstehen jedoch abweichend davon durch 1,6-α-glykosidische Verknüpfungen. Amylopektin gibt bei der Behandlung mit Iod nur eine rötliche oder violette Färbung, da hier keine Helix ausgebildet ist. Amylopektin ist mit Wasser erst oberhalb der Verkleisterungstemperatur quellfähig und verkleistert.

MERKE

Stärke wird als Reservestärke in den Speicherorganen abgelagert, z. B. in Wurzeln, Rhizomen, Knollen und Samen. Die Früchte mancher Gräser (Weizen, Roggen) haben einen Stärkeanteil von 60–75 %, in den vegetativen Speicherorganen anderer Pflanzen sind es etwa 20 %.

Zur Gewinnung werden die stärkereichen Pflanzenteile zerkleinert und mit Wasser aufgeschäumt. Bei den Getreidestärken müssen die Eiweißanteile (Kleberschichten) durch Behandlung mit verdünnten Säuren oder Alkalien entfernt werden. Die sich absetzende

Stärke wird gereinigt und bei 30 °C getrocknet. Bei höheren Temperaturen könnte eine Umwandlung in Dextrin oder eine Verkleisterung eintreten.

Die **Nahrungsmittelindustrie** verarbeitet Stärke zu Nährmitteln oder stellt daraus Glucose, Dextrine oder Stärkesirup (andere Bezeichnung: Glucosesirup) her. Als Diätetikum wird Stärke z. B. als Trockenreisschleim für den schonenden Nahrungsaufbau nach Durchfällen verwendet. Mit Stärkesirup werden Lebensmittel gesüßt.

Die **Textilindustrie** stellt aus Stärke Appreturen her; die **pharmazeutische Industrie** verwendet sie aufgrund ihres hohen Wasseraufnahmevermögens als Sprengmittel bei der Tablettenherstellung und als Grundlage für fettfreie Salben und Puder. Wegen der Größe der Einzelkörner ist Reisstärke (4–6 µm) hierzu besonders gut geeignet, Kartoffelstärke (bis 100 µm) dagegen nicht.

Die mikroskopische Untersuchung von Stärke bzw. stärkehaltigen Präparaten erfolgt im Wasserpräparat, das nicht wie üblich durch Kochen mit Chloralhydratlösung aufgehellt wird, weil die Stärkekörner dabei verkleistern und dann in ihrer Struktur nicht mehr erkennbar sind.

6.2.1 Stärken verschiedener Pflanzenarten

AUF EINEN BLICK

Kartoffelstärke	Kleinkörner 10–35 µm, Einzelkörner bis 100 µm	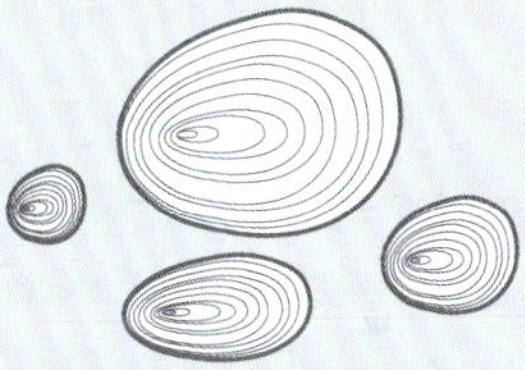
Maisstärke	10–20 µm	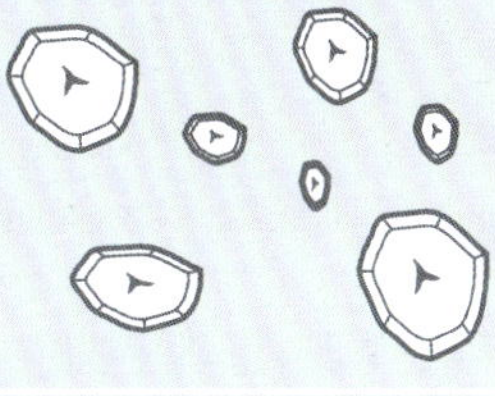
Reisstärke	2–5 µm	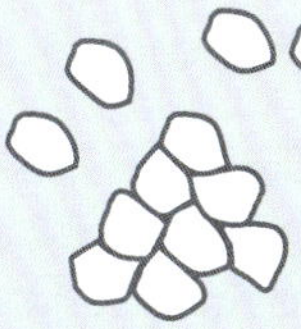
Weizenstärke	Kleinkörner 2–10 µm, Großkörner 10–60 µm	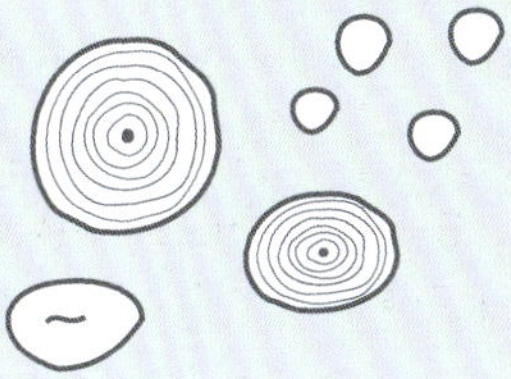

Kartoffelstärke

Monographie: Kartoffelstärke, Solani amylum, Ph. Eur.

Stammpflanze: *Solanum tuberosum*, Solanaceae.

Vorkommen: Die Heimat der Kartoffel sind die Andenstaaten, mittlerweile wird sie weltweit angebaut.

Gewinnung: Aus den Rhizomknollen der Kartoffelpflanze nach Zerkleinerung, Auswaschen und Absitzenlassen der Stärke. Stärkegehalt der Kartoffel: etwa 20 %.

Mikroskopische Merkmale

- Typische, sehr große Einzelkörner (100 µm) von muschelähnlichem Aussehen.
- Die exzentrische Schichtung ist deutlich erkennbar.
- Daneben finden sich kleinere, rundliche, zum Teil zusammengesetzte Körner von 10–35 µm Größe.
- Im polarisierten Licht ist über dem Bildungszentrum ein deutliches Polarisationskreuz zu erkennen.

Maisstärke

Monographie: Maisstärke, Maydis amylum, Ph. Eur.

Stammpflanze: *Zea mays*, Poaceae.

Vorkommen: Mais wächst weltweit in der gemäßigten Zone, wird als Kulturpflanze jedoch v. a. in den USA gezogen.

Gewinnung: Die Maiskörner werden unter Säurezusatz zum Quellen gebracht, um die Kleberschicht aufzulockern. So wird das stärkehaltige Endosperm den mechanischen Trenn- und Reinigungsmethoden zugänglich gemacht.

Mikroskopische Merkmale

- Einzelkörner von 10–20 µm Durchmesser mit runder oder 5- bis 6-kantiger Form.
- Eine Schichtung ist nicht zu erkennen, stattdessen ist ein zentraler kreuz- oder sternförmiger Trocknungsspalt ausgeprägt.
- Über diesem Spalt erscheint im polarisierten Licht ein deutliches Polarisationskreuz.

Reisstärke

Monographie: Reisstärke, Oryzae amylum, Ph. Eur.

Stammpflanze: *Oryza sativa*, Poaceae.

Vorkommen: Reis ist ein Rispengras, das in tropischen Ländern mit permanenten Überschwemmungsgebieten angebaut wird, weil es bis zur Befruchtung einen überschwemmten Erdboden braucht. In Asien ist Reis das wichtigste Grundnahrungsmittel.

Gewinnung: Die Reiskörner werden mit verdünnten Alkalien zur Auflockerung der Kleberschicht vorgequollen, anschließend vermahlen und mit Wasser ausgewaschen. Durch Zentrifugieren wird die Reisstärke von den anderen Zellbestandteilen abgetrennt und abschließend getrocknet.

Mikroskopische Merkmale

- Reisstärke ist die kleinkörnigste Stärkeart (2–5 µm).
- Die polyedrischen Einzelkörner lagern sich zu größeren Formationen zusammen.
- Sie haben weder erkennbare Schichtungen noch Kernspalten, zeigen aber im polarisierten Licht ein deutliches Kreuz über dem Bildungszentrum.

Weizenstärke

Monographie: Weizenstärke, Tritici amylum, Ph. Eur.
Stammpflanze: *Triticum aestivum*, Poaceae.
Vorkommen: Als Getreide weltweit verbreitet, großflächige Anbaugebiete finden sich in den USA, Kanada und Russland.
Gewinnung: Aus dem Endosperm der Weizenfrüchte (Karyopsen) nach Quellung und Aufschlämmung mit Wasser. Die Reinigung erfolgt durch wiederholtes Waschen mit Wasser und Absitzenlassen.

Mikroskopische Merkmale

Die Prüfung erfolgt unter dem Mikroskop unter Verwendung einer Mischung gleicher Volumenteile Glycerol und Wasser.

- Die Droge zeigt große und kleine Körner, nur sehr selten Körner von mittlerer Größe: Kleinkörner 2–10 µm, Großkörner 10–60 µm.
- Die Schichtung ist konzentrisch um ein zentrales Bildungszentrum, aber nur selten deutlich sichtbar.
- Bei den Großkörnern ist oftmals ein Spalt zu sehen; er beruht auf Lichtbrechungseffekten und ist kein Trockenriss.
- Im polarisierten Licht erscheint über dem Spalt ein ausgeprägtes Polarisationskreuz.

6.3 Cellulose

MERKE
Während Stärke das typische Reservekohlenhydrat darstellt, ist Cellulose ein Gerüstkohlenhydrat.

Cellulose gibt einzelnen Pflanzenzelle, Zellverbänden und der gesamten höheren Pflanze Struktur und Form. Sie ist im gesamten Pflanzenreich verbreitet. Eine Ausnahme bilden die Pilze, deren Zellwandsubstanz das Polysaccharid Chitin ist. Im Tierreich hingegen kommt Cellulose nicht vor.

Das Cellulosemolekül besteht aus 1,4-β-glykosidisch verknüpften Glucoseanteilen, ist linear aufgebaut und von beträchtlicher Länge. Mehrere Moleküle lagern sich nebeneinander zu Fibrillen und werden den Primär- und Sekundärwänden der Zellen aufgelagert (▸ Kap. 1.2.1). In Wasser ist Cellulose unlöslich, mit Iodlösung reagiert sie nicht.

Die Dünndarmenzyme des Menschen können Cellulose nicht abbauen. Damit gehört die Cellulose zu den sogenannten Ballaststoffen. Durch ihr Volumen und ihre Wasserbindungskapazität vergrößert sie das Volumen des Darminhalts und regt durch die bessere Füllung die Peristaltik an.

Cellulose ist das Ausgangsprodukt vieler pharmazeutisch wichtiger **Verbandstoffe**. Ein fast reines Cellulosepräparat ist die Baumwolle, die entfetteten und gebleichten Samenhaare verschiedener *Gossypium*-Arten, aus der Verbandwatte und Verbandmull hergestellt werden. Verbandzellstoff wird aus dem Celluloseanteil des Holzes hergestellt.

6.4 Schleime und Gummen

Schleime unterscheiden sich von den Gummen dadurch, dass sie ein physiologisches Produkt der Pflanze sind, während Gummen erst nach Verletzung, also als pathologisches Produkt, entstehen. Der chemische Aufbau beider Kohlenhydrate ist gleich: Es handelt sich in beiden Fällen um Polysaccharide, die entweder aus den gleichen Monosacchariden oder aus unterschiedlichen Zuckern und deren Oxidationsprodukten (z. B. Uronsäuren) bestehen. Der Abbau von Reserve- und Gerüstpolysacchariden aus der Zellwand liefert die Grundbausteine für die Synthese von Schleimen. Schleimvakuolen finden sich meistens in der Nähe der Zellwände.

Schleime dienen der Pflanze ebenfalls als Energiereserve. Da sie sehr viel Wasser aufnehmen können, sind sie für manche Pflanzenarten auch ein Wasserspeicher. Sie quellen dann sehr stark auf und bilden viskose Lösungen oder Gele. Die erst bei Verletzungen gebildeten Gummen haben dagegen eine Schutzfunktion für den pflanzlichen Organismus.

Färbemethoden

Schleime lassen sich analytisch gut durch zwei verschiedene Färbemethoden nachweisen:

- **Nachweis mit Tusche:** Aus einer Tuscheaufschwemmung nimmt der Schleim Wasser auf und quillt. Die zurückbleibenden Tuschepartikel bilden dunkle Felder um die hellen Schleimkugeln.
- **Nachweis mit Methylenblau:** Diese Methode erfasst nur saure Schleime, die sich mit dem schwach basischen Farbstoff gut anfärben lassen. Der gequollene Schleim nimmt den blauen Farbstoff auf und erscheint im mikroskopischen Präparat als tiefblaue Kugeln.

Die Wirkstärke einer Schleimdroge richtet sich nach ihrem Anteil an quellfähigem Schleim. Die damit verbundene Volumenvergrößerung ist ein Qualitätsmerkmal. Das Arzneibuch lässt deshalb die sogenannte **Quellungszahl** bestimmen. Hierzu wird eine vorgeschriebene Menge Droge in dem vorgegebenen Zerkleinerungsgrad in einen Messzylinder gefüllt, dessen Abmessungen genau festgelegt sind. Um eine gleichmäßige Benetzbarkeit zu gewährleisten, wird sie vorher mit wenig Ethanol befeuchtet und dann mit Wasser versetzt. Die Mischung wird dann eine Stunde lang in Abständen von jeweils zehn Minuten kräftig geschüttelt und drei Stunden lang stehen gelassen. Da sich die Volumenzunahme nicht ganz exakt ablesen lässt, wird die Quellungszahl als Mittelwert aus drei Versuchen errechnet.

Der Zerkleinerungsgrad ist abhängig vom Sitz des Schleims innerhalb der Droge. Leinsamen beispielsweise, dessen Schleimzellen in der Epidermis lokalisiert sind, kann ohne Vorbehandlung zur Bestimmung der Quellungszahl herangezogen werden, während bei der Eibischwurzel eine Pulverisierung erforderlich ist, damit auch Schleimzellen im Inneren der Wurzel bei der Bestimmung erfasst werden.

6.4.1 Anwendung

DEFINITION
Mucilaginosa sind schleimhaltige Arzneimittel mit unterschiedlicher Wirkungsweise.

Schleimhaltige Drogen werden als Mucilaginosa bezeichnet. Ihre Verwendung ist jedoch breit gefächert. Sie werden z. B. bei entzündlichen Erkrankungen des Magen-Darm-Trakts und der Bronchien eingesetzt. Nicht resorbierbare Schleime bilden auf der entzündeten Magenwand ein Schutzkolloid, das die Schleimhaut vor Schädigung durch Magensäure und anderer chemischer Reizstoffe bewahrt. Diese Eigenschaft der Schleime ist auch die Grundlage für die Anwendung bei Diarrhö. Der Schutz der Darmschleimhaut wird hier zum einen mechanisch erreicht, indem sich eine Schleimschicht auflagert, zum anderen auf chemischem Wege, wobei die adsorbierenden und puffernden Eigenschaften der Schleime zum Tragen kommen.

Bei akuten Entzündungen des Rachenraums sind Mucilaginosa geeignet deren Schleim leicht resorbiert wird (Eibischwurzel). Diese Schleime beruhigen die entzündete Schleimhaut durch Herabsetzung ihrer Reizbarkeit.

Die Quellfähigkeit einiger Schleime ermöglicht eine Anwendung als mildes Laxans. Die Volumenvergrößerung regt den Darm zu verstärkter Peristaltik an, wodurch der Darminhalt leichter ausgeschieden wird. Wichtig ist hierbei eine ausreichende Trinkmenge, da die Quellung erst im Darm einsetzen soll und dort dafür ausreichend Wasser benötigt wird.

Schleime und v. a. Gummen (Arabisches Gummi) werden in der pharmazeutischen Technologie als Hilfsstoffe zur Stabilisierung von Emulsionen eingesetzt.

PRAXISTIPP
In vielen Drogen liegen Schleim und Stärke nebeneinander vor. Deshalb werden Mucilaginosa meist als Kaltmazerat angesetzt: Beim Übergießen mit kaltem Wasser und anschließendem mehrstündigem Stehenlassen löst sich nur der Schleim aus der Droge, während die Stärke erst beim Aufkochen in Lösung geht. Dadurch verkleistert der Tee jedoch und wird unansehnlich. Die Standardzulassung schreibt für die Herstellung von Eibischtee ein Kaltmazerat vor, da sich die Schleimstoffe beim Erhitzen zum Teil zersetzen und ihre Viskosität verlieren.

6.4.2 Schleimdrogen bei Erkältungskrankheiten

Eibisch

Monographie: Eibischwurzel, Althaeae radix, Ph. Eur.
Stammpflanze: *Althaea officinalis*, Malvaceae (o Abb. 6.1).
Synonyme: Weißwurzel, Schleimwurzel.
Vorkommen: Etwa 2 m hohe Staudenpflanze, die in ganz Europa wächst und v. a. in den Balkanländern kultiviert wird.
Gewinnung: Die Wurzeln des Eibisch sollten im Herbst ausgegraben werden, weil ihr Schleimgehalt am Ende der Vegetationsperiode am höchsten ist. Die im Handel befindliche Droge ist meistens geschält. Das bedeutet, dass der Kork und die äußere Rindenschicht von Hand entfernt wurden. Die Droge wird bei 40 °C getrocknet und in rechteckige Stücke geschnitten.

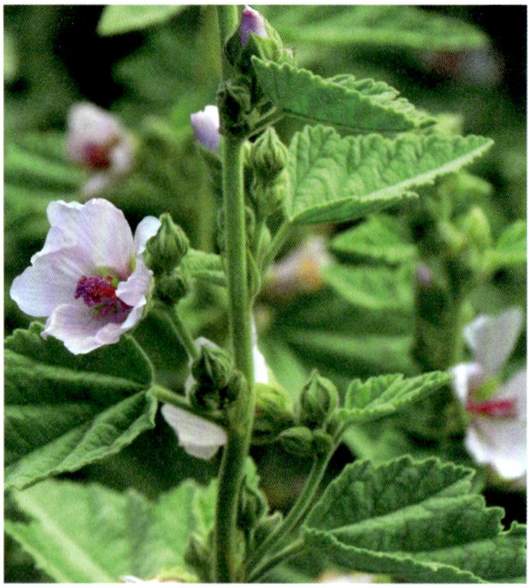

o **Abb. 6.1** Eibisch

Makroskopische Merkmale (Schnittdroge)

- Weißliche, rechteckige Stücke, auf deren Querschnitt das Kambium als hellbrauner Ring zu erkennen ist,
- Radialstreifung des Holzkörpers nur undeutlich sichtbar,
- der geschälten Droge fehlen Kork und Rinde.

Mikroskopische Merkmale (Pulver)

- Kleinkörnige Stärke, oft mit Längsspalt,
- Oxalatdrusen,
- Schleimzellen, die mit den üblichen Schleimnachweis-Reagenzien sichtbar gemacht werden können,
- wenig charakteristische Bruchstücke des Wurzelgewebes.

Inhaltsstoffe: Große Mengen Schleim (etwa 10 %), der der Membran der sogenannten Schleimzellen aufgelagert ist. Hinzu kommen noch andere Kohlenhydrate, fettes Öl und mehr als 30 % Stärke.
Anwendung: Zur Reizlinderung bei Schleimhautentzündungen im Mund- und Rachenraum, der oberen Luftwege sowie im Magen-Darm-Trakt. Eibischtee ist kein „Hustenmittel", sondern lindert nur den Reiz in den entzündeten Atemwegen.

Isländisches Moos

Monographie: Isländisches Moos, Isländische Flechte, Lichen islandicus, Ph. Eur.
Stammpflanze: *Cetraria islandica*, Parmeliaceae.

Das Isländische „Moos" ist eine Flechte.

Synonyme: Heideflechte, Lungenflechte.
Vorkommen: Diese bodenständig wachsende Flechte kommt in den kälteren Zonen (sogar Arktis und Hochgebirge) der nördlichen Hemisphäre vor.
Gewinnung: Die wild wachsenden Flechten werden gesammelt, gereinigt, feucht geschnitten und dann getrocknet.

Makroskopische Merkmale

- Die Droge besteht aus dem getrockneten Thallus.
- Der verzweigte Thallus wird bis 15 cm lang.
- Er ist oberseits braungrün, unterseits weißlich grau.

Inhaltsstoffe: Mehr als 50 % Polysaccharide mit den Komponenten Lichenin und Isolichenin. Lichenin besteht aus 60–200 Glucoseeinheiten, ist aufgrund seines celluloseähnlichen Aufbaus nur in heißem Wasser löslich und erstarrt beim Erkalten gallertartig. Isolichenin ist aus etwa 40 Glucoseeinheiten stärkeartig aufgebaut und deshalb mit kaltem Wasser extrahierbar. Es ist besonders in den Hyphenwänden des Pilzes lokalisiert, wo es sich mit Iodlösung durch Blaufärbung nachweisen lässt. Flechtensäuren (2–3 %) sind für den bitteren Geschmack verantwortlich.

Anwendung: Zur Reizlinderung bei Katarrhen der oberen Luftwege. Wenn Isländisches Moos als Hustenmittel angewendet wird, ergänzen sich die schleimhautdeckende Wirkung des Schleims und die antibiotische der Flechtensäuren. Möglicherweise kommt sogar noch ein immunstimulierender Effekt des Drogenauszugs hinzu. Besonders gebräuchlich ist der Drogenextrakt in der Anwendung als Lutschpastille. Beim Überbrühen mit heißem Wasser gehen zunächst nur die Flechtensäuren in Lösung. Wird dieses Wasser abgegossen und nur der zweite, stark schleimhaltige Aufguss verwendet, ist das Getränk zwar weniger bitter, wirkt dafür aber auch nicht antibakteriell. Soll Isländisches Moos hingegen als appetitanregendes Mittel dienen, werden mit einem Kaltmazerat möglichst viele bittere Stoffe extrahiert.

6

PRAXISTIPP

Je nachdem, für welche Indikation die Patienten das **Isländische Moos** einsetzen möchten, unterscheidet sich d ie Anwendung. Zur Reizlinderung bei Schleimhautreizungen im Mund- und Rachenraum und damit verbundenem trockenen Reizhusten sollte ein Aufguss mit kochendem Wasser zubereitet werden. Auch sind Lutschpastillen mit dem Drogenextrakt im Handel erhältlich. Soll die Droge hingegen bei Appetitlosigkeit eingesetzt werden, ist ein Kaltmazerat zu bevorzugen.

Spitzwegerich

Monographie: Spitzwegerichblätter, Plantaginis lanceolatae folium, Ph. Eur.
Stammpflanze: *Plantago lanceolata*, Plantaginaeceae.
Synonym: Heilwegerich.
Vorkommen: In ganz Europa verbreitet.
Gewinnung: Die Droge besteht aus den getrockneten Blättern, Sprossachsen und ganzen Blüten.

Makroskopische Merkmale (Schnittdroge)

- Blattteile mit den unterseits stark hervortretenden hellen Nerven, die fast parallel verlaufen.
- Teile der braunen Blütenähren.

Mikroskopische Merkmale (Pulver)

- Epidermisfragmente der Blätter mit sehr langen, einzelligen Haaren. Deren Wände sind oftmals so sehr verdickt, dass das Zelllumen ganz verschwindet.
- Gliederhaare, deren zwei letzte Zellen so angeordnet sind, dass zwischen ihnen eine Art „Gelenk" entstanden ist.
- Blattteile mit äquifazialem Aufbau.

Inhaltsstoffe: Schleim, daneben noch etwa 6 % Gerbstoffe und größere Mengen Iridoidglykoside (u. a. Aucubin).
Anwendung: Zur Reizlinderung bei Katarrhen der oberen Luftwege und Entzündungen der Mund- und Rachenschleimhaut.

Die mucilaginose Wirkung der Schleime und die der Gerbstoffe ergänzen einander bei der innerlichen Anwendung. Aucubin geht bei der Teezubereitung fast komplett in das Getränk über. Seine antibakterielle Wirksamkeit kann es aber nur nach enzymatischer Spaltung entfalten. Das notwendige Enzym wird jedoch durch Hitze zerstört. Wer die antibakterielle Wirksamkeit nutzen will, sollte also einen Kaltauszug herstellen und anschließend kurz zum Sieden erhitzen.

Umschläge mit Spitzwegerich-Auszug nutzen die antibakterielle Wirkung und die der Gerbstoffe bei entzündlichen Veränderungen der Haut.

Lungenkraut

Monographie: Lungenkraut, Pulmonariae herba, DAB.
Stammpflanze: *Pulmonaria officinalis*, Boraginaceae.
Synonym: Hirschmangold, Blaue Schlüsselblume.
Vorkommen: Das Lungenkraut ist eine Pflanze der einheimischen Frühlingsflora. Es wird etwa 20 Zentimeter hoch und hat zunächst rote, später blauviolette Blüten.
Gewinnung: Den größten Teil der Droge machen die großen Rosettenblätter aus. Die Pflanze wird zur Blütezeit geerntet und stammt meist aus südosteuropäischen Ländern.

Makroskopische Merkmale

- Die Blätter fühlen sich durch die vielen borstigen Haare rau an.
- Sie sind oberseits dunkelgrün, unterseits heller.
- Durch die Behaarung ballen sich die einzelnen Stücke der Schnittdroge meist zusammen.

Mikroskopische Merkmale (Querschnitt)

- Bifaziales Blatt mit anisozytischen Spaltöffnungen nur auf der Blattunterseite.
- Einzellige Borstenhaare mit dicken Wänden und meist einer retortenartigen Verbreiterung am Grund.
- Weitere einzellige Haare, die etwa ein Zehntel so lang sind wie die Borstenhaare, mit weniger dicken Wänden.

Mikroskopische Merkmale (Pulver): Kennzeichnend sind die beiden Haartypen.
Inhaltsstoffe: Schleim und andere Kohlenhydrate, Mineralstoffe und bis zu 3 % Kieselsäure.
Anwendung: Volksmedizinisch wird Lungenkraut meist als Hustenmittel verwendet. In früheren Zeiten galt es – wie auch andere kieselsäurehaltigen Drogen – als Heilmittel gegen Tuberkulose. Die Mitglieder der Kommission E fanden jedoch, dass all diese

Anwendungsbereiche auch erfahrungsmedizinisch nicht ausreichend belegt sind, sodass sie die Verwendung von Lungenkraut als Heilpflanze nicht befürworten.

Huflattich

Monographie: Huflattichblätter, Farfarae folium.

Stammpflanze: *Tussilago farfara*, Asteraceae (○ Abb. 6.2).

Synonyme: Pferdefuß, Brustlattich.

Vorkommen: Huflattich ist ein mehrjähriges, bis 30 cm hoch werdendes Kraut mit Blütezeit im Frühjahr.

Gewinnung: Die Droge besteht seit Kurzem aus den getrockneten Blättern der Zuchtsorte *Tussilago farfara* „Wien", die gezielt angebaut wird, um diese genetisch nicht zu vermischen.

Inhaltsstoffe: Schleim, Inulin und daneben etwa 5 % Gerbstoffe. Die oben genannte Zuchtform ist frei von Pyrrolizidinalkaloiden, andere beinhalten diese jedoch.

Anwendung: Bei Katarrhen der oberen Luftwege und trockenem Reizhusten, aufgrund des Gerbstoffgehalts auch für Entzündungen im Mund-Rachen-Raum.

Huflattich erlebt erst in den letzten Jahren wieder eine Renaissance, nachdem nun durch Züchtung eine pyrrolizidinalkaloidfreie Sorte zur Verfügung steht. Diese Alkaloide wirken hepatotoxisch und karzinogen und führten dazu, dass die Anwendung der traditionellen Droge in vielen Ländern verboten oder zumindest stark begrenzt wurde. Huflattich als Droge ist momentan nicht mehr in einem der Arzneibücher geführt.

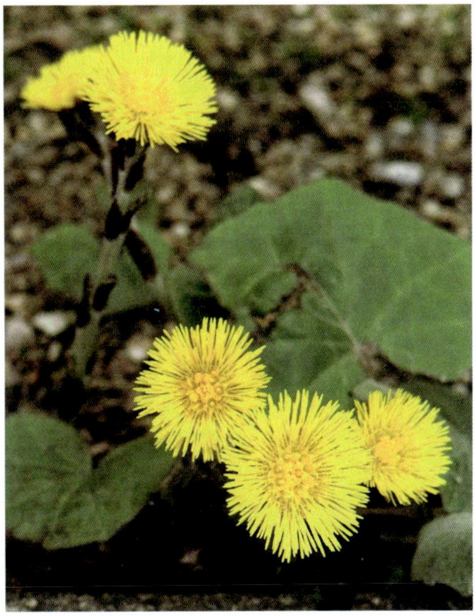

○ **Abb. 6.2** Huflattich

GUT ZU WISSEN

aha

Auch wer Huflattich kennt, sollte die Pflanze nicht in der Natur sammeln, da in diesen Sorten die leberschädigenden Alkaloide nicht weggezüchtet wurden.

Echinacea

Monographien: Echinaceawurzel, Echinaceae purpureae/angustifoliae/pallidae radix, Ph. Eur.

Stammpflanze: *Echinacea angustifolia* (Schmalblättriger Sonnenhut), *Echinacea pallida* (Blassfarbener Sonnenhut), *Echinacea purpurea* (Purpursonnenhut), Asteraceae.

Synonyme: Igelkopfwurzel bzw. blasse Igelkopfwurzel, schmalblättrige bzw. blasse Kegelblumenwurzel.

Gewinnung: Der Hauptanteil der Drogen wird aus Nordamerika importiert, z. T. wird die Pflanze in Europa kultiviert.

Inhaltsstoffe: Polysaccharide, Alkylamide, Kaffeesäurederivate, wenig ätherisches Öl.

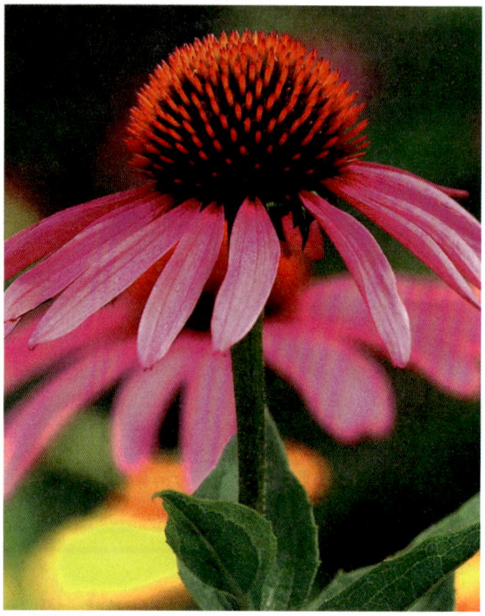

○ **Abb. 6.3** Sonnenhut

Anwendung: Der Purpursonnenhut wird als Immunstimulans, insbesondere bei häufig wiederkehrenden Infektionen der Atemorgane, peroral angewendet, darüber hinaus auch äußerlich bei schlecht heilenden Wunden und Entzündungen (○ Abb. 6.3).

Am häufigsten wird der Trockenextrakt dieser Droge in Form von Fertigpräparaten verwendet. Die perorale Anwendung echinaceahaltiger Präparate sollte nicht länger als acht Wochen erfolgen.

Als wirksame Inhaltsstoffe werden die Alkamide oder auch die Polysaccharide diskutiert. Die wissenschaftliche Datenlage ist noch unsicher und liefert bisher kaum Hinweise für einen Wirkmechanismus oder einen gesicherten Wirksamkeitsbeleg.

PRAXISTIPP

Die Anwendung von Echinaceaprodukten setzt ein funktionierendes Immunsystem voraus. Bei Einnahme von Immunsuppressiva oder Autoimmunerkrankungen sind diese Mittel kontraindiziert.

Auch bei Säuglingen und Kleinkindern unter 2 Jahren ist das Immunsystem noch nicht ausreichend aktiv. Die Gabe kann Autoimmunerkrankungen oder Allergien auslösen.

6.4.3 Schleimdrogen als Laxans

Flohsamen

Monographie: Flohsamen, Psyllii semen, Ph. Eur.
Stammpflanze: *Plantago afra* (*Plantago psyllium*) und *Plantago indica* (*Plantago arenaria*), **Plantaginaceae.**
Synonym: Heusamen.
Vorkommen: Diese Wegerichart wächst in Südeuropa wild. Die Droge stammt aus Kulturen in Spanien und Südfrankreich.
Gewinnung: Es werden die reifen Samen geerntet.

Makroskopische Merkmale

- Glänzende Samen sind 2–3 mm lang,
- eiförmig,
- hellbraune bis schwarzbraune Farbe.

Inhaltsstoffe: Die Epidermis der Samen enthält 10–12 % Schleim, der bei Wasserzutritt quillt, jedoch nicht durch die Epidermis austritt (im Unterschied zu Leinsamen). Flohsamen sind stärkefrei, aber fetthaltig.
Anwendung: Zur Behandlung von Verstopfung, alle Erkrankungen, bei denen eine leichte Darmentleerung mit weichem Stuhl erwünscht ist, z. B. Analfissuren, Hämorrhoiden und nach rektal-analen operativen Eingriffen. Flohsamen müssen mit Wasser vorgequollen und mit viel (!) Flüssigkeit eingenommen werden.

Durch den – z. B. im Vergleich zu Leinsamen – geringen Fettgehalt ist Flohsamen leichter in haltbare Fertigprodukte zu integrieren.

PRAXISTIPP
Bei der Beratung ist es sehr wichtig, den Patienten darauf hinzuweisen, dass Flohsamen mit viel Wasser eingenommen werden müssen. Es gilt die Faustregel „1 + 1": Flohsamen werden vorgequollen in einem Glas Wasser eingenommen und zusätzlich sollte mindestens ein weiteres Glas Flüssigkeit getrunken werden.

6

Indische Flohsamen

Monographie: Indische Flohsamen, Plantaginis ovatae semen, Ph. Eur.
Stammpflanze: *Plantago ovata* (*Plantago ispaghula*), Plantaginaceae.
Synonym: Ispaghula.
Vorkommen: Der „blonde Psyllium" stammt aus Kulturen Indiens und Pakistans.

Makroskopische Merkmale

- Die Samen sind geringfügig größer als bei Flohsamen, ebenso hart und oval.
- Sie haben eine stumpfe Oberfläche und sind von heller, rötlich gelber Farbe.

Inhaltsstoffe: Über 20–30 % Membranschleim.
Anwendung: Wie Flohsamen.

Indische Flohsamenschalen

Monographie: Indische Flohsamenschalen, Plantaginis ovatae seminis tegumentum, Ph. Eur.
Stammpflanze: *Plantago ovata* (*Plantago ispaghula*), Plantaginaceae.

Bei der Droge handelt es sich um die Epidermis und die darunter liegenden zusammengedrückten Schichten der Flohsamen, also jener Gewebe, in denen die Schleimstoffe lokalisiert sind.

Synonyme: Ispaghula.
Inhaltsstoffe: Wie Indische Flohsamen.
Anwendung: Wie Flohsamen.

Leinsamen

Monographie: Leinsamen, Lini semen, Ph. Eur.

Stammpflanze: *Linum usitatissimum*, Linaceae.

Synonyme: Flachssamen, Hornsamen.

Vorkommen: Lein, oder auch Flachs, ist eine sehr alte Kulturpflanze, die weltweit verbreitet ist. Sie wird zur Faser- und Ölgewinnung schon seit Jahrhunderten angebaut.

Gewinnung: Der Schleimgehalt der Leinsamen ist am größten, wenn die Samen reif sind. Sie werden geerntet, wenn sich die Kapsel bräunlich verfärbt. Der Samen wird durch Ausdreschen der Kapseln gewonnen (o Abb. 6.4).

Makroskopische Merkmale (Ganzdroge)

- hellbraune, glänzende, eiförmige Körner,
- schwach gewölbte Flächen,
- abgerundete Kanten.

Mikroskopische Merkmale (Querschnitt)

- Helles Endosperm mit den beiden grünlichen Keimblättern,
- Samenschale aus fünf Schichten, die sich deutlich voneinander abgrenzen lassen,
- äußerste Epidermisschicht Schleim führend,
- Endospermschicht und Embryo enthalten fettes Öl und Aleuron.

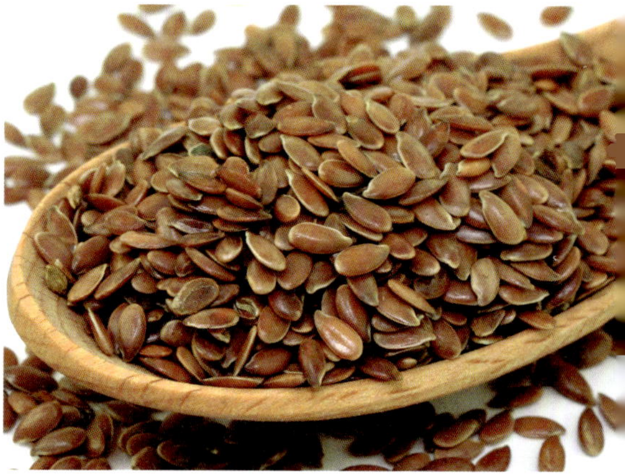

o **Abb. 6.4** Leinsamen

Inhaltsstoffe: Die Epidermis der Samenschale enthält 3–6 % Schleim, das Endosperm 30–40 % fettes Öl und etwa 25 % Proteine.

Das fette Öl ist ein trocknendes Öl mit einem hohen Anteil der ungesättigten Fettsäuren Linol-, Linolen- und Ölsäure.

Anwendung: Zur Behandlung von Verstopfung und funktionellen Darmerkrankungen. In Form von Schleimzubereitungen zur Unterstützung bei der Behandlung von entzündlichen Magen-Darm-Erkrankungen.

Die abführende Wirkung von Leinsamen beruht auf zwei Prinzipien: Der im Darm aufquellende Schleim vergrößert das Stuhlvolumen. Dieses stimuliert den Darm zu verstärkter Peristaltik, was durch den hohen Anteil an fettem Öl in der Leinsaat noch unterstützt wird. Um die Quellwirkung des Leinsamens im Darm sicherzustellen, sollte er mit viel Flüssigkeit eingenommen werden. Es ist nicht ratsam, die Droge schon vorher mit Wasser anzurühren, da sich die volumenvergrößernde Wirkung dann schon außerhalb des Körpers entfaltet.

Die abführende Wirkung wird erst durch die Einnahme von täglich mindestens 1–2 Esslöffeln Leinsamen erreicht. Zu Beginn sollten morgens und abends 1–2 Esslöffel eingenommen werden. Trotzdem muss der Patient darauf aufmerksam gemacht werden, dass die erwünschte Wirkung 2–3 Tage lang auf sich warten lassen kann. Die Therapie mit Leinsamen ist eine Langzeitbehandlung, die aber unbedenklich durchgeführt werden kann, weil Leinsamen von allen Laxanzien das schonendste und nebenwirkungsärmste ist. Aus diesem Grunde ist es auch zur Anwendung während der Schwangerschaft geeignet. Leinsamen werden in erster Linie als Ganzdroge angeboten, da diese sich in der Quellwirkung kaum von geschroteten Leinsamen unterscheidet. Geschrotete Leinsamen sind weniger lange haltbar, da sie schnell ranzig werden. Darüber hinaus stellen sie durch einen hohen Gehalt an fettem Öl eine große Kalorienzufuhr dar, bei ganzen Leinsamen werden die Öle aus dem Inneren der Saat nicht freigesetzt.

PRAXISTIPP

Es ist sehr wichtig, dass Leinsamen mit genügend Flüssigkeit eingenommen wird. Eine abführende Wirkung kann nur erfolgen, wenn genügend Flüssigkeit zum Quellen zur Verfügung steht. Pro Esslöffel Droge sollten 1–2 Gläser Wasser dazu getrunken werden. Wird Leinsamen ohne genügend Flüssigkeit eingenommen, kann er in den Verdauungswegen verkleistern!

Für die äußerliche Anwendung von Leinsamen wird aus der gepulverten Droge ein Brei hergestellt, der auf die Haut aufgetragen wird und die Abheilung entzündlicher Prozesse beschleunigen soll.

GUT ZU WISSEN

aha

Im ersten Moment paradox, aber Leinsamen können auch bei Durchfall helfen. Die Schleime nehmen im Dickdarm überschüssige Flüssigkeit auf und binden Giftstoffe. Außerdem kleiden sie die Darmwand mit einem schützenden Film aus und verhindern so weitere Irritationen.

6.4.4 Drogen als galenische Hilfsstoffe

Agar

Monographie: Agar, Ph. Eur.
Stammpflanze: Rotalgen, z. B. *Gelidium*-Arten.
Vorkommen: V. a. in ostasiatischen Meeren.
Anwendung: Als fettfreie Suppositorien- und Salbengrundlage; aufgrund seiner Quellfähigkeit aber auch als Hilfsstoff in der Tablettenherstellung. Darüber hinaus spielt Agar eine wichtige Rolle in der Mikrobiologie als Nährboden zum Anzüchten von Bakterienkulturen.

Arabisches Gummi

Monographie: Arabisches Gummi, Gummi arabicum, Acaciae gummi, Ph. Eur.
Stammpflanze: *Acacia*-Arten, u. a. *Acacia senegal*, Fabaceae.
Vorkommen: Tropisches Afrika.
Anwendung: Als anionenaktiver Emulgator und Stabilisator in der Galenik und in der Lebensmittelindustrie zur Herstellung von Süßigkeiten (z. B. Gummibärchen).

Tragant

Monographie: Tragant, Tragacantha, Ph. Eur.
Stammpflanze: *Astragalus*-Arten, u. a. *Astragalus gummifer*, Fabaceae.
Vorkommen: Kleinasien.
Anwendung: Emulgator, Dickungsmittel und Tablettierhilfsstoff in der Galenik bzw. Lebensmittelindustrie.

6.5 Lektindrogen

Lektine sind keine reinen Kohlenhydrate. Chemisch gesehen bestehen sie aus Glykoproteinen also aus Eiweiß- und Zuckerkomponenten. Selten sind Lektine auch reine Eiweißmoleküle. Für die Lektinwirkung ist eine direkte Wechselwirkung mit Zuckerstrukturen in der Zellmembran die Grundlage. Durch spezifische Bindung an Kohlenhydratstrukturen beeinflussen sie Stoffwechselvorgänge.

Mistel

Monographie: Mistelkraut, Visci herba, DAB.
Stammpflanze: *Viscum album*, Santalaceae, z. T. auch der Familie Viscaceae zugeordnet (o Abb. 6.5).
Synonyme: Hexenbesen, Drudenfuß.
Vorkommen: Die Mistel ist ein immergrüner Halbschmarotzer, der auf vielen Laub- und einigen Nadelbäumen wächst. Im Winter sind die kleinen kugeligen Sträucher besonders gut sichtbar. Die Mistel lässt sich von ihren Wirtspflanzen mit Wasser und Nährstoffen versorgen, assimiliert mit ihren grünen Blättern aber selbst. Die Pflanze ist getrenntgeschlechtlich zweihäusig. Sie bildet weiße kugelige Beerenfrüchte (o Abb. 6.6).

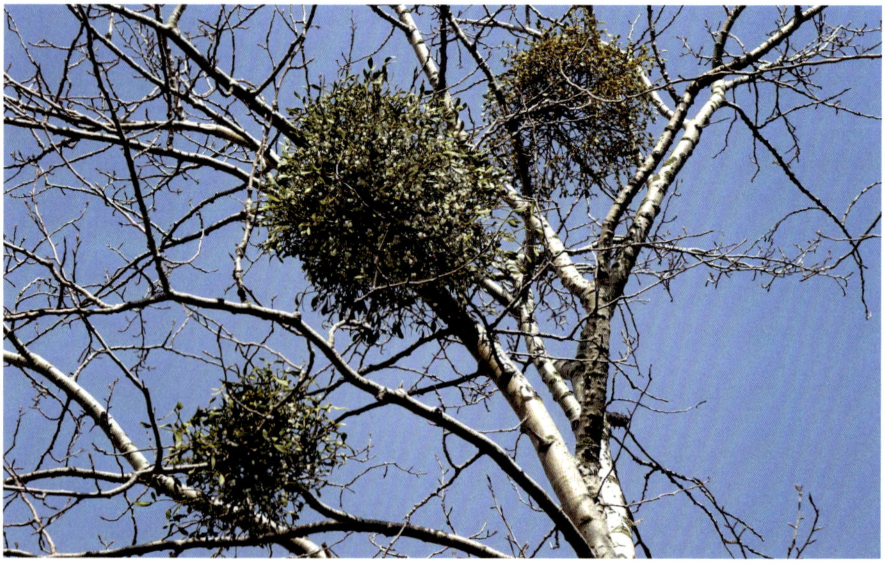

o **Abb. 6.5** Misteln auf einem Laubbaum

Gewinnung: Die Mistel ist „die“ Pflanze der anthroposophischen Medizin. Für die Tumorbehandlung verarbeiten die Herstellerfirmen nur Misteln von ganz bestimmten Wirtspflanzen.

Inhaltsstoffe: Die Wirksamkeit der Mistel bei der Tumorbehandlung ist nach wie vor nicht gesichert. Das Bemühen, dafür Belege zu bekommen, hat jedoch zu erheblichen Forschungsanstrengungen geführt. Isoliert und untersucht wurden eine ganze Reihe von Inhaltsstoffen: Lektine, Polypeptide, Polysaccharide, Phenylpropane, Lignane, Flavonoide und andere.

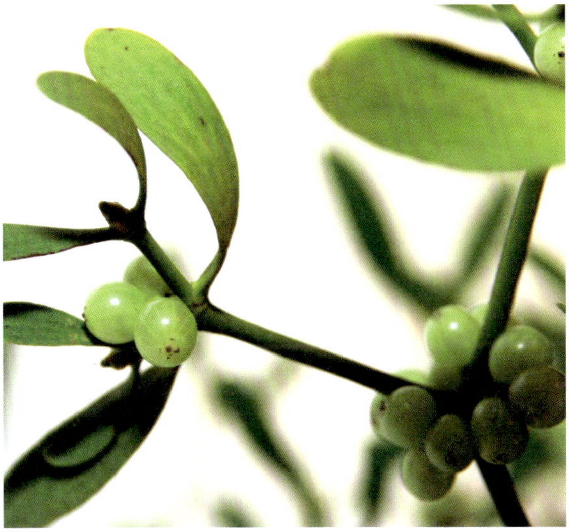

Abb. 6.6 Mistel mit Beerenfrüchten

Lektine sind Glykoproteine, die bestimmte Zucker an sich binden. Damit haben sie auch eine Affinität für die Oberflächenstrukturen bestimmter Zellen. Von einem speziellen Mistellektin wurde nachgewiesen, dass es im Immunsystem positive Wirkungen zeigt und gegen Tumore und ihre Metastasen wirkt. In höherer Dosierung zeigten sich allerdings toxische Effekte.

Die Polypeptide der Mistel werden als Viscotoxine bezeichnet. Bei parenteraler Anwendung senken sie die Herzfrequenz und den Blutdruck, bei oraler Verabreichung werden sie jedoch im Magen-Darm-Trakt inaktiviert.

Anwendung: Mistelextrakte zur Injektion werden in der Tumortherapie eingesetzt der Tee soll einen zu hohen Blutdruck senken.

Die Anwendung von Mistel als Phytotherapeutikum wurde von der Kommission E bei degenerativ-entzündlichen Gelenkerkrankungen als sinnvoll angesehen, wenn der Extrakt gespritzt wird. Dabei entsteht an der Einspritzstelle eine Entzündung, auf die das Immunsystem mit erhöhter Aktivität reagiert. In der Folge klingt die ursprünglich zu behandelnde Entzündung schneller ab. Außerdem kann die Mistel zur Palliativtherapie bei Tumorerkrankungen eingesetzt werden.

Auch im Rahmen der anthroposophischen Medizin werden parenterale Mistelextrakte zur Tumortherapie eingesetzt. Es konnte bisher eine Verbesserung der Lebensqualität der Tumorpatienten nachgewiesen werden (z. B. verbesserter Appetit).

Für die Homöopathie gelten wiederum andere Anwendungsgebiete.

Die Wirkung der Lektine hängt sehr von Dosis, Art, Dauer und Zeitpunkt der Anwendung ab. Da jedoch über die komplexen Regelkreise der Abwehr noch zu wenig bekannt ist und auch nicht alle Mistelextrakt-Präparate auf einen definierten Inhaltsstoff standardisiert sind, müssen schon aus diesem Grund Studienergebnisse über Mistelbehandlungen unterschiedlich ausfallen. Die verschiedenen Ergebnisse sind also nur schwer oder gar nicht miteinander zu vergleichen. Akzeptierte klinische Nachweise für die Wirksamkeit von Mistelextrakt bei Krebserkrankungen gibt es nicht. Allerdings ist unübersehbar, dass die Patienten bei einer Strahlen- oder Chemotherapie von der adjuvanten Behandlung mit Mistelextrakt profitieren.

NOCH MEHR INFOS

Mistelpräparate in der Onkologie.

ZUSAMMENFASSUNG

- Stärken: Kartoffelstärke, Maisstärke, Reisstärke, Weizenstärke,
- Schleimdrogen:
  - Antitussiva: Eibischwurzel, Isländisches Moos, Spitzwegerichblätter, Lungenkraut, Huflattichblätter,
  - Laxanzien: Indische Flohsamen, Indische Flohsamenschalen, Leinsamen,
  - Immunstimulans: Echinaceawurzel,
- isolierte Kohlenhydrate als galenische Hilfsstoffe: Agar, Arabisches Gummi, Tragant,
- Lektindrogen: Mistelkraut.

FRAGEN

● leicht ●● mittel ●●● schwer

●

1. Benennen Sie alle Elemente aus denen sich die meisten Kohlenhydrate zusammensetzen.
2. Erklären Sie die Durchführung eines Kaltmazerats.

●●

3. Finden Sie zwei Funktionen, die Kohlenhydrate innerhalb eines Pflanzenorganismus übernehmen.
4. Begründen Sie, warum ein Kaltmazerat bei Schleimdrogen einem klassischen Teeaufguss mit heißem Wasser vorgezogen wird.

●●●

5. Erklären Sie den Zusammenhang zwischen einer hohen Quellzahl und der Wirkstärke einer Laxansdroge.
6. Ein Kunde möchte Leinsamen gegen Verstopfung kaufen. Geben Sie wichtige Anwendungshinweise und praktische Tipps, wie diese Droge eingenommen werden kann.
7. Wer bin ich? Ich bin eine Arzneidroge mit Schleimen als Inhaltsstoffe. Ich gehöre zur Familie der Asteraceae werde bei Husten eingesetzt und sollte nicht wild gesammelt werden.

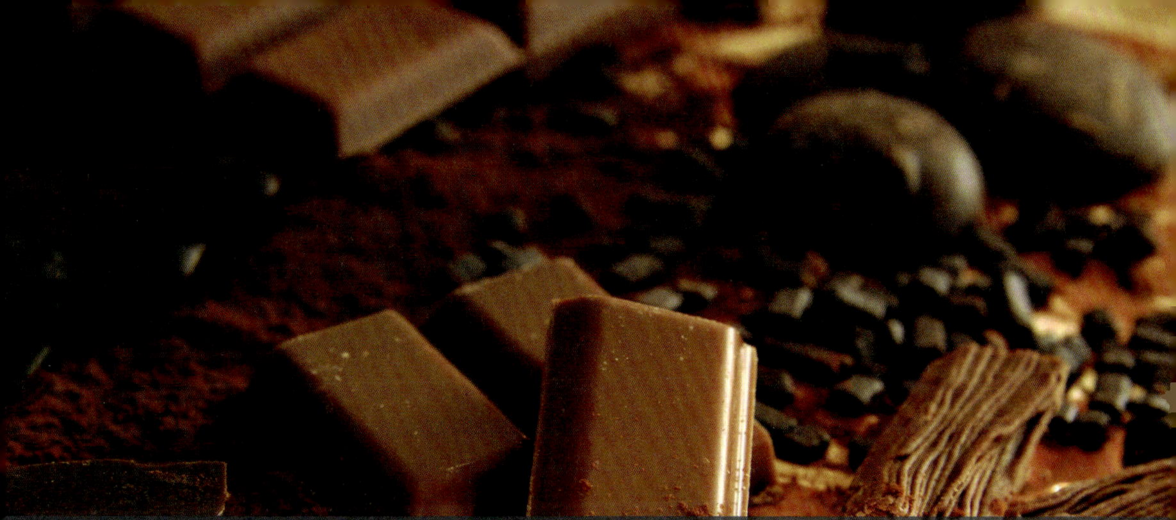

7 Drogen mit Fetten und fetten Ölen

Manchmal packt man mit viel Vorfreude eine Tafel Schokolade aus, aber diese ist mit einem unappetitlichen weißgrauen Schleier überzogen.
Das ist Kakaobutter, die sich bei zu warmer Lagerung auf der Oberfläche absetzt.
Auch als Zäpfchengrundlage müssen wir besonders vorsichtig mit Kakaobutter umgehen. Eine echte Herausforderung!
Auch Olivenöl und Erdnussöl können nicht nur zum Kochen verwendet werden. Viele fette Öle besitzen hautpflegende Eigenschaften und werden bei dermatologischen Problemen wie Neurodermitis als Basispflege eingesetzt.

7.1 Aufbau und Kennzahlen

Fette und fette Öle bestehen aus Fettsäuren, die mit Glycerol verestert sind, es sind – genauer gesagt – Trifettsäureester des Glycerols. Die Fettsäuren sind gesättigte oder ungesättigte Monocarbonsäuren, in der Regel unverzweigt und mit einer geraden Anzahl an Kohlenstoffatomen. Natürliche Fette sind Gemische verschiedener Glyceroltriester, die wiederum in der Regel mit verschiedenen Fettsäuren verestert sind. Fette und fette Öle unterscheiden sich in ihrem Schmelzpunkt. Fette sind bei Raumtemperatur fest oder von salbenartiger Konsistenz, fette Öle sind flüssig.

MERKE
Fette sind bei Raumtemperatur fest oder besitzen salbenartige Konsistenz. Fette Öle sind bei Raumtemperatur flüssig. Im chemischen Aufbau gibt es keine Unterschiede, nur die veresterten Fettsäuren variieren.

Es gibt sogenannte Begleitstoffe, die in Fetten zusätzlich zu Glycerolestern vorhanden sind. Hierbei handelt es sich u. a. um Sterole, Triterpene (z. B. Squalen), Carotinoide und Tocopherole.

Qualität und Quantität von Fetten und fetten Ölen werden mit Hilfe von chemischen **Kennzahlen** bestimmt. Diese geben Aufschluss über Art und Reinheit des Fettes. Im Folgenden werden einige dieser Kennzahlen näher erläutert.

Säurezahl (SZ): Bezeichnet die Masse an Kaliumhydroxid (in mg), die notwendig ist, um die in 1 g Fett enthaltenen freien Fettsäuren zu neutralisieren. Sie dient zur Charakterisierung von sauren Bestandteilen in Fetten. Es werden jedoch nicht die an Glycerol gebundenen Säuren erfasst wie bei der Verseifungszahl. Die ermittelten freien Fettsäuren geben Rückschluss auf Zersetzungsprozesse.

Verseifungszahl (VZ): Bezeichnet die Masse an Kaliumhydroxid (in mg), die notwendig ist, um die in 1 g Fett vorhandenen Esterbindungen zu spalten und freie Säuren zu neutralisieren.

Esterzahl (EZ): Bezeichnet die Masse an Kaliumhydroxid (in mg), die benötigt wird, um die in 1 g Fett enthaltenen Esterbindungen zu hydrolysieren (zu verseifen). Die Esterzahl wird wie folgt berechnet: **Esterzahl (EZ) = Verseifungszahl (VZ) – Säurezahl (SZ)**

Iodzahl (IZ): Bezeichnet die Menge Iod (in mg), die von 100 g Fett gebunden wird. Sie ist ein Maß für den Gehalt an ungesättigten Fettsäuren.

Peroxidzahl (POZ): Bezeichnet, wie viel mmol Sauerstoffatome pro kg Fett als Peroxid gebunden sind. Diese Reaktion mit Sauerstoff kann nur an den Doppelbindungen ungesättigter Fettsäuren erfolgen. Die Peroxidzahl ist ein Maß für die Verdorbenheit von Fetten.

7.2 Fette Öle

7.2.1 Pharmazeutische verwendete Öle

Rizinusöl

Monographie: Rizinusöl, Oleum ricini, Ph. Eur.
Stammpflanze: *Ricinus communis*, Euphorbiaceae.
Synonym: Wunderbaum.
Vorkommen: Die Pflanze ist in Nordafrika und dem Nahen Osten beheimatet. Sie kann innerhalb weniger Monate bis zu 5 m hoch werden, in tropischem Klima kann eine Höhe von bis zu 13 m erreicht werden. In weniger gleichmäßigem Klima stirbt die Pflanze in der kalten Jahreszeit oberirdisch ab, um bei entsprechender Sonneneinstrahlung erneut auszutreiben.
Gewinnung: Das Öl wird aus den Samen durch Kaltpressung gewonnen.
Makroskopische Merkmale: Farbloses bis gelbliches, stark viskoses Öl.
Inhaltsstoffe: Die Glycerolester des Rizinusöls bestehen bis zu 90 % aus Ricinolsäure. Die Samen enthalten giftige Lectine wie beispielsweise Ricin, welche bei Kaltpressung im Pressrückstand verbleiben. 10 Samen können für einen Menschen bereits tödlich sein.
Anwendung: Rizinusöl wird peroral als Laxans verwendet. Im Dünndarm wird Ricinolsäure freigesetzt die nur langsam resorbiert wird und eine verlangsamte Wasser- und Natriumrückresorption bewirkt. Als Erwachsenendosis werden 1–2 Esslöffel angegeben. Inzwischen ist Rizinusöl eher in der Tiermedizin als Laxans noch gebräuchlich. Für die Selbstmedikation beim Menschen stehen Alternativen zur Verfügung, die sich angenehmer einnehmen lassen.

Olivenöl

Monographie: Olivenöl, Olivae oleum, Ph. Eur.
Stammpflanze: *Olea europaea*, Oleaceae.
Synonym: Ölbaum.
Vorkommen: Der Ölbaum ist ein immergrüner Baum, der bis zu 20 m hoch werden kann. Er kommt hauptsächlich im Mittelmeerraum vor und wird dort in großem Maßstab kultiviert.
Gewinnung: Das Öl wird aus den Früchten des Ölbaums, den Oliven, gewonnen. Diese werden bei 40 °C gepresst, anschließend wird das Öl per Zentrifuge vom Fruchtfleisch getrennt.
Makroskopische Merkmale: Gelbliches, viskoses Öl mit charakteristischem Geruch.
Inhaltsstoffe: Olivenöl enthält v. a. Ölsäure, außerdem Palmitinsäure und Linolsäure.
Anwendung: Olivenöl dient u. a. als Trägersubstanz lipophiler Lösungen und als auffettender und pflegender Zusatz in Hautcremes.

Erdnussöl

Monographie: Erdnussöl, Arachidis oleum, Ph. Eur.
Stammpflanze: *Arachis hypogaea*, Fabaceae.
Synonym: Kamerunnuss.

Vorkommen: Der Ursprung dieser Pflanze liegt in den Anden. Inzwischen wird sie jedoch in großem Maßstab in den Tropen und Subtropen angebaut. Es handelt sich um eine bis zu 70 cm hohe krautige Zuchtpflanze, deren Hülsenfrüchte nach Einwachsen des Fruchtknotens in das Erdreich unterirdisch heranwachsen. Erdnüsse sind botanisch gesehen keine Nüsse, sondern analog zu anderen Fabaceenfrüchten (wie z. B. Erbsen) Hülsenfrüchte.
Gewinnung: Nach mehrwöchigem Trocknen der Früchte werden diese zerkleinert und mittels Kaltpressung wird das Öl extrahiert.
Makroskopische Merkmale: Farbloses bis gelbliches, viskoses Öl.
Inhaltsstoffe: Erdnussöl enthält v. a. Ölsäure, Linolsäure und Palmitinsäure, außerdem die längerkettige Arachinsäure.
Anwendung: Erdnussöl dient ebenfalls als Trägersubstanz lipophiler Lösungen und als auffettender und pflegender Zusatz in Hautcremes. Da Erdnussöl nur langsam in die Haut einzieht, eignet es sich für Massageöle besonders gut.

Mandelöl

Monographie: Mandelöl, Amygdalae oleum, Ph. Eur.
Stammpflanze: *Prunus dulcis var. amara oder dulcis*, Rosaceae.
Vorkommen: Der Mandelbaum stammt aus dem Kaukasus und wird u. a. in Pakistan, Iran, Kalifornien und im Mittelmeerraum angebaut. Es ist ein sommergrüner 3–6 m hoher Baum oder Strauch, der als wilde Pflanze bevorzugt an Hängen wächst. Bei Mandeln handelt es sich um eine Steinfrucht.
Gewinnung: Das Öl wird aus den Früchten des Mandelbaums durch Kaltpressung gewonnen.
Makroskopische Merkmale: Farbloses, viskoses Öl.
Inhaltsstoffe: Mandelöl enthält v. a. Ölsäure und Linolsäure.
Anwendung: Mandelöl dient u. a. als Trägersubstanz lipophiler Lösungen und als auffettender und pflegender Zusatz in Hautcremes.

7.3 Fette

7.3.1 Pharmazeutisch verwendete Fette

Kakaobutter

Monographie: Kakaobutter, Oleum cacao, Ph. Eur.
Stammpflanze: *Theobroma cacao*, Malvaceae.
Synonym: Kakaobaum.
Vorkommen: Der Kakaobaum gedeiht nur in der Äquatorregion. Hauptanbaugebiete sind in Afrika die Elfenbeinküste und Ghana und in Südamerika Brasilien und Ecuador. Der Baum kann bis zu 15 m hoch werden.
Gewinnung: Das Fett wird aus den Samen durch Pressung gewonnen.
Makroskopische Merkmale: Gelblich braune, schwach nach Schokolade riechende Masse, meist als Plättchen oder geraspelt im Handel.
Inhaltsstoffe: Als Fettsäuren sind Ölsäure, Stearinsäure und Palmitinsäure enthalten.

Anwendung: Kakaobutter (Abb. 7.1) wird gerne zur Narbenpflege eingesetzt. Als Pulver oder kleine Plättchen schmilzt sie auf der Haut, lässt sich gut einmassieren und macht das Narbengewebe geschmeidig. Als Grundmasse für die Zäpfchenherstellung ist Kakaobutter inzwischen obsolet, da bei einem zu hohen Erhitzen der Masse ein Modifikationswechsel stattfindet und diese nur unter 22 °C erstarrt.

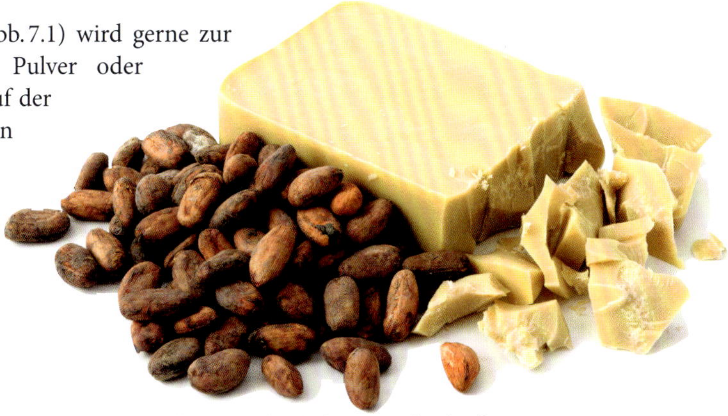

Abb. 7.1 Kakaobohnen und Kakaobutter

ZUSAMMENFASSUNG

- Fette Öle als Hautpflegeöle: Olivenöl, Mandelöl, Erdnussöl,
- fette Öle als Laxans: Rizinusöl,
- Fette als galenischer Hilfsstoff und zur Hautpflege: Kakaobutter.

FRAGEN

● leicht ●● mittel ●●● schwer

● 1. Finden Sie Gemeinsamkeiten und Unterschiede von Fetten und fetten Ölen.

●● 2. Viele Hautärzte verordnen bei Kindern mit Neurodermitis Cremegrundlagen, die mit Olivenöl angereichert sind. Welchen Zweck erfüllt hier das Olivenöl?

●●● 3. Laut Ph. Eur. liegt der zulässige Wert der Peroxidzahl für Mandelöl bei maximal 5. Sie ermitteln einen Wert von 7,8. Was können Sie daraus bezüglich des Mandelöls schließen?

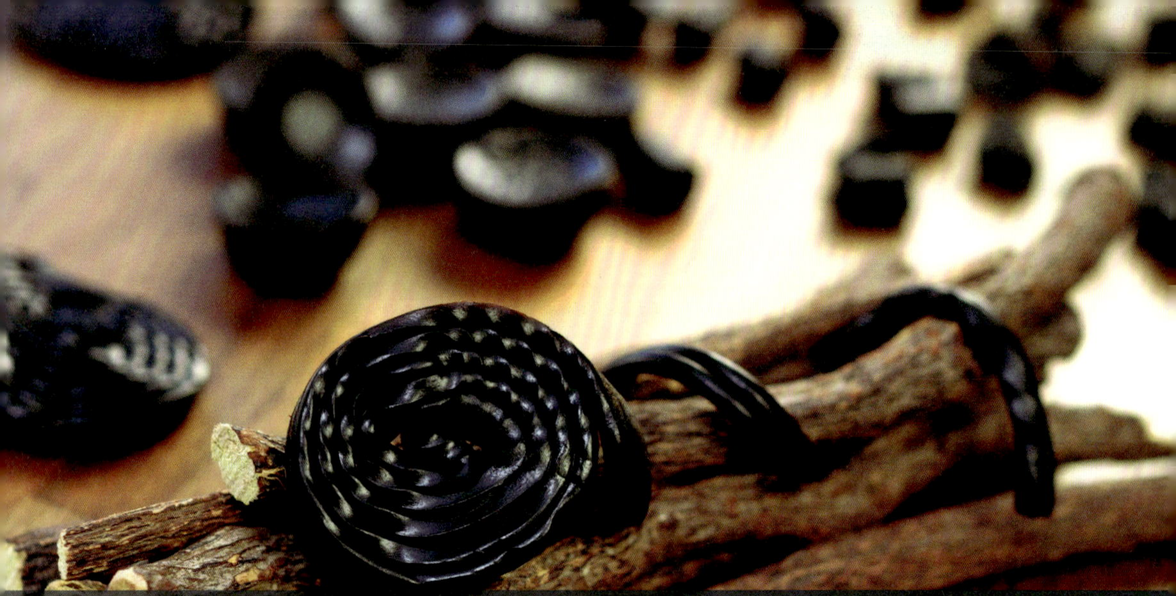

8 Drogen mit Isoprenoiden

Jeder kennt sie, viele lieben sie, andere wiederum hassen diese Süßigkeit: die Rede ist von Lakritzschnecken. Als Lakritz oder Lakritze wird der Wurzelextrakt des Echten Süßholzes (Glycyrrhiza glabra) bezeichnet.

Eine schlechte Nachricht für alle Lakritzfans: Zu viel davon kann gefährlich sein!

In diesem Kapitel erfahren Sie, warum das so ist.

Außerdem erfahren Sie, warum Maiglöckchen und Fingerhut zu den heimischen Giftpflanzen zählen und welche pharmakologischen Effekte im Kürbis versteckt sind.

8.1 Terpene

Terpene werden als Isoprenoide bezeichnet, weil ihre Biosynthese vom Isopren ausgeht. Ein (Mono-)**Terpen** ist eine C10-Substanz, die aus zwei Isoprenmolekülen hervorgegangen ist. ◘ Tab. 8.1 gibt eine Übersicht über die Einteilung der Terpene entsprechend ihrer Anzahl an Isopreneinheiten bzw. C-Atomen.

GUT ZU WISSEN

aha

Isoprenoide sind Substanzen, die aus dem Kohlenwasserstoff **Isopren** aufgebaut sind. Isopren ist 2-Methyl-1,3-Butadien (○ Abb. 8.1). Die Verbindung entsteht in mehreren Biosyntheseschritten aus Essigsäure. Isopren ist ein Ausgangsstoff für eine ganze Reihe von Drogeninhaltsstoffen.

Terpene können als aliphatische Verbindung linear vorliegen oder durch Ringschluss als zyklische Substanzen. Ihre flüchtigen Vertreter sind Hauptbestandteile vieler ätherischer Öle. Auf sie wird in dem ▸ Kap. 9.1 „Ätherische Öle“ näher eingegangen.

8

◘ **Tab. 8.1** Einteilung der Terpene

	Anzahl der Isopren-Einheiten	**Anzahl der C-Atome**	**Grundgerüst von (Beispiel)**
Hemiterpene	1	5	
Monoterpene	2	10	Menthol
Sesquiterpene	3	15	Bisabolol
Diterpene	4	20	Vitamin A
Triterpene	6	30	Saponine, Steroide
Tetraterpene	8	40	Carotinoide
Polyterpene	n	n × 5	Kautschuk

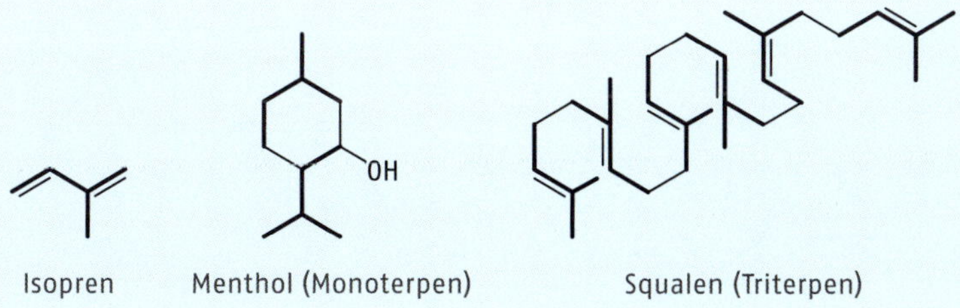

○ **Abb. 8.1** Strukturformeln von Isopren, Menthol und Squalen

Das Triterpen **Squalen** ist die biochemische Ausgangssubstanz für die Steroide. Hierzu gehören so unterschiedlich wirkende Substanzen wie die Herzglykoside, die Nebennierenrindenhormone, die Sexualhormone, die Gallensäuren und die D-Vitamine.

8.2 Steroidglykoside

8.2.1 Aufbau

> **MERKE**
> Glykoside sind Verbindungen, die aus einem oder mehreren Zuckermolekülen und einem Aglykon („Nicht-Zuckermolekül") bestehen. Das Zuckermolekül bewirkt eine verbesserte Wasserlöslichkeit des Gesamtmoleküls.

Das Grundgerüst des Aglykons aller Steroidglykoside ist das Steran. Dessen Biosyntheseweg geht von dem Triterpen Squalen aus und führt zu Cholesterol, das als „Muttersubstanz" für alle biogenen Steroide bezeichnet werden kann. Nach Art der Substituenten am C17-Atom unterscheidet man **Cardenolide** und **Bufadienolide** (o Abb. 8.2).

Zu den Cardenoliden gehören die herzwirksamen Glykoside der *Digitalis*- und *Strophanthus*-Arten, außerdem auch die Inhaltsstoffe der nicht herzwirksamen Uzarawurzel. Zu den Bufadienoliden zählen die *Scilla*-Glykoside und herzwirksame Verbindungen, die aus Krötengiften, besonders von *Bufo*-Arten, isoliert wurden.

Die in den Pflanzen vorliegenden Glykoside bestehen aus dem Steroid-Aglykon, welches für die Wirksamkeit verantwortlich ist. Dieses ist mit einem bis fünf Monosacchariden glykosidisch verknüpft. Als Zuckeranteile finden sich neben Glucose v. a. die für herzwirksame Glykoside typischen Desoxyzucker (z. B. Rhamnose und Digitoxose). Die vielfältigen Kombinationsmöglichkeiten von Aglykon und den unterschiedlichen Zuckern ermöglichen eine große Strukturvielfalt. Beispielsweise bei den herzwirksamen Glykosiden sind bisher mehr als 400 verschiedene gefunden worden.

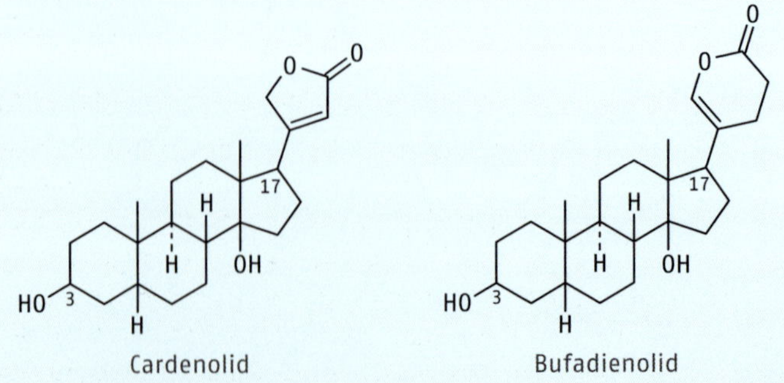

o **Abb. 8.2** Strukturformeln der beiden Herzglykosid-Aglyka Cardenolid und Bufadienolid

8.2.2 Anwendung

Die Wirkung der Herzglykoside ist schon seit über 200 Jahren bekannt. Qualitativ wirken sie alle gleich: Sie beeinflussen die Herzleistung, indem sie die Kontraktionskraft der Herzmuskulatur erhöhen. Die Schlagfrequenz nimmt ab, der Druck im venösen Kreislauf wird geringer. Dadurch vermindert sich der Rückstau im venösen System, die bessere Blutzirkulation sorgt für eine gesteigerte Diurese. Dieses wiederum hat den Abbau der vornehmlich in den Beinen auftretenden Ödeme zur Folge.

Die einzelnen Herzglykoside unterscheiden sich sehr in ihrer Pharmakokinetik (Resorptionsquote, Zeit bis zum Wirkungseintritt, Abklingquote, Metabolisierungsweg im Körper). Daraus resultiert auch eine unterschiedliche Kumulationsgefahr. Strophantin hat nach intravenöser Injektion eine Latenzzeit von nur 2–15 Minuten und erreicht seine volle Wirksamkeit nach einer Stunde. Damit ist es hervorragend zur Behandlung der akuten Herzinsuffizienz geeignet. Digoxin braucht nach oraler Gabe eine Stunde bis zum Wirkungseintritt, erreicht seine Vollwirkung nach 6–8 Stunden und hat eine Wirkdauer von 6–8 Tagen. Bei Digitoxin sind die entsprechenden Werte noch weiter verlangsamt, seine Wirkdauer beträgt 20 Tage. Die Kumulationsgefahr ist also bei dieser Substanz besonders hoch.

Der Gefahr einer Digitalisintoxikation kann man heute mit einem spezifischen Antidot begegnen, das aus dem Serum von sensibilisierten Schafen gewonnen wird. Die Antikörper binden das Glykosid, wodurch in der Folge der gesamte Komplex rasch renal eliminiert wird.

MERKE
Herzwirksame Glykoside haben nur eine geringe therapeutische Breite daher ist die Gefahr einer versehentlichen Überdosierung groß. Isolierte Reinstoffe, v. a. Digoxin und Digitoxin, haben Drogenzubereitungen daher aus der Herztherapie verdrängt. Drogen- oder Drogenextrakte unterliegen starken Schwankungen im Gehalt der Herzglykoside.

8.2.3 Drogen mit herzwirksamen Glykosiden

Digitalis

Monographien: Digitalis-purpurea-Blätter, Digitalis purpureae folium, Ph. Eur.; Eingestelltes Digitalis-purpurea-Pulver, Digitalis purpureae pulvis normatus, DAB.
Stammpflanze: *Digitalis purpurea*, Plantaginaceae.
Vorkommen: Der rote Fingerhut ist eine etwa 2 m hohe zweijährige Pflanze. Im ersten Jahr wird die grundständige Blattrosette ausgebildet mit der die Pflanze überwintert. Erst im zweiten Jahr treibt sie den langen Spross mit stark behaarten Blättern und den in einseitswendiger Traube angeordneten Blüten. *Digitalis*-Arten sind in Mitteleuropa heimisch, in Kulturen werden sie jedoch auch außerhalb des Heimatgebietes angebaut.
Gewinnung: Das Arzneibuch gibt nur an, dass die Droge aus den getrockneten Blättern besteht. Aufgrund des höheren Glykosidgehalts werden vornehmlich die Rosettenblätter am Ende der ersten Vegetationsperiode zur Drogengewinnung herangezogen.

Bei Digitalis treten chemische Rassen auf, die aufgrund genetischer Faktoren in ihrer Glykosidzusammensetzung voneinander abweichen. Das Glykosidmuster der einzelnen Dro-

gen wird jedoch auch von den äußeren Bedingungen beim Anbau und von der Art und Weise der Trocknung geprägt. Hiervon ist es z. B. abhängig, ob die in der Pflanze enthaltenen Primärglykoside erhalten bleiben oder durch Abspaltung der endständigen Glucose durch ein pflanzeneigenes Enzym in die sogenannten Sekundärglykoside überführt werden, die dann andere pharmakokinetische Eigenschaften haben.
Inhaltsstoffe: Mindestens 0,3 % Cardenolidglykoside. Sie werden begleitet von anderen, nicht herzwirksamen Steroidglykosiden, Saponinen, Anthrachinonen und Flavonoiden.

Adoniskraut

Monographie: Adoniskraut, Adonidis herba, DAB.
Stammpflanze: *Adonis vernalis*, Ranunculaceae.
Inhaltsstoffe: Cardenolide.

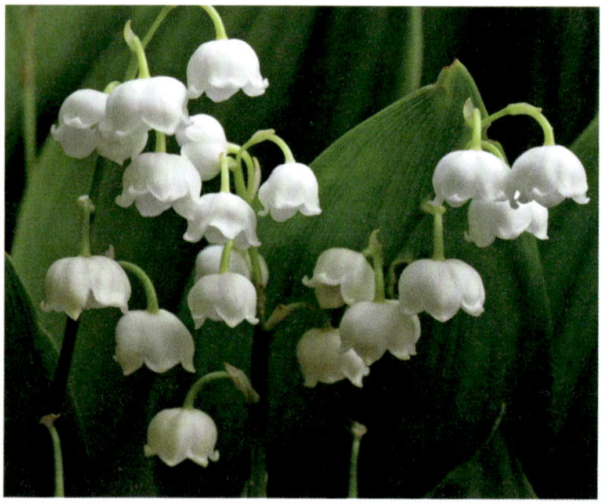

○ **Abb. 8.3** Maiglöckchen

Maiglöckchen

Monographie: Maiglöckchenkraut, Convallariae herba, DAB.
Stammpflanze: *Convallaria majalis*, Asparagaceae (○ Abb. 8.3).
Inhaltsstoffe: Cardenolide.

Meerzwiebel

Monographie: Meerzwiebel, Scillae bulbus, DAB.
Stammpflanze: *Urginea maritima*, Hyacynthaceae.
Inhaltsstoffe: Bufadienolide.

8.2.4 Weitere Steroidglykosiddrogen

Uzarawurzel

Monographie: Uzarawurzel, Uzarae radix.
Stammpflanze: *Xysmalobium undulatum*, Asclepiadaceae.
Vorkommen: Wild wachsende Pflanze aus Südafrika. Die Wurzeln werden traditionell von Medizinmännern verarbeitet und bei Durchfallerkrankungen eingesetzt.
Inhaltsstoffe: Steroidglykoside vom Cardenolidtypus, die nur in sehr hoher Dosierung Wirksamkeit auf die Herzfunktion zeigen. Dies liegt vermutlich an der, von den Herzglykosiden abweichende Struktur der Zuckerkomponente, aber auch an der schlechten Resorptionsquote der Glykoside, die eine Wirkung auf den Darmtrakt beschränken. Die Wirkung beruht v. a. auf einer Hemmung der Darmmotilität, die u. a. auf den Inhaltsstoff Uzarin zurückzuführen ist.
Anwendung: Uzarawurzel wird bei unspezifischen, akuten Durchfallerkrankungen eingesetzt, v. a. als Extrakt in Form von Fertigarzneimitteln.

8.3 Saponine

8.3.1 Aufbau

Eine weitere Gruppe von Pflanzeninhaltsstoffen, deren Biosynthese vom Isopren ausgeht, sind die Saponine.

Nach ihrem Aglykon, dem sog. Sapogenin, unterteilt man die Saponine in zwei Gruppen: **Steroidsaponine** und **Triterpensaponine** (○ Abb. 8.4).

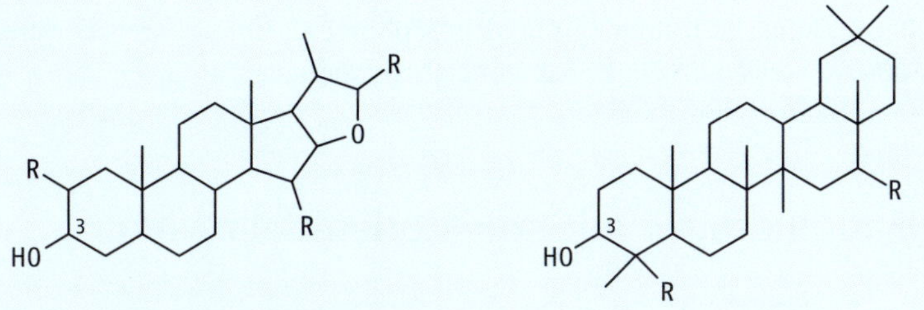

○ **Abb. 8.4** Strukturformeln der Aglyka eines Steroidsaponins (Steroidsapogenin) und eines Triterpensaponins (Triterpensapogenin)

Bei beiden Aglyka gibt es durch sterische Veränderungen große Variationsmöglichkeiten. Diese werden durch die unterschiedlichen Zuckerkomponenten, mit denen die Sapogenine verknüpft sind, noch erweitert. Um die typischen Saponinmerkmale aufzuweisen, müssen sie mit mindestens zwei Zuckermolekülen verbunden sein, es wurden aber auch bis zu elf Monosaccharide pro Saponin gefunden.

Die typischen Eigenschaften der Saponine drücken sich bereits in ihrem Namen aus: Sapo (Seife). Es handelt sich um wasserlösliche Verbindungen, die durch ihre Oberflächenaktivität Seifencharakter haben. Die Voraussetzung dafür ist durch den Aufbau des Saponin-Moleküls gegeben: Das lipophile Aglykon und der hydrophile Zuckerrest machen es zu einer amphiphilen Substanz, welche die Oberflächenspannung des Wassers herabsetzen kann. Auf dieser Eigenschaft beruht auch die Anwendung der Saponine als Emulgatoren in der pharmazeutischen Technologie.

Saponine wirken außerdem hämolytisch, d. h., sie zerstören die Zellmembranen von Erythrozyten. Diese hämolytische Aktivität macht die Saponine zu hoch toxischen Substanzen, wenn sie parenteral verabreicht werden.

8.3.2 Anwendung

Saponine werden als Expektoranzien eingesetzt. Bezüglich ihrer Wirkung existiert die Theorie, dass die Saponine die Schleimhaut des Magens reizen, was zu einer reflektorischen Steigerung der Bronchialsekretion führt. Dieser dünnflüssigere Schleim kann leichter abgehustet werden. Studien mit Efeuextrakt haben diese Theorie jedoch zumindest in Bezug auf die dort enthaltenen Saponine widerlegt und einen völlig anderen Wirkmechanismus belegen können (▸ Kap. 8.3.3).

8

Die diuretische Wirkung der Saponindrogen ist nachweisbar, jedoch nicht eindeutig zu erklären. Es wird vermutet, dass die resorbierten Saponinanteile das Nierenepithel reizen und sich durch die gesteigerte Durchblutung auch die Harnproduktion vermehrt.

Diese bei allen Saponinen vorhandenen Wirkungen werden noch durch spezifische ergänzt, deren Mechanismus aber nicht sicher geklärt ist. So hat Aescin eine ödemprotektive Wirkung. Als Wirkmechanismus wird eine Hemmung von abbauenden Enzymen in der Kapillarwand der Gefäße angenommen.

Außerdem finden sich antibiotische und antimykotische Wirkungen. Von den in Ginsengwurzeln vorkommenden Saponinen wird eine stoffwechselanregende Wirkung angenommen, die besonders im Alter die Vitalität verbessern soll.

Die pharmazeutische Technologie braucht Saponine als Emulgatoren. Die pharmazeutische Industrie verwendet einige Saponine als Grundmaterial für die halbsynthetische Produktion von Steroidhormonen.

8.3.3 Saponindrogen mit expektorierender Wirkung

PRAXISTIPP

Die expektorierende Wirkung einer Droge wird durch eine hohe Flüssigkeitszufuhr unterstützt. Empfehlen Sie den Patienten viel zu trinken, sodass der Schleim besser abgehustet werden kann.

Efeu

Monographie: Efeublätter, Hederae folium, Ph. Eur.
Stammpflanze: *Hedera helix*, Araliaceae.
Synonym: Totenranke.
Vorkommen: Die Pflanze ist heimisch in West-, Mittel- und Südeuropa. Das immergrüne Holzgewächs zählt aufgrund seiner Haftwurzeln zu den Kletterpflanzen und zeichnet sich durch die Besonderheit aus, zwei verschiedene Blattformen zu besitzen (Heterophyllie, ▸Kap. 3.4.4). Die unteren, jüngeren Blätter sind gelappt, dunkelgrün und ledrig, die oberen sind hingegen länglich-eiförmig, hellgrün und ganzrandig.
Gewinnung: Erntezeit ist vom Frühjahr bis zum Frühsommer. Es werden die Blätter aus dem unteren Bereich der Pflanze gesammelt.

Makroskopische Merkmale

- Quadratische Blattstücke von dunkelgrüner bis hellgrüner Farbe,
- dunkle Blattstücke glänzend mit derber Oberfläche und fächerstrahliger weißer Nervatur,
- junge Blätter zeigen Behaarung, ältere Blätter sind kahl,
- Blattstiele sind meist rund, dunkelgrün und längs gefurcht.

Inhaltsstoffe: Hauptinhaltsstoffe sind mit 2,5–6 % Saponine vom Triterpentyp. Außerdem besitzt die Droge wenig ätherisches Öl, Chlorogensäure und Kaffeesäure.
Anwendung: Durch den Gehalt an Saponinen dient die Droge als Expektorans und Sekretolytikum. Darüber hinaus besitzt die Droge eine bronchodilatatorische Wirkung durch einen indirekten β-sympathomimetischen Effekt, in der Wirkstärke mit Salbutamol ver-

gleichbar. Der Effekt beruht jedoch nicht auf einer direkten Stimulation der β-Rezeptoren des Bronchialtrakts, sondern auf einer Up-Regulation der Rezeptorzahl. Die sekretolytische Wirkung beruht auf einer gesteigerten Surfactantproduktion der Epithelzellen des Bronchialtrakts. Surfactant verringert die Oberflächenspannung des Bronchialschleims, macht ihn somit dünnflüssiger und leichter abhustbar.

Am häufigsten wird der Trockenextrakt dieser Droge in Form von Fertigpräparaten verwendet. Frische Efeublätter oder Presssaft können zu einer Kontaktallergie in Form einer Dermatitis führen.

NOCH MEHR INFOS
Mit „kletterndem Heu" gegen Husten. Porträt der Arzneipflanze Efeu.

Primel

Monographie: Primelwurzel, Primulae radix, Ph. Eur.
Stammpflanze: *Primula veris* und *Primula elatior*, Primulaceae.
Synonym: Schlüsselblumenwurzel.
Vorkommen: Die Schlüsselblume (o Abb. 8.5) ist ein Frühlingsblüher, der auf den Wiesen und in den Wäldern Europas und Asiens heimisch ist. Die Pflanze ist mehrjährig und überwintert mit ihrer Blattrosette.
Gewinnung: Die Droge besteht aus dem Rhizom und den anhängenden Wurzelteilen. Die Ernte erfolgt im Herbst. Den besten Ertrag liefern dreijährige Pflanzen. Um den Erhalt der Gattung zu sichern, stehen die unterirdischen Teile von *Primula* unter Naturschutz.

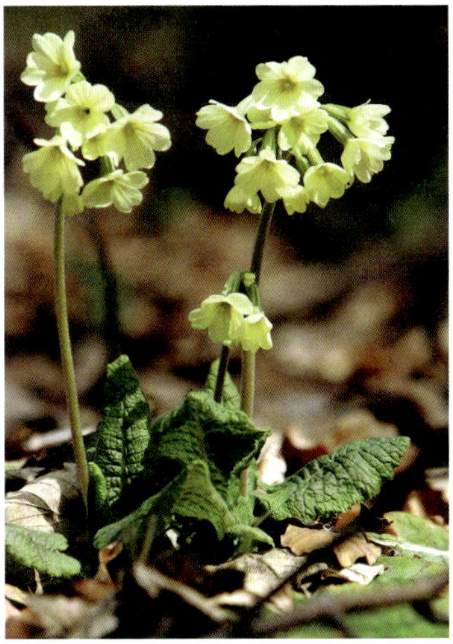

o **Abb. 8.5** Schlüsselblume

Makroskopische Merkmale (Schnittdroge)

- Viele dünne Wurzelstücke (Durchmesser etwa 1 mm) von weißlicher oder bräunlicher Farbe,
- Wurzelstockfragmente mindestens doppelt so dick, graubraun, grobhöckerig mit eingeschlossenem weißlichem Mark.

Mikroskopische Merkmale (Pulver)

- Parenchymteile,
- Epidermisfragmente mit Wurzelhaaren,
- viel relativ kleinkörnige Stärke,
- Steinzellen liegen vor, wenn die Droge Anteile von *Primula elatior* enthält,
- Oxalatkristalle müssen fehlen.

Inhaltsstoffe: 3–12 % eines Gemischs aus Triterpensaponinen. Außerdem enthält die Droge als Speicherorgan noch größere Mengen Polysaccharide wie Stärke, diverse Zucker und Zuckeralkohole.
Anwendung: Als Expektorans bei Katarrhen der Luftwege.

Senega

Monographie: Senegawurzel, Polygalae radix, Ph. Eur.
Stammpflanze: *Polygala senega* oder andere Arten, Polygalaceae.
Synonym: Klapperschlangenwurzel.
Vorkommen: Die Klapperschlangenwurzel wächst als ca. 40 cm hohe Staude in Nordamerika und Kanada.
Gewinnung: Die Wurzel und der Wurzelkopf werden ausgegraben und getrocknet. Der Wurzelkopf ist ein gedrungenes Sprossstück, aus dem im Sommer Sprossachsen austreiben.

Makroskopische Merkmale

- Die gelbbraune Wurzel hat normalerweise keine Seitenwurzeln, aber einen ausgeprägten, spiralig verlaufenden Kiel.
- Dieser entsteht beim Trocknen als Folge einer ungleichmäßigen Kambiumtätigkeit während der Wurzelbildung.
- Der Wurzelkopf ist graubraun und an dem dichten Besatz mit Knospen zu erkennen.

Inhaltsstoffe: Als Reservestoff findet sich fettes Öl in den Parenchymzellen, Stärke fehlt hingegen. Pharmazeutisch interessant ist ein Saponingehalt von ca. 10 %. Der wichtigste Vertreter ist Senegin. Der Geruch der Droge beruht auf ihrem Gehalt an Methylsalicylat, das aus einem Glykosid enzymatisch freigesetzt wird.
Anwendung: Aufgrund des Saponingehalts als Expektorans bei zähem oder zu geringem Auswurf.

Süßholz

Monographie: Süßholzwurzel, Liquiritiae radix, Ph. Eur.
Stammpflanze: *Glycyrrhiza glabra*, Fabaceae (○ Abb. 8.6).
Synonym: Lakritzenwurzel.
Vorkommen: Süßholz ist in Mitteleuropa und Asien beheimatet. Es existieren zwei unterschiedliche Varietäten, die verschiedene Handelsformen liefern: Das russische Süßholz aus *G. glabra* var. *glandulifera* kommt geschält in den Handel, *G. glabra* var. *typica* wird im Mittelmeerraum angebaut und liefert eine ungeschälte Sorte.
Gewinnung: Die Droge besteht aus den ungeschälten, getrockneten Wurzeln und ihren sehr lang werdenden unterirdisch wachsenden Ausläufern.

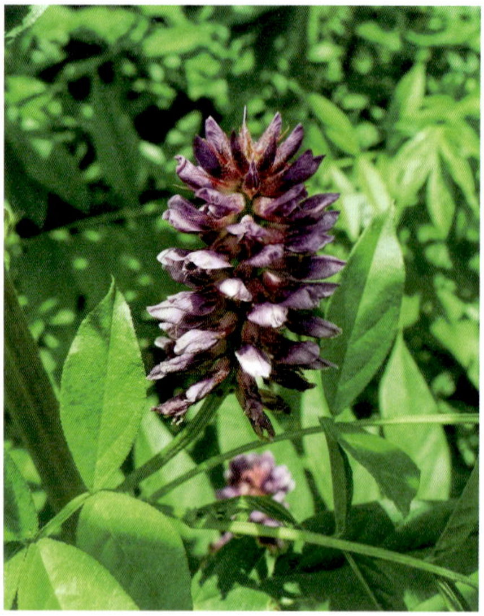

○ **Abb. 8.6** Süßholzpflanze

Makroskopische Merkmale

- Die Wurzel hat eine graubraune Rinde mit den Narben der abgefallenen Nebenwurzeln.
- Ihr Geschmack nach Lakritze ist ein unverwechselbares Kennzeichen der Süßholzwurzel.
- Die Droge lässt sich leicht in Längsrichtung auffasern.
- Der Holzkörper der Wurzel ist bis in die Mitte hinein reingelb, während die Abschnitte im Zentrum Mark aufweisen.

Mikroskopische Merkmale (Querschnitt)

- Markstrahl von acht Zellen Breite,
- Tracheen und Tracheiden des Holzteils,
- Holzfasern,
- Bastfasern in der Rinde.

Mikroskopische Merkmale (Pulver)

- Calciumoxalatkristalle aus Parenchymzellreihen, die die Gefäße begleiten,
- kleine, einzelne Stärkekörner.

Inhaltsstoffe: 2–15 % Triterpensaponine, darunter v. a. Glycyrrhizin, das Ammonium- und Calciumsalz der Glycyrrhizinsäure. Diese Säure besteht aus dem Aglykon Glycyrrhetinsäure, das mit zwei Molekülen Glucuronsäure verknüpft ist. Dadurch verliert das Molekül seine Saponineigenschaften. Das Glykosid wirkt kaum noch hämolysierend, beim isolierten Aglykon tritt diese Wirkung wieder auf.

Verschiedene Flavone wie Liquiritin und Isoliquiritin sind für die Gelbfärbung der Droge verantwortlich.

Außerdem sind noch Zucker, Stärke, Aminosäuren und Mineralien enthalten.

Anwendung: Zur Schleimlösung und Erleichterung des Auswurfs bei Katarrhen der oberen Atemwege (Bronchitis).

Zur Unterstützung der Behandlung von krampfartigen Beschwerden bei Magenschleimhautentzündungen (chronische Gastritis).

Die expektorierende Wirkung wird auf das Saponin Glycyrrhizinsäure zurückgeführt. Man vermutet den gleichen Wirkungsmechanismus wie bei anderen Saponindrogen.

Eine spasmolytische Wirkung wird auf die beiden Flavonoid-Aglyka Isoliquiritigenin und Liquiritigenin zurückgeführt. Die beschleunigte Heilung von Magengeschwüren bei Einnahme von Süßholzwurzel lässt auf eine antiphlogistische Wirkung schließen, die wiederum der Glycyrrhizinsäure bzw. ihrem Aglykon zugeschrieben wird. Diese sollen den Abbau des körpereigenen Cortisols in der Leber verzögern. Glycyrrhizin und Glycyrrhetin haben selbst einen mineralocorticoiden Effekt, da sie strukturelle Ähnlichkeit zu dem körpereigenen Mineralocorticoid Aldosteron besitzen. Bei Überdosierung oder Langzeittherapie besteht die Gefahr entsprechender Nebenwirkungen: Ödembildung durch verringerte NaCl-Ausscheidung sowie damit verbundene Wasserretention bei gleichzeitig vermehrter Kaliumausscheidung und Erhöhung des Blutdrucks. Da Lakritze meistens aus eingedicktem Süßholzextrakt hergestellt wird, ist bei großen Verzehrmengen derselbe Effekt zu erwarten!

PRAXISTIPP

Aufgrund der Gefahr von Nebenwirkungen soll Süßholzwurzel nicht länger als 4–6 Wochen angewendet werden.

Zur Therapie eines Magengeschwürs wird Süßholzwurzel meistens in Form des dickflüssigen Extrakts (Succus Liquiritiae) verwendet. Er wird als wässriger Extrakt bei 40 °C hergestellt und dann im Vakuum eingedampft. Bei diesem Verfahren entstehen vermehrt die beiden spasmolytisch wirksamen Flavonoid-Aglyka aus dem Flavonglykosid Liquiritin. In Stangen oder Scheiben gepresst ist der Extrakt als Lakritze im Handel. Glycyrrhizinsäure und Ammoniumchlorid sind die Geschmack gebenden Bestandteile von Salmiakpastillen und entsprechenden Produkten.

Die Kombination des stark süß schmeckenden Glycyrrhizins mit den anderen in der Wurzel enthaltenen Kohlenhydraten macht Süßholzwurzel außerdem zu einem beliebten Geschmackskorrigens für Teemischungen. Dieser angenehme Geschmack hat Süßholzwurzel sogar zu einer Art Naschwerk für Kinder gemacht. Sie kauen und lutschen die geschälte Wurzel, bis sie nicht mehr nach Lakritze schmeckt.

aha

GUT ZU WISSEN
Süßholzwurzelextrakt ist Bestandteil von Lakritze und Salmiakpastillen. Das Naschen großer Lakritzmengen kann zu Bluthochdruck und Wassereinlagerungen führen.

8.3.4 Saponindrogen mit anderen Indikationen

Ginseng

Monographie: Ginsengwurzel, Ginseng radix, Ph. Eur.
Stammpflanze: *Panax ginseng*, Araliaceae.
Synonym: Kraftwurzel.
Vorkommen: Ginseng ist eine ca. 50 cm hohe Staude, die in China und Südostasien wild wächst, dort inzwischen aber auch gezielt kultiviert wird.
Gewinnung: Da die Pflanze sich nur durch Samen vermehren lässt und bis zur Erntereife 5–6 Jahre intensive Pflege benötigt, ist der Anbau ein sehr mühseliges Geschäft, was sich nicht zuletzt auch im Preis der Droge niederschlägt.

„Weißer Ginseng" entsteht, wenn die gereinigten Wurzeln mit SO_2 gebleicht und anschließend bei 100–200 °C getrocknet werden. Dabei verlieren sie die äußere, dunkle Schicht Korkgewebe.

„Roter Ginseng" entsteht, wenn die Wurzeln zunächst mit Wasserdampf behandelt und dann getrocknet werden.

Inhaltsstoffe: Ginsengwurzel enthält 2–3 % Triterpensaponine, die unter der Bezeichnung Ginsenoside zusammengefasst werden. Sie werden von geringen Mengen ätherischem Öl, diversen Zuckern und Fettsäuren begleitet.
Anwendung: Ginseng wird als Geriatrikum und revitalisierendes Tonikum angewendet. Ein genauer Wirkungsmechanismus ist nicht bekannt, doch wird die Wirksamkeit den Ginsenosiden zugeschrieben. Sie gelten als „Adaptogene". Das sind Stoffe, die bei lang dauernder und in ausreichender Dosierung durchgeführter Behandlung die Möglichkeiten des Körpers verbessern, sich belastenden Situationen schneller und besser anzupassen. Dieser Anpassungseffekt bezieht sich sowohl auf die geistige als auch auf die körperliche Ebene. Die so hervorgerufene Verbesserung vieler Einzelfunktionen des Körpers führt zu dem Gesamtbild einer allgemeinen Leistungssteigerung. Zudem kommt noch ein unspezifischer immunstimulierender Effekt hinzu.

Allerdings sind die verschiedenen Nebenwirkungen zu beobachten, die bei Überdosierung auftreten: Schlafstörungen, Nervosität, Durchfälle, Bluthochdruck, bei Frauen Blutungen in der Menopause, bei Schwangeren Frühgeburtsgefahr.

Taigawurzel

Monographie: Taigawurzel, Eleutherococci radix, Ph. Eur.
Stammpflanze: *Eleutherococcus senticosus*, Araliaceae.
Synonyme: Stachelpanaxwurzel, Sibirischer Ginseng.
Vorkommen: Der Stachelpanax ist ein mehrjähriger Strauch, der 2–3 m hoch wird und dessen Zweige dicht mit nadelartigen Stacheln besetzt sind. Er wächst wild in Russland, Ost- und Südostasien.
Gewinnung: Die Wurzeln und Rhizome werden ausgegraben und getrocknet. Die Droge Taigawurzel stammt meist aus China oder Korea. Die in Russland gewonnene Droge wird noch am Gewinnungsort zu alkoholischem Extrakt verarbeitet.
Inhaltsstoffe: Die Droge enthält eine Reihe von Verbindungen, die als Eleutheroside bezeichnet werden: Phenylpropanverbindungen, deren wichtigste Eleutherosid B ist, Lignanverbindungen (z. B. Eleutherosid D), Cumarine (z. B. Eleutherosid B_1) und ein Sitosterolglykosid (Eleutherosid A). Die Eleutheroside können also ganz unterschiedlichen Stoffklassen angehören. Außerdem enthält die Droge einen großen Anteil Polysaccharide.
Anwendung: Die Teezubereitung ist nicht gebräuchlich. In der Regel werden Fertigpräparate, die einen standardisierten ethanolischen Trockenextrakt enthalten, eingesetzt. Die Untersuchungen, auf denen die Anwendungsempfehlungen beruhen, sind in Russland und mit den Extrakten der sibirischen Taigawurzel durchgeführt worden.

Eleutherococcus-Extrakt ist ein Tonikum, d. h., er soll die Anpassungsfähigkeit des Körpers an belastende Situationen verbessern. Man geht davon aus, dass Taigawurzelextrakt die Immunabwehr stärkt und die Stressresistenz erhöht. Dazu muss die Droge jedoch über längere Zeit eingenommen werden. Die Einnahmezeiten sollten immer wieder von Pausen unterbrochen werden.

PRAXISTIPP
Bei Fieber, Bluthochdruck und durchblutungsbedingten Herzproblemen darf **Taigawurzel** nicht eingenommen werden.

Rosskastanie

Monographien: Rosskastaniensamen, Hippocastani semen, DAB; Eingestellter Rosskastaniensamentrockenextrakt, Hippocastani extractum siccum normatum, DAB.
Stammpflanze: *Aesculus hippocastanum*, Sapindaceae.
Vorkommen: Die Rosskastanie ist in den Balkanländern und im vorderen Orient heimisch, hat sich aber bei uns durch Kulturen längst eingebürgert.
Gewinnung: Der Rosskastanienbaum mit seinen fingerförmig geteilten Blättern bildet im Frühjahr aufrecht stehende Blütenstände aus. Aus ihnen gehen Früchte hervor, deren stacheliges Äußeres aufspringt und 1–2 glänzend braune Samen entlässt, die bekannten Kastanien. Sie dürfen nicht verwechselt werden mit den Maronen, den Früchten der echten Kastanie, *Castanea vesca*.

Die reifen Samen werden an der Luft vorgetrocknet, später dann bei höheren Temperaturen nachgetrocknet.

Makroskopische Merkmale (Ganzdroge)

- Die dunkelbraunen Samen sind 2–4 cm groß, in getrocknetem Zustand glänzt ihre Schale nicht mehr.
- Die Samenschale hat einen großen hellen Fleck, das Hilum. Es ist die Abbruchstelle des Funikulus, des Stielchens, mit dem die Samenanlagen mit der Plazenta (▸ Kap. 3.4.7) verbunden waren.
- Das helle Gewebe unterhalb der Samenschale sind der Embryo und die großen Keimblätter.

Inhaltsstoffe: 2–10 % Triterpenglykoside, berechnet als Aescin. Aescin ist ein Gemisch mehrerer, nahe verwandter Saponine, die sich von zwei Aglyka ableiten. Sie werden begleitet von Flavonoiden und größeren Mengen Reservestoffen wie Stärke, Proteinen und fettem Öl.

Anwendung: Rosskastaniensamen werden v. a. von der pharmazeutischen Industrie gebraucht, um Aescin zu isolieren oder Rosskastanienextrakt herzustellen. Aescin wird – in Kombination mit Rutosid und anderen Flavonoiden – zur Gefäßabdichtung eingesetzt. Auf bisher ungeklärte Weise verringert es die Durchlässigkeit der Blutkapillaren für Flüssigkeit und Proteinmoleküle und wirkt so der Ausbildung von Ödemen entgegen. Aescin wird bei chronischer Veneninsuffizienz angewendet. Eine typische Erscheinungsform im Frühstadium sind die sogenannten Besenreißer und damit verbunden das Symptom „schwerer" Beine. Im weiteren Verlauf können Krampfadern und Ödeme entstehen. In der warmen Jahreszeit treten die Beschwerden verstärkt auf. Die Behandlung erfolgt zum einen innerlich durch Aescin-Präparate in Dragee- oder Tropfenform, zum anderen äußerlich als Salbe, die dünn auf die betreffenden Stellen aufgetragen wird.

PRAXISTIPP

Hat ein Arzt neben **Rosskastaniensamen** weitere Maßnahmen zur Behandlung der venösen Beschwerden angeordnet (z. B. das Tragen von Kompressionsstrümpfen), sollen diese unbedingt eingehalten werden.

Mäusedorn

Monographie: Mäusedornwurzelstock, Rusci rhizoma, Ph. Eur.

Stammpflanze: *Ruscus aculeatus*, Asparagaceae.

Synonyme: Dornmyrte, Stechmyrte.

Vorkommen: Das immergrüne Halbstrauchgewächs wächst hauptsächlich in Frankreich und im Mittelmeergebiet. Die Pflanze wird bis zu 1 m hoch und besitzt charakteristische blattförmige Kurztriebe, die in den Achseln stark reduzierter Blätter sitzen und in einer scharfen Spitze auslaufen. Davon leitet sich auch der botanische Name *aculeatus* ab, was stachelig bedeutet.

Inhaltsstoffe: Saponine wie Neoruscogenin und Ruscogenin, die z. T. auch als isoliertes Stoffgemisch unter der Bezeichnung „Ruscogenine" gewonnen werden. Darüber hinaus Sterole, etwas ätherisches Öl und Fettsäuren.

Anwendung: Der Pflanzenextrakt, aber auch isolierte Ruscogenine werden analog zu den Rosskastaniensamen bei Venenleiden und Krampfadern eingesetzt. Hierbei wird die gefäßprotektive Wirkung der Saponine genutzt. Als Fertigpräparate stehen sowohl oral anwendbare Arzneiformen als auch Einreibungen zur lokalen Anwendung zur Verfügung.

8.4 Weitere Isoprenoiddrogen

Sägepalme

Monographie: Sägepalmenfrüchte, Sabalis serrulatae fructus, Ph. Eur.

Stammpflanze: *Serenoa repens*, Arecaceae.

Synonym: Zwergpalmenfrucht.

Vorkommen: Die Sägepalme ist eine kurzstämmige, bis 4 m hohe Buschpalme. Sie besitzt ein kriechendes Rhizom und fächerförmige Blätter, die in 18–24 Segmente aufgeteilt und scharf gesägt sind. Der Blütenstand ist kurz, dicht behaart und rispig verzweigt. Die olivgroßen, dunkelroten Früchte färben sich nach dem Trocknen schwarz.

Inhaltsstoffe: Hauptinhaltsstoffe sind fettes Öl und Sterole, insbesondere β-Sitosterol sowie dessen Glucoside und Ester.

Anwendung: Trockenextrakte der Droge werden bei Blasenfunktionsstörungen und in den Anfangsstadien benigner Prostatahyperplasie eingesetzt. Die Anwendungsgebiete beruhen auf einem antiandrogenen Effekt, der den enthaltenen Sterolen zugeordnet wird. Es wird fast ausschließlich der Trockenextrakt dieser Droge in Form von Fertigpräparaten verwendet.

8

Kürbis

Monographie: Kürbissamen, Cucurbitae semen, DAB.

Stammpflanze: *Cucurbita pepo*, Cucurbitaceae.

Synonyme: Jonaskern, Herkulessamen.

Vorkommen: *Cucurbita pepo* ist der in Europa wachsende Garten-, Sommer- oder Ölkürbis. Aus seinen Samen wird Kürbisöl gewonnen. Der Kürbis ist eine einjährige, einhäusige Pflanze. Sie wächst am Boden liegend. Sowohl die männlichen als auch die weiblichen Blüten haben gelbe Kronblätter. Bei der Frucht handelt es sich botanisch gesehen um eine Beere (o Abb. 8.7).

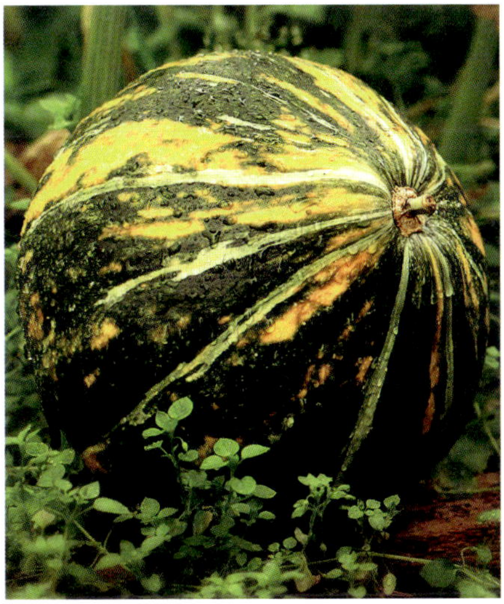

o **Abb. 8.7** Kürbisfrucht

Inhaltsstoffe: Steroide und deren Steroidglykoside, fettes Öl, Vitamin E (Tocopherole), Kohlenhydrate und Proteine.

Anwendung: Der Gehalt an Steroiden scheint maßgeblich beteiligt an der Wirksamkeit bei Blasenfunktionsstörungen. Zur längerfristigen Einnahme über mehrere Wochen bis Monate sind Kürbissamen oder auch Fertigpräparate mit Kürbissamenextrakt als Begleittherapie geeignet.

Brennnessel

Monographie: Brennnesselwurzel, Urticae radix, DAB.
Stammpflanze: *Urtica dioica* und *Urtica urens*, Urticaceae, (analog Brennnesselblätter).
Synonym: Haarnesselwurzel.
Inhaltsstoffe: Steroide wie z. B. β-Sitosterol, Lektine, Lignane.
Anwendung: Bei Miktionsbeschwerden durch benigne Prostatahyperplasie BPH Stadium I und II. Diskutiert wird in erster Linie ein Eingriff in den Hormonstoffwechsel als Hauptwirkung, wobei ein eindeutiger Wirksamkeitsnachweis noch aussteht. Es gibt einige Fertigarzneimittel, die einen Extrakt der Brennnesselwurzel beinhalten.

Traubensilberkerze

Monographie: Traubensilberkerzen-Wurzelstock, Cimicifugae rhizoma, Ph. Eur.
Stammpflanze: *Cimicifuga racemosa*, Ranunculaceae.
Synonyme: Frauenwurzel, Wanzenkrautwurzel.
Vorkommen: Die Traubensilberkerze ist eine ausdauernde, krautige Pflanze, die eine Höhe von bis zu 2 m erreichen kann. Im oberen Teil tragen die Sprosse große dreifach gefiederte Laubblätter mit spitzen, steif gesägten Blättchen. Die Blüten stehen in langen schmalen Trauben.
Gewinnung: Sammlung von Wildvorkommen in USA und Kanada.
Inhaltsstoffe: Triterpenglykoside und Flavonoide, außerdem Fukinolsäure und Piscidiasäure.
Anwendung: Trockenextrakte der Drogen werden bei klimakterischen Beschwerden sowie Beschwerden vor oder während der Menstruation eingesetzt. Man schreibt den Extrakten eine estrogenartige Wirkung zu, die Beschwerden hormonellen Ursprungs bessert.

Es wird ausschließlich der Trockenextrakt dieser Droge in Form von Fertigpräparaten verwendet.

PRAXISTIPP

Cimicifuga-Präparate sollten nicht ohne ärztlichen Rat über mehrere Monate eingesetzt werden.

Mönchspfeffer

Monographie: Mönchspfefferfrüchte, Agni casti fructus, Ph. Eur.
Stammpflanze: *Vitex agnus-castus*, Lamiaceae.
Synonym: Keuschlammfrüchte.
Vorkommen: Mönchspfeffer ist ein sommergrüner Strauch mit vierkantigen, graugefilzten jungen Zweigen. Die Blätter stehen gegenständig und sind handförmig in 5–7 lanzettliche, ganzrandige lange Blättchen geteilt. Die kleinen Blüten sind in dichten, endständigen, ährenartigen Blütenständen zusammengefasst.
Gewinnung: Sammlung von Wildvorkommen im Mittelmeergebiet. Hauptlieferanten sind Marokko und Albanien.

Inhaltsstoffe: Iridoidglykoside Aucubin und Agnusid, Diterpene und Flavonoide, außerdem ätherisches Öl mit Sabinen, 1,8-Cineol und α-Pinen als Hauptkomponenten.

PRAXISTIPP
Bei Spannungs- und Schwellungsgefühl in den Brüsten sowie bei Störungen der Regelblutung sollte vor einer Selbstmedikation mit Mönchspfefferfrüchten der Patientin ein Arztbesuch angeraten werden.

Anwendung: Trockenextrakte der Drogen werden bei Zyklusbeschwerden wie prämenstruellen Beschwerden, Mastodynie (Spannungs- bzw. Schwellungsgefühl in den Brüsten) und Regeltempoanomalien eingesetzt. Der Extrakt soll Einfluss auf die Prolactinsekretion haben, wobei wissenschaftliche Daten hierfür nur zum Teil vorliegen. Es wird ausschließlich der Trockenextrakt dieser Droge in Form von Fertigpräparaten verwendet.

ZUSAMMENFASSUNG

- Herzwirksame Glykoside: Digitalis-purpurea-Blätter/Pulver, Adoniskraut, Maiglöckchenkraut, Meerzwiebel,
- Steroidglykoside mit anderer Wirkung: Uzarawurzel,
- Saponindrogen:
  - Expektoranzien: Efeublätter, Primelwurzel, Senegawurzel, Süßholzwurzel,
  - andere Indikationen: Ginsengwurzel, Taigawurzel, Rosskastaniensamen, Mäusedornwurzelstock,
- Isoprenoiddrogen mit Hormonwirkung: Sägepalmenfrüchte, Kürbissamen, Brennnesselwurzel, Traubensilberkerzen-Wurzelstock, Mönchspfefferfrüchte.

FRAGEN

● leicht ●● mittel ●●● schwer

●

1. Unter den Isoprenoiden finden sich zwei besonders wichtige Inhaltsstoffgruppen. Benennen Sie diese und ordnen Sie Wirkungen zu.
2. Worauf ist der Name „Saponine" zurückzuführen?

●●

3. Warum dürfen saponinhaltige Lösungen nich intravenös verabreicht werden?
4. Erläutern Sie die Gefahr, die von zu hohem Lakritzverzehr ausgeht.

●●●

5. Efeublätter werden selten als Droge angewendet. Finden Sie galenische Formen, in denen Efeuextrakt angeboten wird.
6. Viele Husten- und Bronchialtees enthalten Süßholzwurzel. Finden Sie zwei Gründe, die dafür sprechen.
7. Wer bin ich? Ich bin eine Arzneidroge mit Saponinen. Ich gehöre zur Familie der Araliaceae und verbessere die geistige und körperliche Leistungsfähigkeit im Alter.
8. Wer bin ich? Ich bin eine Arzneidroge mit Isoprenoiden. Ich gehöre zur Familie der Lamiaceae und werde bei Zyklusbeschwerden eingesetzt.

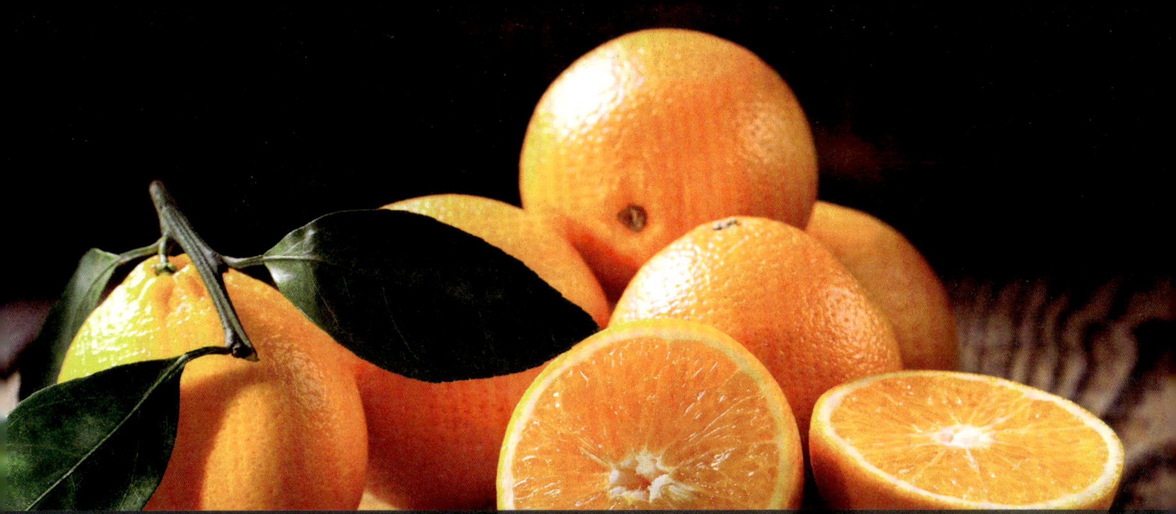

Drogen mit ätherischen Ölen und Alliinen 9

Stellen Sie sich den Duft beim Schälen einer Orange vor!
So riechen ätherische Öle!
Auch der typische Geruch von Pfefferminze und Kamille ist darauf zurückzuführen.
Ätherische Öle sind vielfältig im Geruch und auch vielfältig in der Anwendung. Manche sind bei Verdauungsstörungen sinnvoll, andere wiederum helfen bei der Wundheilung. In Hustentees sind die Teedrogen ebenso zu finden wie in Schlaf- und Nerventees. Auch viele Küchenkräuter nutzen das charakteristische Aroma von ätherischen Ölen.

9.1 Ätherische Öle

Ätherische Öle sind flüchtige Pflanzeninhaltsstoffe und Träger des für die jeweilige Pflanze typischen Geruchs. Es handelt sich um Gemische verschiedener biogener Stoffe. Als Hauptbestandteile konnten Terpene (v. a. Mono- und Sesquiterpene) und Phenylpropane nachgewiesen werden.

Von den ätherischen Ölen zu unterscheiden sind die **Harze**. Sie sind ebenfalls lipophile Stoffgemische, die aber fest und nicht flüchtig sind.

Harze, die in ätherischen Ölen gelöst sind, werden als **Balsame** bezeichnet.

Ätherische Öle können in allen Pflanzenteilen in besonderen Exkretzellen gebildet und in speziellen „Behältern" gespeichert werden. Hierzu zählen:

- Öldrüsen (z. B. Drüsenhaare oder -schuppen): Hier wird das ätherische Öl von Epidermiszellen nach außen abgegeben und sammelt sich zwischen Zellwand und Kutikula (Lamiaceae, Asteraceae).
- Lysigene Ölbehälter, die durch Auflösung der Parenchymzellen entstanden sind (Coniferae, Rutaceae).
- Schizogene Ölbehälter, die durch Auseinanderweichen der Gewebezellen entstanden sind (z. B. Apiaceae).
- Exkretzellen, die durch eine Suberinschicht vom übrigen Gewebe isoliert sind, sodass sie das ätherische Öl speichern können (Zingiberaceae).

Die ätherischen Öle können mit verschiedenen physikalischen Verfahren aus den Pflanzen gewonnen werden.

Die **Kaltextraktion** ist das schonendste Verfahren und wurde früher vornehmlich bei Blüten angewendet, die wenig, aber wertvolles ätherisches Öl enthalten. Die frischen Blüten wurden auf eine Fettschicht aufgestreut, wobei sich das ätherische Öl in dem Fett anreicherte. Anschließend wurde es dann durch Alkoholextraktion wieder isoliert.

Ätherische Öle mit Bestandteilen, die sehr wärmeempfindlich sind, können auch mit **organischen Lösungsmitteln** extrahiert werden.

Bei den beiden oben genannten Verfahren werden außer den ätherischen Ölen auch alle anderen fettlöslichen Stoffe mit ausgezogen. Diese Methoden sind bei geringer Ausbeute recht kostspielig und kommen nur noch für solche Öle in Betracht, die z. B. in der Parfümindustrie als Duftstoffe gebraucht werden (Jasminöl, Rosenöl).

Das **mechanische Auspressverfahren** wird beispielsweise für die Öle der Citrusfrüchte angewendet. Dabei entsteht eine Mischung aus wässrigen und öligen Bestandteilen, die weiter gereinigt werden muss.

Destillationsverfahren sind Methoden, die das ätherische Öl unter Wärmeanwendung gewinnen. Eine Qualitätsminderung ist dabei unvermeidbar. Wasserdampfdestillation kann bei ätherischen Ölen mit wasserunlöslichen Bestandteilen angewendet werden. Dieses Verfahren beruht auf der Tatsache, dass diese Stoffe mit Wasserdampf flüchtig sind und so von anderen Pflanzenbestandteilen abgetrennt werden können. Eine fraktionierte Destillation führt zur Gewinnung besonders reiner Öle, wie sie beispielsweise für die arzneiliche Verwendung benötigt werden.

9.1.1 Eigenschaften und Analytik

Ätherische Öle sind bei Zimmertemperatur flüssig (Ausnahme: Anisöl) und leicht flüchtig. Ein Tropfen, auf ein Filterpapier aufgebracht, verdunstet, ohne einen Fettfleck zu hinterlassen.

Da ätherische Öle Gemische verschiedener, meist kompliziert gebauter organischer Verbindungen sind, zeigen sie in der Regel optische Aktivität.

Die Verbindungen enthalten vorwiegend lipophile Strukturmerkmale. Hydrophile Gruppen sind kaum vorhanden, daher ist die Wasserlöslichkeit ätherischer Öle gering.

Bei Alterungsprozessen spielen sich Oxidations- und Polymerisationsvorgänge ab, die durch Licht und Luft beschleunigt werden. Dabei ändern sich neben dem charakteristischen Geruch auch die physikalischen Eigenschaften: Die ätherischen Öle verharzen bei längerer Lagerung. Besonders auffällig ist dies bei Ölen mit einem hohen Anteil an ungesättigten Kohlenwasserstoffen. Die Alterung der Öle bedeutet immer auch eine Qualitätsminderung.

Als Identitäts- und Reinheitsprüfungen werden je nach Art der Inhaltsstoffe die physikalischen Kennzahlen wie optische Drehung, Brechungsindex, Dichte und Erstarrungstemperatur bestimmt. Die chemischen Prüfungen erfassen Verunreinigungen, Verschnittöle und Verharzungsprodukte. Die Dünnschichtchromatographie wird sowohl als Identitäts- als auch als Reinheitsprüfung eingesetzt. Die Gaschromatographie ermöglicht die Gehalts-, Reinheits- und Identitätsbestimmung ätherischer Öle in einem Arbeitsgang.

Die Bestimmung der in einer Droge enthaltenen Menge ätherischen Öls erfolgt durch Wasserdampfdestillation und damit das Überführen einer unter diesen Versuchsbedingungen erfassbaren Menge ätherischen Öls in eine vorgegebene Apparatur (Konventionsmethode). Das Volumen des aufgefangenen Öls kann direkt abgelesen werden. Das Arzneibuch schreibt bei dieser Methode Mindestgehalte vor.

9.1.2 Anwendung

Ihrem breit gefächerten Spektrum an Inhaltsstoffen entsprechend werden Drogen mit ätherischen Ölen vielseitig eingesetzt. Die spezifischen Anwendungsgebiete werden bei den einzelnen Drogen besprochen.

Viele ätherische Öle wirken antibakteriell, antimykotisch und viruzid. Mit einigen verdunstenden ätherischen Ölen soll man die Keimzahl in der Luft verringern können.

Auf die Haut aufgebracht, sorgen einige ätherische Öle für eine vermehrte Durchblutung (hyperämisierend), verbunden mit einer Erwärmung. In vielen „Rheumasalben" wird dieser Effekt genutzt.

Inhalierte ätherische Öle – allerdings in sehr geringer Dosierung – reizen die Schleimhaut der Atemwege zu einer vermehrten Produktion dünnflüssigen Schleims. Damit erklärt sich ihre expektorierende Wirkung.

Für die Anwendung bei Verdauungsstörungen und Beschwerden im Magen-Darm-Trakt nutzt man die appetitanregende verdauungsfördernde spasmolytische (krampflösende) und karminative (blähungstreibende) Wirkung.

Bei Angaben über die Anwendungsbereiche von Drogen mit ätherischem Öl ist zu beachten, dass viele Wirksamkeitsstudien mit isolierten Ölen durchgeführt wurden. Deren Ergebnisse lassen sich nicht ohne weiteres auf einen Teeauszug übertragen. Gerade bei ätherischen Ölen haben die Extraktionsbedingungen (Lösungsmittel, Temperatur usw.) einen großen Einfluss darauf, wie viel Öl in den Extrakt übergeht.

Des Weiteren spielt bei der Wirksamkeit auch die Applikationsart eine große Rolle. Teeauszüge werden nicht nur getrunken, sondern auch als Inhalationsmittel, Badezusatz oder für Umschläge benutzt. Bei den Badezusätzen können die Öle auf dreierlei Wegen wirken: direkt auf der Haut, perkutan nach Resorption und durch Inhalation direkt in den Atemwegen.

9.1.3 Ätherischöldrogen als haut- und schleimhautreizende Stoffe

Ätherische Öle, die **hautreizende** Eigenschaften besitzen, bewirken eine verstärkte Durchblutung der Haut. Dieser Effekt wird auch Hyperämisierung genannt. Hautstellen, die mit dem Öl behandelt wurden, röten sich und es entsteht eine lokale Erwärmung, sodass dieser Effekt in Rheumasalben und Schmerzeinreibungen genutzt wird.

Für eine **schleimhautreizende** Wirkung wird nur eine sehr geringe Konzentration an ätherischem Öl benötigt. Hier wird v. a. eine inhalative Anwendung genutzt. Die in Erkältungseinreibungen und Inhalationsölen enthaltenen Stoffe bewirken auf der Bronchialschleimhaut eine vermehrte Produktion dünnflüssigen Schleims. Damit erklärt sich ihre expektorierende Wirkung.

PRAXISTIPP

Ätherische Öle sollen nicht ohne ärztliche Rücksprache mit einem Vernebler angewendet werden. Das entstehende Aerosol wird bis in tiefere Bronchienabschnitte inhaliert und kann so bei empfindlichen Personen (Asthmatikern, kleinen Kindern) Atemnot auslösen. Häufig enthalten die Lösungen Alkohol, welcher die Bronchialschleimhaut reizt.

Eine gute Inhalationsmethode sind Inhalatoren aus Kunststoff, in die heißes Wasser und ätherisches Öl gefüllt werden. Auch heißes Wasser im Kochtopf und ein Handtuch über dem Kopf tun ihren Dienst. Sie tragen allerdings ein höheres Risiko für Verbrühungen.

Campher

Monographie: Campher: D-Campher, Camphora, Ph. Eur.; Racemischer Campher, Camphora racemica, Ph. Eur.

Vorkommen: Der Campherbaum ist in Ostasien beheimatet. *Cinnamomum camphora* kann bis zu 40 m hoch werden. Im Alter von etwa 50 Jahren werden die Bäume gefällt. Das Holz enthält in den Ölzellen und Interzellularräumen ein ätherisches Öl, das bis zu 50 % aus D-Campher besteht. Es wird durch Wasserdampfdestillation gewonnen.

Gewinnung: Campher ist eine chemisch definierte Substanz, die entweder synthetisch oder aus dem ätherischen Öl des Campherbaumes (*Cinnamomum camphora*, Lauraceae) gewonnen wird. Die halbsynthetische Herstellung von Campher geht vom α-Pinen aus und liefert beide Stereoisomere.

Abb. 9.1 Strukturformeln von D(+)-Campher und L(−)-Campher

In den derzeit gültigen Arzneibüchern gibt es zwei Campher-Monographien (D-Campher, Camphora, Ph. Eur. und Racemischer Campher, Camphora racemica, Ph. Eur.), deren Analytik sich aufgrund der unterschiedlichen Gewinnungswege des Camphers stark voneinander unterscheidet.

Eigenschaften: Campher ist eine kristalline Substanz, die sich schon bei Zimmertemperatur langsam verflüchtigt (sublimiert). Sie besitzt einen charakteristischen Geruch und übt einen kühlenden Effekt auf die Haut aus.

Anwendung: In Konzentrationen von 0,1–0,3 % wirkt Campher lokal analgetisch und anästhesierend. Damit eignet er sich für die Anwendung bei juckenden Hauterkrankungen. In einer Konzentration von mehr als 3 % wirkt er hyperämisierend, bei längerer Anwendung kann sich dies bis zum Auftreten einer Entzündung steigern.

Die Verwendung von campherhaltigen Externa bei rheumatischen Beschwerden ist nicht durch ausreichende Studien belegt. Campher wird auch in sogenannten Erkältungssalben eingesetzt.

9

PRAXISTIPP
Bei der Beratung in der Apotheke ist es wichtig, die Eltern darauf hinzuweisen, dass bei Säuglingen und Kleinkindern **campher-** und **mentholhaltige Produkte** nicht geeignet sind. Es besteht Erstickungsgefahr durch einen Kehlkopfkrampf!

Kiefernnadelöl

Monographie: Kiefernnadelöl, Pini aetheroleum, Ph. Eur.

Stammpflanze: *Pinus silvestris* u. a. *Pinus*-Arten, Pinaceae.

Vorkommen: Kiefern oder Föhren sind in Nordeuropa und Asien weit verbreitet.

Gewinnung: Das ätherische Öl wird in schizogenen Exkretgängen der Nadeln abgelagert und aus diesen oder den frischen Zweigspitzen der Kiefern durch Wasserdampfdestillation gewonnen.

Inhaltsstoffe: Die Kiefernnadeln enthalten 0,2–0,5 % ätherisches Öl. Dessen Zusammensetzung ähnelt der des Terpentins (30–50 % α-Pinen, 10–30 % β-Pinen u. a. Terpene), es kommen außerdem noch sauerstoffhaltige Verbindungen wie Terpenalkohole und Ester vor. Bornylacetat ist hier z. B. der Geruchsträger.

Anwendung: In Inhalations- und Einreibemitteln wird das ätherische Öl als Expektorans und auch als hyperämisierendes Mittel in Rheumaeinreibungen eingesetzt.

Fichtennadelöl

Monographie: Fichtennadelöl, Piceae aetheroleum, DAB.
Stammpflanze: *Picea abies*, *Abies sibirica* u. a. Arten der Gattungen *Picea* und *Abies*, Pinaceae.
Vorkommen: *Abies* (Tanne) und *Picea* (Fichte) sind wichtige Nutzholzlieferanten mit weltweiter Verbreitung.
Gewinnung: Das ätherische Öl der Nadeln und Zweigspitzen wird durch Wasserdampfdestillation gewonnen.
Inhaltsstoffe: Das ätherische Öl (Ausbeute ca. 0,2 %) enthält Terpene mit Limonen, α-Pinen und 6–12 % Bornylacetat, außerdem Fettsäuren und Fettalkohole.
Anwendung: Ebenso wie Kiefernnadelöl bei Erkrankungen der Atmungsorgane und als Einreibemittel.

Rosmarinöl

Monographie: Rosmarinöl, Rosmarini aetheroleum, Ph. Eur.
Stammpflanze: *Rosmarinus officinalis*, Lamiaceae.
Synonyme: Krankraut, Kranzenkraut.
Vorkommen: Immergrüner Strauch der Mittelmeerländer.
Gewinnung: Die Blattdroge besteht aus den getrockneten Laubblättern. Das ätherische Öl wird durch Wasserdampfdestillation erhalten. Hierzu werden die nach der Blüte geernteten beblätterten Sprosse verwendet.

Makroskopische Merkmale

- Die Blätter des Rosmarins haben Ähnlichkeit mit Tannennadeln.
- Sie sind sehr schmal und fest, ihr Rand ist so stark nach innen umgebogen, dass die Unterseite nur als schmaler Streifen sichtbar ist.
- Die Unterseite ist graufilzig mit stark hervortretender Mittelrippe.
- Dieser Blattaufbau, einschließlich der nur unterseits auftretenden Spaltöffnungen, ist typisch für eine Pflanze, die an trockenen Standorten wächst und übermäßigen Wasserverlust vermeiden muss.

Inhaltsstoffe: Die Blätter enthalten 1–2,5 % ätherisches Öl. Dessen Hauptbestandteile sind Cineol, α-Pinen, Campher, Borneol und Bornylacetat.
Anwendung: Innerlich bei Befindlichkeitsstörungen wie Völlegefühl, Blähungen und leichten krampfartigen Magen-Darm-Galle-Störungen.

Das ätherische Öl wirkt karminativ, der Tee aufgrund seiner Bitterstoffe auch choleretisch. Äußerlich zur Unterstützung bei der Behandlung von Muskel- und Gelenkrheumatismus. Die äußerliche Anwendung beruht auf der hyperämisierenden Wirkung des ätherischen Öls. In der Mittelmeerküche ist Rosmarin ein beliebtes Gewürz.

PRAXISTIPP
Beachten Sie bei der Beratung ihrer schwangeren Kundinnen, dass Zubereitungen aus **Rosmarinblättern** oder das ätherische Öl wegen toxischer Nebenwirkungen in der Schwangerschaft nicht eingenommen werden dürfen.

9.1.4 Ätherischöldrogen als Antiphlogistika

DEFINITION
Antiphlogistika sind Drogen oder Stoffe, die entzündungshemmend wirken.

Kamille

Monographien: Kamillenblüten, Matricariae flos, Ph. Eur.; Kamillenöl, Matricariae aetheroleum, Ph. Eur.
Stammpflanze: *Matricaria recutita*, Asteraceae.
Synonyme: Kleine Kamille, Feldkamille, Deutsche Kamille.
Vorkommen: Einjährige Ruderalpflanze Europas und Asiens, die in den Balkanländern, Ägypten, Spanien und Argentinien kultiviert wird.
Gewinnung: Die Droge besteht aus den nach der Ernte schnell getrockneten Blütenköpfchen. Das ätherische Öl wird durch Wasserdampfdestillation gewonnen und ist tiefblau.

Makroskopische Merkmale (Ganzdroge)

- Was als „Kamillenblüte" bezeichnet wird, ist aus botanischer Sicht eigentlich ein Blütenstand. Er besteht aus einem hohlen, kegelförmigen Sprossabschnitt (Blütenboden), der mit zahlreichen gelben, zwittrigen Röhrenblüten besetzt ist (o Abb. 9.2).
- Diese sind von einem Kranz weißer, weiblicher Zungenblüten umgeben. Unterhalb des Blütenstandes stehen dachziegelartig übereinander mehrere Reihen kleiner Hochblätter (Hüllkelch).

Mikroskopische Merkmale (Pulver)

- Pollenkörner mit stacheliger Exine und drei Keimporen,
- Asteraceen-Drüsenschuppen (o Abb. 9.3) mit zwei sezernierenden Zellen (von der Epidermis der Fruchtknoten),
- einzelliger Steinzellkranz (von der Basis der Fruchtknoten),
- papillöse Zellen (von der Epidermis der Zungenblüten).

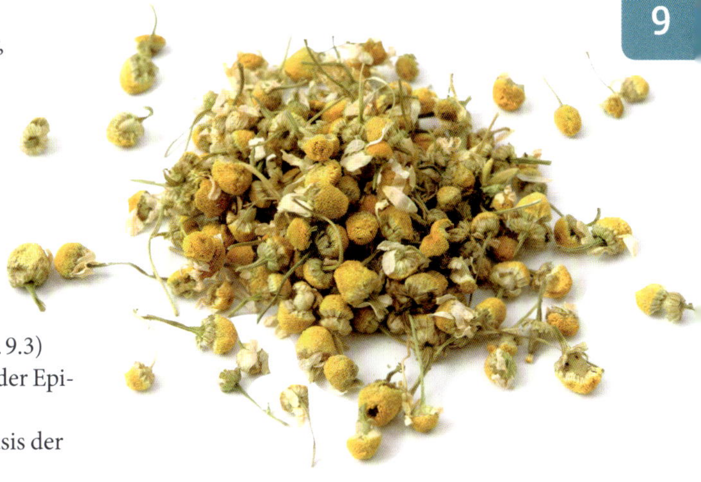

o **Abb. 9.2** Kamillenblüten

Inhaltsstoffe: Kamillenblüten enthalten 0,3–1,5 % ätherisches Öl. Dessen Hauptbestandteile Bisabolol (maximal bis 50 %) und Chamazulen gehören in die Gruppe der zyklischen Sesquiterpene. Chamazulen gibt dem bei der Wasserdampfdestillation gewonnenen ätherischen Öl seine blaue Farbe, ist jedoch nicht ursprünglich in der Pflanze enthalten, sondern entsteht in der Hitze aus Matricin. Für die spasmolytische und antiphlogistische Wirksamkeit der Kamille sind noch andere Sesquiterpene wichtig, außerdem Flavonoide und Oxy-Cumarine.

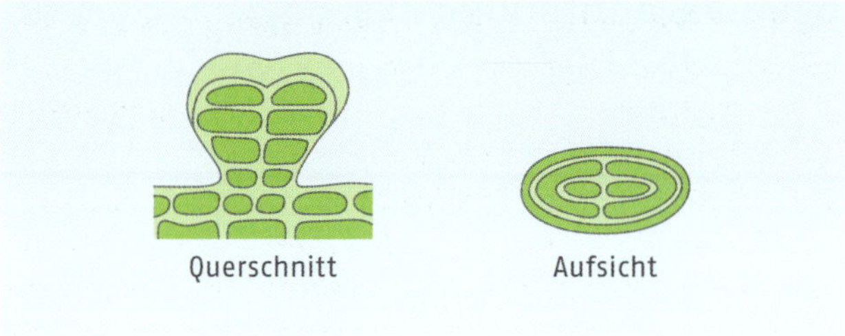

Abb. 9.3 Asteraceen-Drüsenschuppe

Anwendung: Magen-Darm-Beschwerden und Reizung der Mund- und Rachenschleimhaut sowie der oberen Atemwege. Kamillenblüten sind wegen ihrer vielfältigen Anwendungsmöglichkeit zu einem „Hausmittel" gegen viele banale Erkrankungen geworden. Bei äußerlicher Anwendung auf Haut und Schleimhäuten wird die antiphlogistische Wirkung der Azulene und des Bisabolols genutzt. So fördern Kamillenumschläge, Salben oder Bäder die Wundheilung, Inhalationen lindern die Beschwerden von Katarrhen im Nasen-Rachen-Raum. Diese Wirkung wird unterstützt von einer schwach antibakteriellen Komponente. Bei innerlicher Anwendung wird die spasmolytische Wirksamkeit der Kamille bei Irritationen im Magen-Darm-Bereich ausgenutzt. Eine mögliche Nebenwirkung der Behandlung mit Kamille sind allergische Reaktionen. Patienten mit einer Überempfindlichkeit auf Kamille reagieren oft auch auf andere Asteraceendrogen besonders sensibel.

Römische Kamille

Monographie: Römische Kamille, Chamomillae romanae flos, Ph. Eur.
Stammpflanze: *Chamaemelum nobile* (*Anthemis nobilis*), Asteraceae.
Synonym: Große Kamille.
Vorkommen: *Chamaemelum nobile* ist in Westeuropa und Nordafrika verbreitet, der echten Kamille sehr ähnlich und spielt als Droge keine Rolle. Pharmazeutisch verwendet wird eine Varietät mit Blütenköpfchen, die fast ausschließlich aus Zungenblüten bestehen (Abb. 9.4).
Gewinnung: Die Blütenköpfchen werden gesammelt und getrocknet.

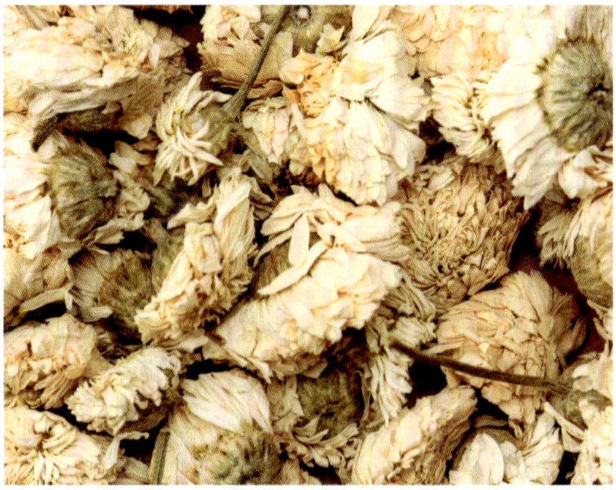

Abb. 9.4 Römische Kamillenblüten, getrocknet

Makroskopische Merkmale (Ganzdroge)

- 1–2 cm große Blütenköpfchen. Auf dem gefüllten Blütenboden stehen nur wenige Röhrenblüten.
- Der größte Teil der Blüte wird von weißlichen, weiblichen Zungenblüten gebildet.
- Der ganze Blütenstand ist von sich dachziegelartig überdeckenden Hüllkelchblättern umgeben.

Inhaltsstoffe: 0,6–2,4 % ätherisches Öl. Hauptbestandteile sind Ester der Angelikasäure, Chamazulen kommt nur in sehr geringer Menge vor. Außerdem Monoterpene, phenolische Verbindungen und Flavonoide, die sich vom Apigenin ableiten.

Anwendung: Beschwerden wie Völlegefühl, Blähungen und leichte krampfartige Magen-Darm-Störungen; Entzündungen im Mund- und Rachenraum.

In verschiedenen europäischen Ländern wird Römische Kamille trotz ihrer abweichenden Inhaltsstoffe wie die echte Kamille gebraucht. Sie hat dabei aber wohl eher die Funktion eines Amarums, aufgrund ihrer zum Teil bitter schmeckenden Bestandteile. Aufgüsse der Römischen Kamille werden für Bäder und Spülungen genutzt, um die Farbe blonder Haare aufzufrischen.

Arnika

Monographie: Arnikablüten, Arnicae flos, Ph. Eur.

Stammpflanze: *Arnica montana*, Asteraceae.

Synonyme: Bergwohlverleih, Wundkraut, Engelkraut.

Vorkommen: Auf Bergwiesen, v. a. in den Alpen. Der Bergwohlverleih ist in die Liste der besonders gefährdeten Pflanzenarten aufgenommen worden und steht dementsprechend unter Naturschutz. Aus diesem Grunde ist das industrielle Arbeiten mit der Pflanze sehr erschwert.

Gewinnung: Die ganzen Blütenstände werden geerntet und möglichst rasch getrocknet.

Makroskopische Merkmale (Ganzdroge)

- Schwach gewölbter Blütenboden, der mit zwittrigen Röhrenblüten besetzt ist.
- Die außen stehenden Zungenblüten sind weiblich und gelb.
- Die Fruchtknoten tragen an der Spitze einen Pappus aus langen, hellen Haaren.
- Der den Blütenstand umgebende Hüllkelch besteht aus kleinen, in 1–2 Reihen angeordneten Blättchen, die mit steifen Haaren besetzt sind.

9

Mikroskopische Merkmale (Pulver)

- Pollenkörner mit stacheliger Exine und drei Keimporen,
- Pappusborsten aus miteinander verwachsenen Haaren, deren spitze Enden büschelartig abstehen,
- Zwillingshaare mit getüpfelter Zwischenwand und getrennten Spitzen (vom Fruchtknoten stammend),
- dunkle Exkreteinlagerungen in die Interzellularen der Fruchtknotenwand (Phytomelan, ○ Abb. 9.5).

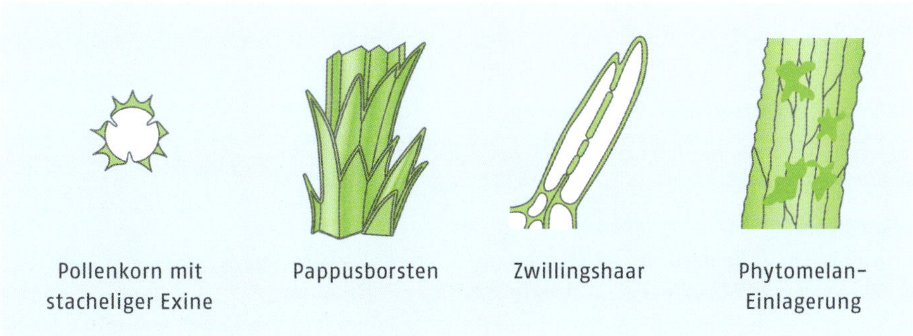

○ **Abb. 9.5** Pulvermerkmale der Arnikablüten

Inhaltsstoffe: 0,2 % ätherisches Öl von halbfester Konsistenz, das vornehmlich aus einem Gemisch von Fettsäuren und Kohlenwasserstoffen besteht, außerdem Thymol und andere Phenolderivate, Sesquiterpenlactone und Flavonoide. Die Sesquiterpenlactone gelten als wertbestimmende Inhaltsstoffe.
Anwendung: Zur Unterstützung bei der Therapie von Zerrungen, Prellungen, Verstauchungen, Muskel- und Gelenkschmerzen, Schwellungen infolge von Quetschungen und stumpfen Verletzungen, Förderung der Resorption von Blutergüssen und der Wundheilung. Nicht zur inneren Anwendung!

Der antiphlogistische Effekt beruht nachweislich auf dem Gehalt an Sesquiterpenlactonen. Das ebenfalls in diese Gruppe gehörende Helenalin ist für die Herzwirksamkeit verantwortlich und der Grund dafür, dass Arnikaextrakt nicht eingenommen werden soll. Diese Stoffgruppe ist auch ein Auslöser der sich häufenden Kontaktallergien. Sie treten bei vielen Asteraceen auf, vermehrt jedoch bei Arnika. Die Sesquiterpenlactone sind die Wirkungsträger aller therapeutischen Arnika-Effekte: Ihre gefäßerweiternde und damit durchblutungsfördernde Wirkung ermöglicht eine schnellere Resorption von Blutergüssen, die antibiotische und antiphlogistische Wirkung wird gern bei schlecht heilenden Wunden und Infektionen im Mund-Rachen-Raum ausgenutzt.

Aus Arnikablüten wird eine Tinktur (1:10 mit Ethanol 70 %) hergestellt, die vor der Verwendung verdünnt werden muss. Zu Umschlägen rechnet man dabei 1 Esslöffel auf 1 l Wasser, zu Mundspülungen 5–10 Tropfen auf ein Glas Wasser.

PRAXISTIPP

Weisen Sie Ihre Kunden darauf hin, dass **Arnikaextrakt** aufgrund seiner Herzwirksamkeit nicht zur inneren Anwendung vorgesehen ist.

Salbei

Monographie: Salbeiblätter, Salviae officinalis folium, Ph. Eur.
Stammpflanze: *Salvia officinalis*, Lamiaceae.
Synonyme: Edelsalbei, Königssalbei.
Vorkommen: Halbstrauch des Mittelmeerraums, dort auch als Gewürzpflanze kultiviert. Es gibt mehrere Unterarten, deren ätherisches Öl sich in Zusammensetzung und Menge unterscheidet.
Gewinnung: Die Blätter werden zur Zeit der Fruchtbildung geerntet, da dann der Gehalt an ätherischem Öl besonders hoch ist. Auch tageszeitliche Schwankungen des Ölgehalts wurden festgestellt, sodass die Ernte um die Mittagszeit erfolgen sollte.

Makroskopische Merkmale (Schnittdroge)

- Beiderseits dichte Behaarung bedingt die graugrüne Farbe,
- stark ausgeprägte Nervatur, besonders an der Unterseite.

Mikroskopische Merkmale (Pulver)

- Mehrzellige Gliederhaare (Abb. 9.6) und deren Bruchstücke,
- Basalzelle der Haare verbreitert (mit verdickter Zellwand),
- Fragmente der unteren Epidermis mit wellig-buchtigen Zellen und diazytischen Spaltöffnungen,

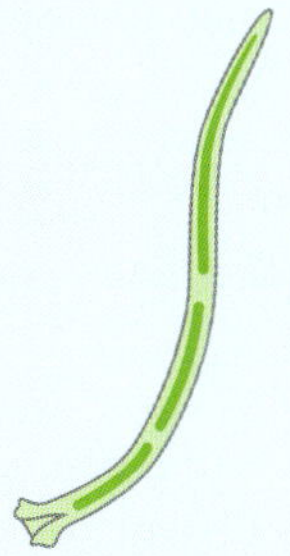

Abb. 9.6 Pulvermerkmal der Salbeiblätter

- Drüsenhaare mit 1–2-zelligem Köpfchen,
- Lamiaceen-Drüsenschuppen mit acht sezernierenden Zellen.

Inhaltsstoffe: Das Arzneibuch fordert mindestens 1,5 % ätherisches Öl. Hauptbestandteile sind 35–60 % Thujon und etwa 15 % 1,8-Cineol. Salbeiblätter enthalten außerdem noch Gerb- und Bitterstoffe.

Anwendung: Entzündungen von Zahnfleisch, Mund- und Rachenschleimhaut; Prothesendruckstellen; zur Unterstützung bei der Behandlung von Magen-Darm-Katarrhen. Die adstringierende Wirkung beruht auf dem Gerbstoffgehalt, die antiphlogistische Wirkung ist auf das ätherische Öl zurückzuführen. Beide sind jedoch nur aufgrund von Erfahrungen überliefert, nicht durch pharmakologische Studien belegt. Die schweißhemmende Wirkung hingegen ist auch am Menschen nachgewiesen worden.

Besonders in der Mittelmeerküche wird Salbei als Gewürz verwendet.

Dreilappiger Salbei

Monographie: Dreilappiger Salbei, Salviae trilobae folium, Ph. Eur.

Stammpflanze: *Salvia triloba*, Lamiaceae.

Synonym: Griechischer Salbei.

Vorkommen: Ein Halbstrauch, der vornehmlich in Griechenland wächst (daher der Name).

Gewinnung: Siehe *Salvia officinalis*.

Makroskopische Merkmale: Die auch bei *S. officinalis* manchmal vorkommenden „Öhrchen", kleine, am Blattgrund sitzende Lappen, sind hier obligatorisch.

Mikroskopische Merkmale: Zur Unterscheidung von *Salvia officinalis* werden folgende Merkmale besonders hervorgehoben:

- Gliederhaare mit breiter Basalzelle,
- Gliederhaare der Blattoberseite stehen steil und starr nach oben ab.

Inhaltsstoffe: 2–3 % ätherisches Öl mit mehr als 60 % Cineol und nur etwa 5 % Thujon. Aus diesem Grunde ist der Geruch eines zerriebenen Blatts von *Salvia triloba* auch eucalyptusähnlich. Die weitere Zusammensetzung des ätherischen Öls und die anderen Inhaltsstoffe entsprechen qualitativ *Salvia officinalis*.

Anwendung: Siehe Salbeiblätter. Der höhere Cineolgehalt lässt eine stärkere antibakterielle Wirkung erwarten. Ob dreilappiger Salbei auch antihydrotisch wirkt, ist nicht geklärt.

Gewürznelken

Monographien: Gewürznelken, Caryophylli flos, Ph. Eur.; Nelkenöl, Caryophylli floris aetheroleum, Ph. Eur.

Stammpflanze: *Syzygium aromaticum*, Myrtaceae.

Synonyme: Nägelein.

Vorkommen: *Syzygium aromaticum* ist ein immergrüner, halbhoher Baum, der u. a. auf Sansibar und den Molukken wächst.

Gewinnung: Die Droge besteht aus den getrockneten Blütenknospen. Während des Trocknungsvorgangs nehmen die Knospen ihre charakteristische rötlich braune Farbe an. Das ätherische Öl wird mittels Wasserdampfdestillation aus den Blütenknospen gewonnen.

Makroskopische Merkmale

- Der Hauptbestandteil der Droge ist der Kelch.
- Sein unterer Teil formt den vierkantigen „Stiel" der Nelke.
- Die vier Kelchzipfel umschließen das Blütenköpfchen.

Inhaltsstoffe: Gewürznelken enthalten mindestens 15 % ätherisches Öl. Nelkenöl besteht zu 70–96 % aus Eugenol und zu 2–15 % aus Acetyleugenol. Diese werden begleitet von α- und β-Caryophyllen.

Anwendung: Der hohe Phenolgehalt macht Oleum Caryophylli zu einem Antiseptikum, das in der Zahnheilkunde eingesetzt wird. Seine desinfizierende und anästhesierende Wirkung wird genutzt, wenn es – in einer Verreibung mit Zinkoxid – als provisorische Zahnfüllung benutzt wird. Auch die Verwendung in Zahnpulvern, -pasten und Mundwässern beruht auf diesem Wirkprinzip. Für diese Indikationen kann auch Eugenol als Substanz eingesetzt werden.

Das ätherische Öl wird auch zur Insektenabwehr auf die Haut aufgetragen.

Die Konzentration in Mundwässern liegt bei 1–5 %, in Zahntropfen mit anästhesierender Wirkung bei bis zu 30 %.

Teebaumöl

Monographie: Teebaumöl, Melaleucae aetheroleum, Ph. Eur.

Stammpflanze: *Melaleuca alternifolia*, Myrtaceae, und einige weitere Arten wie *M. linariifolia, M. dissitiflora.*

Gewinnung: Ausschließlich Importe aus Australien, wo die Stammpflanze in großen Plantagen kultiviert wird.

Inhaltsstoffe: Hauptkomponenten des ätherischen Öls sind Terpinen-4-ol und Cineol.

Anwendung: Das Öl besitzt bakterizide und fungizide Wirkung und wird daher äußerlich als Antiseptikum eingesetzt, z. B. lokal bei Hautunreinheiten oder Fußpilz, aber auch bei Herpesbläschen an den Lippen. Wissenschaftlich gesicherte Belege für die Wirksamkeit sind noch nicht ausreichend vorhanden.

Am häufigsten wird Teebaumöl in reiner Form verwendet, aber auch als Zusatz in Kosmetika.

PRAXISTIPP

Bei der Anwendung von **Teebaumöl** kann es zu Kontaktdermatitis kommen. Möglicherweise sind Oxidationsprodukte, wie sie bei längerer Lagerung und häufigem Öffnen des Aufbewahrungsgefäßes entstehen, die Ursachen. Weisen Sie daher im Beratungsgespräch Ihre Kunden auf die korrekte Lagerung hin: kühl, vor Licht geschützt, dicht verschlossen, mit möglichst kurzer Lagerzeit.

9.1.5 Ätherischöldrogen als Stomachika – Aetherolea

Als Stomachika werden Drogen bezeichnet, die einen positiven Effekt auf die Verdauungsvorgänge haben. Viele dieser Drogen werden auch als Gewürze verwendet. Beispielsweise fördert Kümmel die Verdauung von Krautgerichten und vermindert die auftretenden Blähungen. Ingwer dagegen ist aus der asiatischen Küche kaum wegzudenken.

MERKE

Stomachika unterteilen sich in Aetherola (auch als Aromatika bezeichnet) und Amara aetherolea (auch Amara aromatika).
Als Aetherolea bezeichnet man Arzneidrogen, deren verdauungsfördernde Wirkung dem Gehalt an ätherischen Ölen zugeschrieben wird.
Als Amara aetherolea werden Drogen bezeichnet, die neben ätherischen Ölen auch Bitterstoffe enthalten. Diese Bitterstoffe verstärken die verdauungsfördernde Wirkung der ätherischen Öle teilweise um ein Vielfaches.

Pfefferminze

Monographien: Pfefferminzblätter, Menthae piperitae folium, Ph. Eur.; Pfefferminzöl, Menthae piperitae aetheroleum, Ph. Eur.
Stammpflanze: *Mentha x piperita*, Lamiaceae.
Synonyme: Katzenkraut, Mutterkraut.

Minzöl

Monographie: Minzöl, Mentha arvensis aetheroleum, Ph. Eur.
Stammpflanze: *Mentha arvensis* var. *piperascens*, Lamiaceae.
Synonym: Ackerminze.

Pfefferminzblätter, Pfefferminzöl und Minzöl werden im Folgenden näher beschrieben.

Vorkommen: Die Pfefferminze ist eine Kulturpflanze, die hauptsächlich in Europa und Nordamerika angebaut wird (○ Abb. 9.7). Es handelt sich hierbei um einen sogenannten Tripelbastard, also um eine Pflanze, die als Kreuzungsprodukt dreier verschiedener Arten anzusehen ist. *Mentha longifolia* und *Mentha rotundifolia* sind die Eltern des Bastards *M. spicata*. Dieser wiederum bildet mit *M. aquatica* den Tripelbastard *M. piperita*. Die Pflanze muss durch Stecklinge vegetativ vermehrt werden, da eine generative Fortpflanzung eine Aufspaltung des Bastards zur Folge haben würde.

Gewinnung: Das ätherische Öl wird durch Wasserdampfdestillation der frisch geernteten blühenden Zweigspitzen gewonnen.

Zur Gewinnung der Blattdroge wird die Pfefferminze kurz vor der Blütezeit geerntet. Um den Gehalt an ätherischem Öl zu erhöhen, lässt man die Blätter einen Tag lang welken, ehe sie mittels Luftumwälzung getrocknet werden. Dies führt zu einer Drogenbeschaffenheit, die als „Blattkrüll" bezeichnet wird: Die Blätter sind nicht zerkleinert und sehen zerknüllt aus. Mit dem Durchblasen von Luft („Windfege") werden die Blätter von den Sprossteilen abgetrennt.

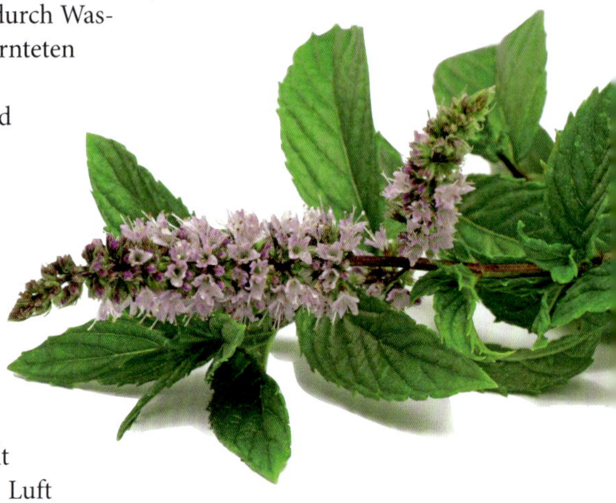

Abb. 9.7 Pfefferminze

Makroskopische Merkmale

- Dünne, leicht zerbrechliche, grüne Blätter, meist gerunzelt und zusammengefaltet,
- Nerven auf der Blattoberseite als Einsenkungen, auf der Blattunterseite als Erhebungen sichtbar, je nach Varietät der zur Drogengewinnung herangezogenen Pflanzen können sie rötlich violett oder weißlich gelb gefärbt sein,
- Sprossstücke vierkantig wie bei allen Lamiaceen.

Mikroskopische Merkmale (Pulver)

- Fragmente der unteren Epidermis mit diazytischen Spaltöffnungen,
- einzelne Drüsenhaare mit einzelligem Fuß und einzelligem Köpfchen,
- Lamiaceen-Drüsenschuppen,
- mehrzellige Gliederhaare mit gestreifter Kutikula (Abb. 9.8).

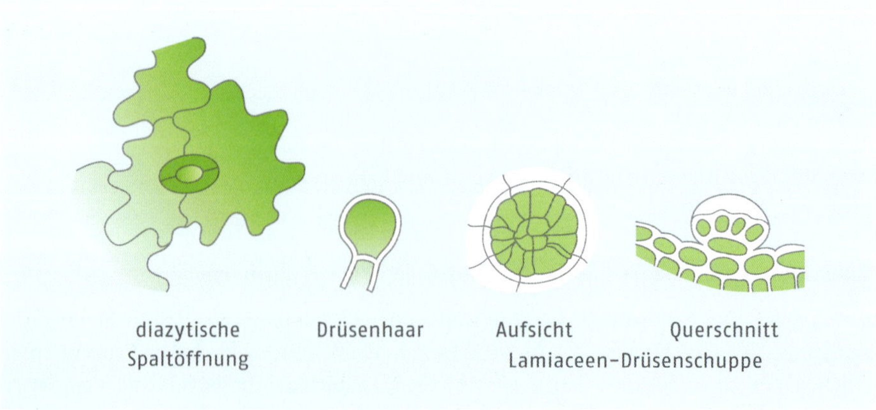

Abb. 9.8 Pulvermerkmale der Pfefferminzblätter

Inhaltsstoffe: 0,5–4% ätherisches Öl, das Arzneibuch schreibt bei geschnittener Droge einen Mindestgehalt von 0,9% vor, bei ungeschnittener 1,2%. Das Öl besteht aus einer großen Anzahl unterschiedlicher Verbindungen. Hauptkomponenten: Menthol, Mentholester (v.a. Menthylacetat), Menthon und Menthofuran. Die quantitative Zusammensetzung variiert in Abhängigkeit von äußeren Einflüssen.

Die qualitative Beurteilung eines Pfefferminzöls richtet sich nach seinem Gehalt an freiem Menthol sowie dem Verhältnis von freiem zu verestertem Menthol. Die Geruchsqualität wird entscheidend von der Menge an Mentholestern und einigen Begleitstoffen (z.B. Jasmon) bestimmt.

Die Zusammensetzung lässt das Arzneibuch anhand eines Gaschromatogramms ermitteln. Als Prozentgehalte sind für die Inhaltsstoffe des Pfefferminzöls u.a. angegeben: Menthol 30–55%, Menthylacetat 2,8–10%. Der Menthongehalt muss zwischen 14 und 32% liegen. Eine Menthofuranmenge von mehr als 5% verschlechtert die Geruchs- und Geschmacksqualität entscheidend.

Die Zusammensetzung von Minzöl darf stark variieren. Hauptbestandteile sind immer Menthol und Menthon.

Anwendung: Magen-Darm-Galle-Beschwerden. Für Pfefferminze gibt es viele verschiedene Indikationsgebiete, welche die Droge zu einem „Hausmittel“ gemacht haben. Die innerliche Anwendung erfolgt als:

- Spasmolytikum,
- Antiseptikum (besonders im Magen-Darm-Bereich bei Gastritis und Enteritis),
- Cholagogum (an dieser Wirkung sind neben dem ätherischen Öl noch die Flavonoide beteiligt),
- Stomachikum (durch eine Stimulierung der Geschmacksnerven),
- Geruchs- und Geschmackskorrigens.

Isoliertes Menthol wird äußerlich angewendet als:

- hyperämisierendes Mittel in Rheumapräparaten,
- kühlendes und anästhesierendes Mittel in Migränestiften, Nasensalben und zur Juckreizlinderung.

Aus dem ätherischen Öl kann durch Auskristallisieren natürliches Menthol gewonnen werden. Dieses ist hinsichtlich seiner pharmakologischen Wirkungen identisch mit dem halb- oder vollsynthetischen Produkt.

Auch die Nahrungs- und Genussmittelindustrie verbraucht größere Mengen Pfefferminzöl (z.B. für Pfefferminzbonbons, Kaugummis), außerdem findet es Verwendung in Drogerieartikeln (Zahnpasta, Mundwasser u.a.).

Von der Pfefferminze muss die Krauseminze (*Mentha crispa*) unterschieden werden, deren ätherisches Öl etwa 50% Carvon enthält. Sie wird unter dem Namen „Spearmint“ vao alem in den angelsächsischen Ländern kultiviert.

Minzöl wird durch Wasserdampfdestillation von *Mentha arvensis* var. *piperascens* gewonnen. Dieses Öl ist so mentholreich, dass sich schon bei der Destillation reines Menthol abscheidet. Es wird zum Teil abgetrennt, der flüssige Rest einer Rektifizierung unterzogen und so z.B. unter dem Namen „Japanisches Heilpflanzenöl“ in den Handel gebracht. Obwohl dieses Öl dem Pfefferminzöl in seiner Zusammensetzung sehr ähnlich ist – bei Minzöl darf allerdings kaum Menthofuran vorhanden sein – ist es aus geschmacklichen Gründen nicht als Ersatz für Menthae pip. aetheroleum geeignet.

Apiaceendrogen: Kümmel, Fenchel, Koriander, Anis

Die folgenden vier Apiaceendrogen Kümmel, Fenchel, Koriander und Anis werden als **Karminativdrogen** zusammengefasst, obwohl ihre diesbezügliche Wirkung qualitativ unterschiedlich ist und die Zusammensetzung ihrer ätherischen Öle auch andere Indikationsgebiete rechtfertigt.

PRAXISTIPP

Anis, Fenchel, Kümmel und **Koriander** sollten vor der Teezubereitung angestoßen werden. Dadurch wird mehr ätherisches Öl freigesetzt und die Wirkung intensiviert.

Die vier Drogen besitzen eine besondere Fruchtform (o Abb. 9.9), die für die Familie der Apiaceen typisch ist. Diese wird als **Doppelachäne** bezeichnet. Die Frucht enthält zwei Samen, deren Samenschale mit der Fruchtwand verwachsen ist (Achäne). Die Frucht ist in der Mitte längsgeteilt. Beide Teilfrüchte, die je einen Samen enthalten, hängen an einem Fruchthalter (Karpophor), von dem sie sich im Reifestadium ablösen. Die Gesamtfrucht (Doppelachäne) zerfällt dann in zwei Teil- oder Spaltfrüchte.

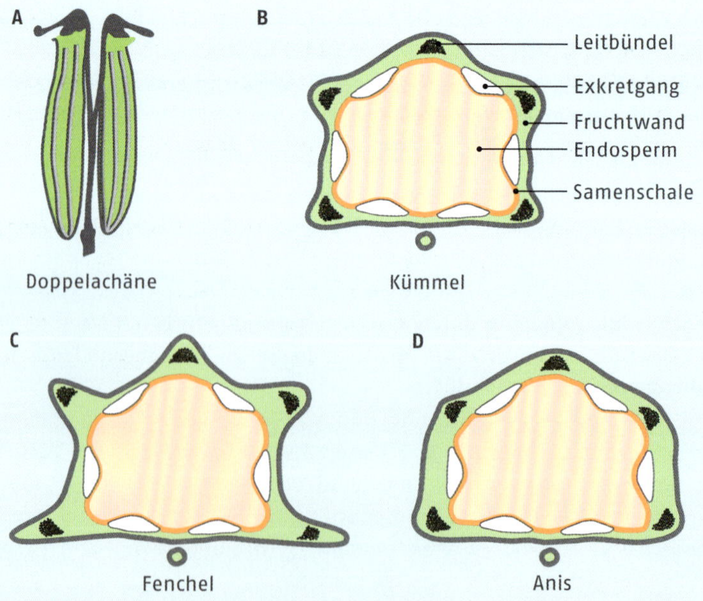

o **Abb. 9.9** A Doppelachäne der Apiaceen und Spaltfrüchte von B Kümmel, C Fenchel und D Anis im Querschnitt

Kümmel

Monographien: Kümmel, Carvi fructus, Ph. Eur.; Kümmelöl, Carvi aetheroleum, Ph. Eur.
Stammpflanze: *Carum carvi*, Apiaceae.
Synonyme: Wiesenkümmel, Feldkümmel.
Vorkommen: Wild wachsende Wiesenpflanze Europas und Asiens, die zur Drogengewinnung kultiviert wird. Gewinnung des ätherischen Öls durch Wasserdampfdestillation der reifen Früchte.

Makroskopische Merkmale

- Die in ihre Teilfrüchte zerfallene Spaltfrucht stellt den Kümmel dar.
- Er ist etwa 5 mm lang, dunkelbraun, sichelförmig gekrümmt und mit fünf helleren Rippen überzogen.

Mikroskopische Merkmale (Querschnitt)

- Fünfeckiges Aussehen durch die fünf Rippen mit den dazwischen liegenden Tälchen (o Abb. 9.9).
- In den Rippen verlaufen die Leitbündel.
- Jedes Tälchen enthält einen Ölgang, an der Fugenseite zwei. Diese Teile werden von dem Endosperm durch die Samenschale abgegrenzt.
- Das Endospermgewebe umschließt einen kleinen Embryo und ist reich an fettem Öl und Aleuron (proteinreiches Nährgewebe).

Inhaltsstoffe: 3–7 % ätherisches Öl mit 50–65 % Carvon und 40–45 % Limonen, begleitet von verschiedenen anderen Monoterpenen. Außerdem enthält die Teilfrucht noch 10–18 % fettes Öl, ca. 20 % Proteine und etwa 20 % Kohlenhydrate.
Anwendung: Bei Beschwerden wie Völlegefühl, Blähungen und leichten krampfartigen Magen-Darm-Störungen sowie nervösen Herz-Magen-Beschwerden und Verdauungsbeschwerden bei Säuglingen. Kümmelöl hat ausgeprägte spasmolytische und karminative Eigenschaften.

Kümmel ist der Hauptbestandteil aller Karminativtees und wird auch gerne Magentees zugesetzt. Manchen blähungsfördernden Speisen (z. B. Kohl) wird Kümmel als Gewürz beigegeben, um entstehende Blähungen zu mildern. Die äußerliche Anwendung konzentrierten Kümmelöls ruft Hyperämie hervor, es kann in der Rheumatherapie eingesetzt werden. In verdünnter Form auf den Bauch aufgetragen, ist es ein hervorragendes Mittel gegen Blähungen.

PRAXISTIPP
Das sogenannte Bäuchleinöl für Säuglinge besteht aus **Kümmelöl** und einem fetten Öl als Träger. Dieses Öl wird im Uhrzeigersinn auf dem Bauch kreisförmig einmassiert, da dies dem Verlauf des Darmes folgt.

9

Bitterer Fenchel

Monographie: Bitterer Fenchel, Foeniculi amari fructus, Ph. Eur.
Stammpflanze: *Foeniculum vulgare* ssp. *vulgare* var. *vulgare*, Apiceae.

Der bisher in deutschen Apotheken gebräuchliche Fenchel (Foeniculi fructus) wurde in Bitteren Fenchel umbenannt, um ihn vom Süßen Fenchel zu unterscheiden, der in den südeuropäischen Ländern gebräuchlich ist und darum Bestandteil des Europäischen Arzneibuchs wurde.

Foeniculum vulgare ist eine alte Gewürzpflanze, von der es zwei Unterarten gibt. Offizinell ist die ssp. *vulgare*, der Gartenfenchel. Dieser wiederum hat drei Varietäten ausgebildet:

- Var. *vulgare*, der Bittere Fenchel, mit bittersüß schmeckenden Früchten.
- Var. *dulce* (s. u.), der Süße oder Römische Fenchel. Seine Früchte schmecken angenehm süß. In Österreich war er schon bisher offizinell.
- Var. *azoricum* ist der Gemüsefenchel, dessen Knollen gegessen werden. Seine Früchte haben keine pharmazeutische Bedeutung.

Vorkommen: Zwei- bis mehrjährige Doldenpflanze des Mittelmeerraums.
Gewinnung: Die gerade eben reifen Früchte werden geerntet und zerfallen beim Trocknen in die beiden Spaltfrüchte.

Makroskopische Merkmale

- Doppelachäne, häufig in ihre Teilfrüchte zerfallen,
- 5–10 mm lang, gelblich grün, unten etwas verbreitert,
- fünf helle, ungleichmäßig verteilte Rippen mit einer breiten Fugenfläche; dazwischen liegende, dunklere Tälchen.

Mikroskopische Merkmale (Querschnitt)

- Leitbündel in den Rippen,
- in den Tälchen breite Exkretgänge mit ätherischem Öl,
- zwei Ölgänge auf der Fugenseite,
- Zellen der inneren Fruchtwandepidermis lang gestreckt und dicht gepackt („Parkettzellen"),
- Endospermgewebe mit zahlreichen Tröpfchen von fettem Öl, Aleuronkörnern und Oxalatkristallen (○ Abb. 9.9).

Inhaltsstoffe: Neben den für eine Frucht typischen Reservestoffen (20 % Fett, 20 % Proteine) enthält Fenchel 2–6 % ätherisches Öl. Dessen Hauptbestandteil ist bis zu 70 % *trans*-Anethol; außerdem etwa 20 % Fenchon, das für den bitterscharfen Geschmack verantwortlich ist.
Anwendung: Bei Blähungen und krampfartigen Beschwerden im Magen-Darm-Bereich, besonders bei Säuglingen und Kleinkindern sowie zur Schleimlösung in den Atemwegen. Die spasmolytische und karminative Wirkung von Fenchel ist zwar geringer als die des Kümmels, aufgrund des angenehmen Geschmacks wird Fenchel jedoch in der Pädiatrie gerne verwendet. Für Säuglinge und Kleinkinder ist Fenchel wegen seines hohen Anetholgehalts auch als mildes Expektorans geeignet.

MERKE
Wenn in der Apotheke „Fenchel" verlangt wird, ist Bitterer Fenchel abzugeben.

Süßer Fenchel

Monographie: Süßer Fenchel, Foeniculi dulcis fructus, Ph. Eur.
Stammpflanze: *Foeniculum vulgare* ssp. *vulgare* var. *dulce* (zu unterscheiden vom Bitteren Fenchel!).

Makroskopische und mikroskopische Merkmale

- Wie Bitterer Fenchel,
- beide Fenchelvarietäten unterscheiden sich äußerlich nicht.

Inhaltsstoffe: Nur 1,5–3 % ätherisches Öl mit – im Vergleich zu Bitterem Fenchel – mehr Anethol und nur sehr wenig Fenchon.
Anwendung: Wie Bitterer Fenchel.

Bitterfenchelöl

Monographie: Bitterfenchelöl, Foeniculi amari fructus aetheroleum, Ph. Eur.
Stammpflanze: *Foeniculum vulgare* ssp. *vulgare* var. *vulgare* (Bitterer Fenchel).
Gewinnung: Durch Wasserdampfdestillation.
Inhaltsstoffe: 50–70 % Anethol und 10–23 % Fenchon, 2–8 % Estragol (Methylchavicol) und andere Monoterpene.

Koriander

Monographien: Koriander, Coriandri fructus, Ph. Eur.; Korianderöl, Coriandri aetheroleum, Ph. Eur.
Stammpflanze: *Coriandrum sativum* var. *macrocarpum* oder var. *microcarpum*, Apiaceae.
Synonyme: Stinkdill, Wanzenkrautfrüchte.
Vorkommen: Die meist einjährige Pflanze ist im Mittelmeergebiet heimisch und wird in Südosteuropa und Marokko kultiviert.
Gewinnung: Die reifen Früchte werden geerntet und getrocknet.

Makroskopische Merkmale

- Als Apiacee bildet Koriander die typische Fruchtform der Doppelachäne aus.
- Anders als z. B. beim Kümmel zerfällt Koriander jedoch nicht in die Teilfrüchte, sondern die Doppelfrucht bleibt als kugeliges Ganzes erhalten.
- Die acht geraden Nebenrippen sind deutlich sichtbar, die zehn geschlängelten Nebenrippen treten kaum hervor.

Inhaltsstoffe: Bis 1 % ätherisches Öl mit v. a. Linalool (siehe Lavendelöl) und Monoterpenen als Hauptkomponenten. Das Aroma des reifen Korianders, das ihn auch zum Gewürz macht, beruht auf aliphatischen Aldehyden. Als Frucht enthält Koriander noch 20 % fettes Öl, 15 % Proteine und diverse Kohlenhydrate.

Anwendung: Zur Unterstützung der Behandlung von Oberbauchbeschwerden wie Völlegefühl, Blähungen und leichten krampfartigen Magen-Darm-Störungen. Das ätherische Korianderöl wirkt schwach spasmolytisch, bakterizid und fungizid. Koriander ist als Karminativum gebräuchlich und hat diese Funktion auch, wenn er Abführtees zugesetzt wird.

Korianderfrüchte müssen angestoßen werden, bevor man aus ihnen einen Teeaufguss bereitet.

Anis

Monographien: Anis, Anisi fructus, Ph. Eur.; Anisöl, Anisi aetheroleum, Ph. Eur.
Stammpflanze: *Pimpinella anisum*, Apiaceae.
Synonym: Süßer Kümmel.
Vorkommen: Einjähriger Doldenblütler des Mittelmeerraums.
Gewinnung: Das ätherische Öl wird durch Wasserdampfdestillation gewonnen.

Makroskopische Merkmale

- Anis-Früchte (im Gegensatz zu den anderen Apiaceendrogen) meist noch als Ganzes erhalten,
- Spaltfrucht von 3–5 mm Länge,
- eiförmig, graubraune Farbe,
- fünf nicht sehr deutlich hervorspringende Rippen,
- Früchte kurz behaart.

Mikroskopische Merkmale (Querschnitt)

- Leitbündel in den Rippen,
- dazwischen viele nebeneinander liegende schizogene Exkretgänge,
- in der Mitte das Endosperm mit vielen kleinen Fetttröpfchen, Aleuronkörnern und kleinen Oxalatdrusen,
- einzellige, gebogene Haare mit warziger Kutikula (charakteristisches Pulvermerkmal, o Abb. 9.9).

Inhaltsstoffe: Etwa 30 % fettes Öl, Proteine und Kohlenhydrate. Die pharmazeutische Verwendbarkeit beruht auf dem Gehalt von 1,5–4 % ätherischem Öl. Dessen Hauptkomponente ist Anethol (bis 95 %), daneben kommen noch Methylchavicol, Anisaldehyd und Spuren anderer Stoffe vor. Der hohe Gehalt an Anethol bedingt, dass das ätherische Öl in der Kälte zu einer kristallinen Masse erstarrt.
Anwendung: Förderung der Schleimlösung bei Katarrhen der Atemwege; Blähungen und krampfartige Beschwerden im Magen-Darm-Bereich, besonders bei Säuglingen und Kleinkindern.

Anis und sein ätherisches Öl haben geringe spasmolytische und karminative Eigenschaften. Um das ätherische Öl freizusetzen, sollte die Droge möglichst kurz vor der Teezubereitung zerquetscht oder grob gepulvert werden.

Wichtiger ist jedoch die expektorierende Wirkung des Anisöls. Es fördert die Sekretolyse in den Bronchien und sorgt durch verstärkte Bewegungen des Flimmerepithels (Sekretomotorik) für eine beschleunigte Expektoration. Der Wirkungsmechanismus ist dem des Emetins ähnlich (▸ Kap. 13.2.1, Ipecacuanhawurzel).

Sternanis

Monographien: Sternanis, Anisi stellati fructus, Ph. Eur.; Sternanisöl, Anisi stellati aetheroleum, Ph. Eur.

Stammpflanze: *Illicium verum*, Schisandraceae.

Vorkommen: *Illicium* ist im südlichen China heimisch. Der immergrüne Baum wird 8–15 m hoch. In den Achseln der länglichen, ganzrandigen Blätter sitzen die weißen oder roten kugeligen Blüten.

Gewinnung: Sternanis sind die Sammelfrüchte von *Illicium verum*, die aus der dritten Blüte des Baumes erst im Herbst des darauf folgenden Jahres entstehen. Zur Drogengewinnung werden sie getrocknet.

Makroskopische Merkmale

- Meist sind es acht Teilfrüchte, die sternförmig an einer Mittelachse zusammengewachsen sind.
- Sie haben außen eine dunkelbraune, grobrunzlige Schale und sind innen glatt und rotbraun.
- Wenn sie reif sind, springen sie an der unteren Mittelnaht auf und entlassen einen bis 8 mm langen, ovalen, glänzenden Samen.

Mikroskopische Merkmale

- Charakteristisch sind Astrosklereiden (stark verdickte Steinzellen mit sternförmigen Fortsätzen).
- Sie entstammen der Achse der Sammelfrucht.

Inhaltsstoffe: 5–8 % ätherisches Öl, das in der Fruchtwand lokalisiert ist. Es besteht zu 80–90 % aus Anethol. Außerdem enthält die Droge fettes Öl und Gerbstoffe.

Anwendung: Sternanis dient primär zur Gewinnung des ätherischen Öls, denn das Arzneibuch lässt neben *Pimpinella anisum* auch *Illicium verum* als Lieferant für Anisöl zu. Sternanis wird außerdem als Gewürz verwendet.

Zimtrinde

Monographien: Zimtrinde, Cinnamomi cortex, Ph. Eur.; Zimtöl, Cinnamomi aetheroleum, Ph. Eur.

Stammpflanze: *Cinnamomum zeylanicum*, Lauraceae.

Synonym: Echter Kaneel.

Vorkommen: Zimt wächst wild als Baum in Indien, Sri Lanka und auf den Seychellen, wird dort aber auch kultiviert.

Gewinnung: Im Zimtanbau wird die natürliche Wuchsform der Pflanze durch ständiges Zurückschneiden so verändert, dass weder ein Baum noch ein Strauch entsteht, sondern sich nur Wurzelschösslinge ausbilden. Diese werden abgeschnitten, von den Blättern befreit und dann die gesamte Rinde abgelöst. Von dieser werden nun der Kork und die primäre Rinde entfernt, es verbleibt nur die sekundäre Rinde. Mehrere der so erhaltenen Rindenschichten werden aufeinander gelegt und getrocknet. So entstehen die typischen „Zimtrollen“ (Kaneel). Die anfangs helle Rinde wird beim Trocknen durch Phlobaphenbildung rotbraun.

Makroskopische Merkmale:
- Bis zu 10 cm lange Stangen, die aus dünnen, ineinander gerollten Teilen bestehen.
- Die Außenseite ist glatt und von typischer „Zimtfarbe".

Mikroskopische Merkmale: Zur Unterscheidung von Chinesischem Zimt, der ungeschält in den Handel kommt, wird auf das Fehlen der Korkschicht hingewiesen.
Inhaltsstoffe: Ceylon-Zimt enthält 0,5–2,5 % ätherisches Öl, dessen Hauptbestandteile 65–80 % Zimtaldehyd (Geruchsträger), 10 % Eugenol und *trans*-Zimtsäure sind.

Zimtblätter haben einen höheren Eugenolgehalt, die Wurzel enthält Campher. Die Rinde von *Cinnamomum cassia* (*C. aromaticum*, China-Zimt) enthält im Unterschied zu *C. zeylanicum* mehr Schleim, 75–90 % Zimtaldehyd und einen erhöhten Gehalt an Cumarin. Sie ist vom Arzneibuch nicht zugelassen, da sie hinsichtlich Geruch und Geschmack minderwertiger ist, wird jedoch als Gewürz im Handel angeboten. Zimtrinde enthält außerdem noch Stärke, Gerbstoffe und Calciumoxalat.

Anwendung: Beschwerden wie Völlegefühl, Blähungen und krampfartige Magen-Darm-Störungen; Magenbeschwerden, z. B. durch mangelnde Bildung von Verdauungssäften. Der Gebrauch von Zimttee ist unüblich. Meist wird Zimtrinde als Gewürz verwendet, pharmazeutisch als Geruchs- und Geschmackskorrigens.

PRAXISTIPP
Für die Weihnachtsbäckerei auf **Ceylon-Zimt** (Apotheke!) zurückgreifen, da der Cumaringehalt deutlich geringer ist als beim günstigeren Cassia-Zimt. Bereits mit sechs Zimtsternen oder 100 g Lebkuchen pro Tag kann ein Kleinkind bereits eine kritische Cumarinmenge aufnehmen. Die Folge können Kopfschmerzen, aber auch Leberschäden sein.

Javanische Gelbwurz

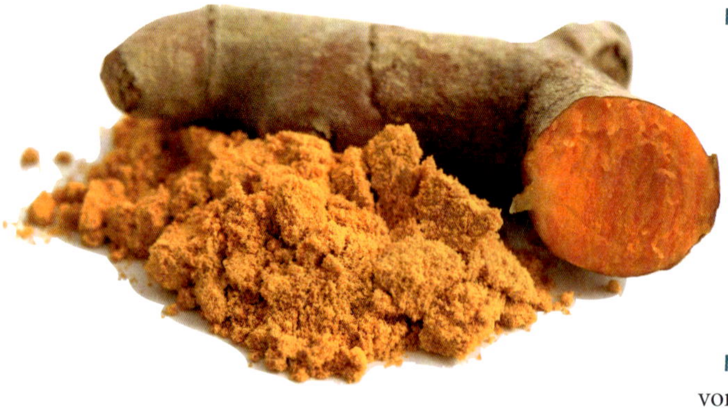

○ **Abb. 9.10** Javanische Gelbwurz

Monographie: Javanische Gelbwurz, Curcumae xanthorrhizae rhizoma, Ph. Eur.
Stammpflanze: *Curcuma xanthorrhiza*, Zingiberaceae.
Vorkommen: Südostasien und China.
Gewinnung: Das Rhizom wird ausgegraben, gewaschen, meist geschält, in Scheiben geschnitten und getrocknet (○ Abb. 9.10).
Makroskopische Merkmale: Die Droge ist von gelber bis graubrauner Farbe.

Mikroskopische Merkmale

- Die Curcuminoide färben das Pulverpräparat gelb.
- Charakteristisch sind die großen, ovalen bis eiförmigen Stärkekörner.

Inhaltsstoffe: *Curcumae rhizoma* enthält bis zu 12 % ätherisches Öl. Dessen Hauptbestandteile sind Sesquiterpene wie β-Curcumen und Xanthorrhizol. Der Anteil der farbgebenden Curcuminoide (Derivate von Dicinnamoylmethan) geht bis zu 2 %, dessen wichtigste Substanz ist Curcumin.
Anwendung: Die Javanische Gelbwurz erhöht die Gallensekretion und den Gallenfluss, wirkt also cholagog. Curcuma xanthorrhizae rhizoma wird bei dyspeptischen Beschwerden eingesetzt. Der Curcuma-Wurzelstock wird v. a. als Gewürz gebraucht.

> **GUT ZU WISSEN** aha
> Curcuma ist der farbgebende Hauptbestandteil des für die indische Küche typischen Currygewürzes.

Ingwer

Monographie: Ingwerwurzelstock, Zingiberis rhizoma, Ph. Eur.
Stammpflanze: *Zingiber officinale*, Zingiberaceae.
Vorkommen: Die über ein Meter hoch werdende Staude mit lanzettförmigen Blättern wird in vielen tropischen Ländern kultiviert. Der größte Teil der pharmazeutisch verwendeten Ware stammt aus China.
Gewinnung: Das Rhizom wird ausgegraben, anhaftende Erde abgewaschen, dann wird es getrocknet. Die äußere Korkschicht kann, muss aber nicht entfernt worden sein.

Makroskopische Merkmale

- Ganzer ungeschälter Ingwer ist braun mit vielen quer verlaufenden Bändern, die den Narben der nicht mehr vorhandenen Niederblätter entsprechen.
- Wo seitliche Verzweigungen von dem Rhizom abgebrochen sind, sind ebenfalls charakteristische Narben erkennbar.
- Geschälter Ingwer ist weißlich bis hellgelb und längs gestreift.

Mikroskopische Merkmale

- Die unter dem Kork gelegene Rindenschicht enthält rundliche Sekretzellen, in denen sich ein großer Teil des ätherischen Öls befindet.
- Die Stärke ist in dem Gewebe von Rinde und Zentralzylinder lokalisiert.
- Die Stärkekörner sind groß, flach und haben ein sehr weit am Rand liegendes Bildungszentrum.

Inhaltsstoffe: Ingwer schmeckt würzig und scharf, was auf seinen Gehalt an ätherischem Öl (1,5–3 %) und Scharfstoffen zurückzuführen ist. Den Geruch bestimmt v. a. das Sesquiterpen Zingiberol. Der scharfe Geschmack beruht auf den nicht flüchtigen Gingerolen und Shogaolen. Die Droge besteht zur Hälfte aus Stärke.
Anwendung: Frischer wie getrockneter Ingwer ist ein beliebtes Gewürz. Als Droge wird er gebraucht, um den Appetit und die Magentätigkeit anzuregen und Verdauungsbeschwer-

den entgegenzuwirken. Diese Wirkungen beruhen wahrscheinlich auf dem ätherischen Öl. In höherer Dosierung soll Ingwer die Symptome der Reisekrankheit, v. a. Übelkeit und Erbrechen, beseitigen. Mit dieser Indikation gibt es Ingwer auch als Fertigpräparat.

Wacholder

Monographien: Wacholderbeeren, Juniperi pseudo-fructus Ph. Eur.; Wacholderöl, Juniperi aetheroleum, Ph. Eur.
Stammpflanze: *Juniperus communis*, Cupressaceae.
Synonyme: Machandelbeeren, Kranewitterbeeren.
Vorkommen: Immergrüner Strauch, der unter günstigen Bedingungen auch zu einem hohen Baum heranwachsen kann. Er ist in der nördlichen Hemisphäre heimisch, ein typischer Bestandteil unserer Heideflora. Die Pflanze ist zweihäusig. Die Fruchtentwicklung braucht einen Zeitraum von drei Jahren. Im Herbst des ersten Jahres werden die männlichen und weiblichen Blüten als kurze Sprosse in der Blattachse gebildet. Nach der Befruchtung im darauf folgenden Jahr wachsen die oberen drei Fruchtblätter weiter und schließen die Samen am Ende völlig ein. Dabei werden sie fleischig und bilden so den kugeligen Beerenzapfen. Dieser wird erst im dritten Jahr zu der blauschwarzen Wacholderbeere, die als Droge im Handel ist.
Gewinnung: Die reifen Wacholderbeeren werden im Frühherbst geerntet und bei Zimmertemperatur getrocknet. Sie kommen unzerkleinert in den Handel.

Makroskopische Merkmale

- Am Kopf der blauschwarzen beerenförmigen Fruchtzapfen ist noch die Verwachsungsnaht der drei Fruchtschuppen als dreistrahliger Spalt zu erkennen.
- Das Fruchtinnere ist bräunlich, in ihm liegen drei kleine, sehr harte Samen, die unten mit dem Fruchtparenchym verwachsen sind.

Inhaltsstoffe: 0,8–2 % ätherisches Öl, das je nach Herkunft variierende Mengen an Terpenen aufweist. Dessen diuretisch wirksamer Bestandteil ist das Terpinen-4-ol. Andere Pinene, wie α- und β-Pinen, sind hingegen für die Nebenwirkungen verantwortlich. Erwähnenswert sind außerdem der hohe Zuckergehalt (etwa 30 %) und 3–5 % Gerbstoffe.
Anwendung: Verdauungsbeschwerden wie Aufstoßen, Sodbrennen und Völlegefühl. Die bekannte diuretische Wirkung von Wacholderbeeren und ihrem Öl beruht möglicherweise auf einer toxischen Reizung des Nierengewebes.

Die haut- und schleimhautreizende Wirkung des ätherischen Wacholderöls wird ausgenutzt bei hyperämisierenden Einreibungen.

Für einen Teeaufguss werden 2–3 g Wacholderbeeren benötigt, die vorher zerkleinert werden sollten, um das ätherische Öl freizusetzen. Da dieses aber äußerst flüchtig ist, sollte das Pulver nicht länger als einen Tag aufbewahrt werden.

Der relativ hohe Zuckeranteil macht Wacholderbeeren zu einer vergärbaren Frucht, aus der verschiedene Schnäpse destilliert werden (Gin, Genever).

PRAXISTIPP
Wacholderbeeren können in der Schwangerschaft oder bei entzündlichen Nierenerkrankungen nicht eingesetzt werden. Weisen Sie die Patienten darauf hin, dass Wacholderbeeren nicht über einen längeren Zeitraum angewendet werden dürfen. Bei lang dauernder Anwendung oder bei Überdosierung können Nierenschäden auftreten.

Liebstöckel

Monographie: Liebstöckelwurzel, Levistici radix, Ph. Eur.
Stammpflanze: *Levisticum officinale*, Apiaceae.
Synonym: Maggiwurzel.
Vorkommen: Liebstöckel ist in Südeuropa heimisch, inzwischen aber auch bei uns als Gewürzpflanze kultiviert.
Gewinnung: Die ausgegrabenen Wurzelstöcke mit anhängenden Wurzeln werden getrocknet.

Makroskopische Merkmale (Schnittdroge)

- Helle Wurzelstücke mit dunklem, gefurchtem Äußeren,
- Holzkörper gelb mit radialer Streifung,
- Geruch nach „Maggi" erleichtert die Identifikation der Droge („Maggikraut"),
- Verwendung der Blätter als Suppengewürz.

Inhaltsstoffe: 0,4–1,7 % ätherisches Öl mit 70 % Phthaliden, was den typischen Maggigeruch bedingt. Daneben Kohlenhydrate als Reservestoffe.
Anwendung: Zur Durchspülung bei entzündlichen Erkrankungen der ableitenden Harnwege. In der Volksmedizin wird Liebstöckelwurzel zur Verdauungsförderung eingesetzt.

PRAXISTIPP
Bei längerer Anwendung von **Liebstöckelwurzel** sollte auf UV-Bestrahlung sowie intensives Sonnenbaden verzichtet werden, da es zu einer Fotodermatose kommen kann.

9.1.6 Ätherischöldrogen als Stomachika – Amara aetherolea

Bitterorange

Monographie: Bitterorangenschale, Aurantii amari epicarpium et mesocarpium, Ph. Eur.
Stammpflanze: *Citrus aurantium* ssp. *aurantium*, Rutaceae.
Synonym: Pomeranzenschale.
Vorkommen: Die Pomeranze oder Bitterorange ist ein in den Mittelmeerländern kultivierter Baum. Aus den weißen Blüten entwickeln sich nach der Befruchtung die Pomeranzenbeeren. Sie ähneln den Orangen, sind aber kleiner und nicht essbar. Die äußerste Schicht der Fruchtwand ist die drüsenreiche Flavedoschicht, darunter liegt das Mesokarp,

die sogenannte Albedoschicht, das Endokarp und seine Anhangsgebilde bilden den Teil der Frucht, den wir bei der echten Orange essen können. Hierin eingebettet liegen die Samen.

Gewinnung: Die offizinelle Droge besteht nur aus der Flavedoschicht. Sie wird durch Schälen der reifen Früchte und anschließendes Entfernen der schwammigen Albedoschicht gewonnen. Die orangegelbe Schale wird getrocknet und in Stücke geschnitten in den Handel gebracht.

Makroskopische Merkmale

- Die Droge ist gelblich bis rötlich braun.
- Ihre Außenseite ist durch große, eingesenkte Ölbehälter warzig punktiert.

Inhaltsstoffe: Bis zu 2,5 % ätherisches Öl mit Limonen als Hauptkomponente. Die Färbung der Droge wird durch Carotinoide und Flavonoide hervorgerufen. Zu Letzteren gehören auch jene Stoffe, die für den bitteren Geschmack der Droge verantwortlich sind: Naringin und Neohesperidin.

Anwendung: Als unterstützende Maßnahme bei Magenbeschwerden, z. B. durch mangelnde Magensaftbildung; zur Appetitanregung.

Die Kombination von ätherischem Öl und Bitterstoffen machen Pomeranzenschalen zu einem Amarum aromaticum. Pomeranzenschalen werden häufig als Geschmackskorrigens verwendet. Im Lebensmittelsektor sind sie Grundstoff für Orangenmarmelade.

Wermut

Monographie: Wermutkraut, Absinthii herba, Ph. Eur.

Stammpflanze: *Artemisia absinthium*, Asteraceae.

Synonyme: Wurmkraut, Bitterer Beifuß.

Vorkommen: Wildvorkommen von Absinth, auch Wermut genannt, gibt es in Nordafrika und Südeuropa. In Kulturen ist er inzwischen weit verbreitet.

Gewinnung: Die oberirdischen Teile der zur Blütezeit geernteten Pflanze werden durch Ziehen über grobe Kämme von den dicksten Sprossanteilen befreit.

Makroskopische Merkmale (Schnittdroge)

- Dreifach fiederteilige Blätter mit allseits silbergrauer Behaarung,
- kantiger, markhaltiger Spross, ebenfalls stark behaart,
- winzige, gelbe Blütenköpfchen aus einem rispenförmigen Blütenstand.
- Blütenköpfchen besteht aus wenigen weiblichen Randblüten und zwittrigen Scheibenblüten, die auf dem Blütenboden aufsitzen,
- Blütenboden dicht mit Spreuhaaren besetzt,
- Früchte ohne zum Haarkranz umgewandelten Kelch (Pappus).

Mikroskopische Merkmale (Pulver)

- T-Haare (von der Blattepidermis),
- Asteraceen-Drüsenschuppen mit sechs sezernierenden Zellen,
- anomozytische Spaltöffnungen (besonders von der Blattunterseite),
- flache, breite Spreuhaare (vom Blütenstandsboden),
- dreiseitige Pollenkörner mit drei Keimporen (○ Abb. 9.11).

Inhaltsstoffe: Bis zu 0,8 % ätherisches Öl, dessen Hauptwirkstoff neben diversen Terpenen Thujon ist.

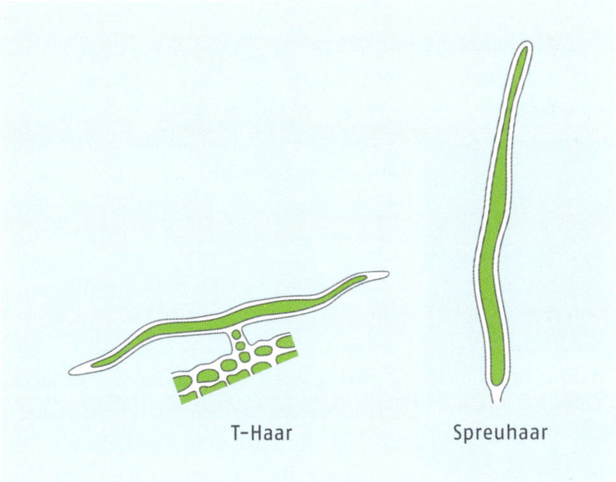

Abb. 9.11 Pulvermerkmale des Wermutkrauts

Die andere Wirkstoffgruppe des Wermuts sind Sesquiterpenlactone, die ausgesprochen bitter schmecken: Absinthin und Artabsin. Aus Absinthin kann bei der Wasserdampfdestillation Chamazulen entstehen, das dem ätherischen Öl seine dunkelgrüne bis blaue Farbe verleiht. Der Bitterwert beträgt mindestens 10 000.

Anwendung: Bei Magenbeschwerden (z. B. durch mangelnde Magensaftbildung), zur Appetitanregung.

Als Amarum aromaticum steigert Wermut reflektorisch die Magensaftsekretion und sorgt dadurch für eine schnelle und bessere Verdauung. Die Toxizität von Wermut beruht auf seinem Thujongehalt. In hohen Dosen führt es zu Schädigungen im Magen-Darm-Trakt und zu Einschränkungen der Nierenfunktionen. Irreversible Schäden am Zentralnervensystem sind ebenfalls auf Thujon zurückzuführen und wurden beobachtet bei chronischen Vergiftungen, die durch den ständigen missbräuchlichen Genuss von Absinthschnaps (in vielen Ländern verboten!) hervorgerufen wurden.

9

Angelika

Monographie: Angelikawurzel, Angelicae radix, Ph. Eur.

Stammpflanze: *Angelica archangelica*, Apiaceae.

Synonyme: Heiligenwurzel, Geistwurzel, Brustwurz.

Vorkommen: Etwa 2 m hohe Staudenpflanze Europas.

Gewinnung: Wurzeln und Rhizome werden ausgegraben, gewaschen und getrocknet.

Inhaltsstoffe: Mindestens 0,25 % ätherisches Öl, das vorwiegend Monoterpene enthält.

Anwendung: Bei leichten Beschwerden im Magen-Darm-Trakt wie Völlegefühl und Blähungen. Die Wirkung beruht auf den Bitterstoffen und dem ätherischen Öl.

Unerwünschte Wirkungen: Ähnlich dem Johanniskraut enthält die Droge Furocumarine, die die Haut lichtempfindlich machen können.

Schafgarbe

Monographie: Schafgarbenkraut, Millefolii herba, Ph. Eur.
Stammpflanze: *Achillea millefolium*, Asteraceae (○ Abb. 9.12).
Synonyme: Achilleskraut, Katzenkraut.

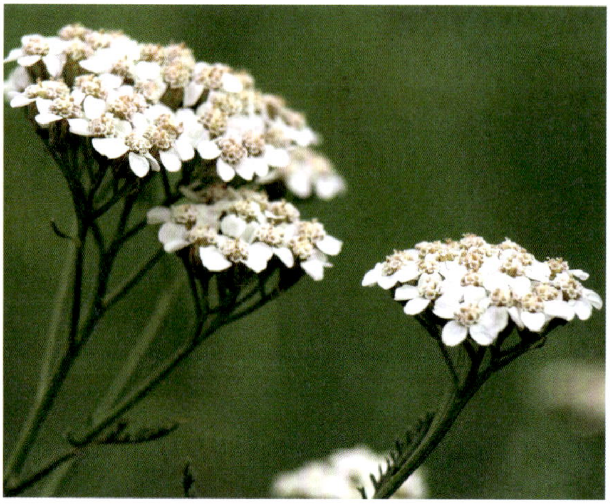

○ **Abb. 9.12** Schafgarbe

Vorkommen: Ruderalpflanze der nördlichen Hemisphäre.
Gewinnung: Die oberirdischen Teile werden gesammelt und getrocknet.

Makroskopische Merkmale (Schnittdroge)

- Die Droge enthält einen hohen Anteil an runden, längsgerillten, behaarten Sprossstücken, die markhaltig sind.
- Die Blütenstände bestehen aus fünf Zungenblüten und vielen, sehr kleinen Röhrenblüten.
- Charakteristisch ist der die Blütenstände umgebende Außenkelch aus sich dachziegelartig deckenden Hüllkelchblättern mit dunklem Rand.

Inhaltsstoffe: Mindestens 0,2 % ätherisches Öl mit Cineol und größeren Mengen Proazulenen, die zum Teil sehr bitter schmecken. Aus ihnen entsteht bei der Wasserdampfdestillation das farbgebende Chamazulen. Der Azulengehalt ist genetisch bedingt, es gibt auch azulenfreie Rassen.
Anwendung: Leichte krampfartige Magen-Darm-Galle-Störungen, Magenverstimmung, zur Appetitanregung.

Schafgarbenkraut wird einerseits wie Kamille angewendet (▸ Kap. 9.3.1), andererseits auch als Amarum aromaticum. Da die Schafgarbe jedoch keine größeren Mengen der Kamillenwirkstoffe enthält, wird ihre antiphlogistische und spasmolytische Wirksamkeit angezweifelt. Als Cholekinetikum mit spasmolytischen Eigenschaften wird Schafgarbenkraut in Gallentees eingesetzt.

9.1.7 Ätherischöldrogen als Sedativa

DEFINITION
Sedativa sind Drogen oder Stoffe die eine beruhigende und schlaffördernde Wirkung besitzen.

Baldrian

Monographien: Baldrianwurzel, Valerianae radix, Ph. Eur.; Baldrianwurzeltrockenextrakt, Valerianae extractum siccum, Ph. Eur.
Stammpflanze: *Valeriana officinalis*, Valerianaceae.
Synonym: Katzenwurzel.

Vorkommen: Im gesamten europäischen Raum wild wachsende Pflanze, von der viele Unterarten und Rassen existieren. Obwohl deren Wirkstoffgehalt sehr unterschiedlich ist, beschränkt sich das Arzneibuch auf die Nennung der Sammelart *Valeriana officinalis*.
Gewinnung: Gegen Ende der Vegetationsperiode werden die Wurzelstöcke mit den anhängenden Wurzeln und Ausläufern ausgegraben, gewaschen und getrocknet. Dies muss unterhalb 40 °C geschehen, da höhere Temperaturen zu erheblichen Wirkstoffeinbußen führen. Erst bei diesem Trocknungsvorgang entwickelt sich der typische Baldriangeruch.

Makroskopische Merkmale (Schnittdroge)
- Kleine, graubraune Stücke mit charakteristischem Geruch,
- Wurzelstücke fast rund, längsstreifig,
- Rhizomteile unregelmäßig gefurcht.

Mikroskopische Merkmale
- Im Pulverpräparat finden sich die typischen Gewebefragmente von Wurzel und Wurzelstock.
- Im Wasserpräparat ist reichlich Stärke zu erkennen.

Inhaltsstoffe: Mindestens 0,5 % ätherisches Öl, dessen Hauptbestandteile Borneol und seine Ester sind. Daneben sind die für Reserveorgane typischen Inhaltsstoffe wie Stärke und Zucker zu finden.

Des Weiteren enthält Baldrianwurzel die sogenannten Valepotriate. Ihr Gehalt liegt bei etwa 0,8 %. Hierbei handelt es sich um sauerstoffreiche Verbindungen mit einer Epoxi-Brücke und drei alkoholischen Funktionen, die mit niederen Fettsäuren verestert sind. Als Säuren wurden dabei Essigsäure, Isovaleriansäure und andere gefunden. Die bedeutsamsten Valepotriate sind Valtrat, Acevaltrat und Didrovaltrat. Der typische Baldriangeruch wird durch Bornylisovalerianat und freie Isovaleriansäure hervorgerufen.
Anwendung: Nervöse Erregungszustände, Einschlafstörungen; nervös bedingte, krampfartige Schmerzen im Magen- und Darm-Bereich.

Die seit langem bekannte sedative Wirkung des Baldrians beruht wahrscheinlich auf der Gesamtheit aller Inhaltsstoffe, ihrer Abbauprodukte und dem ätherischen Öl. Frühere Versuche, die beruhigende Wirkung bestimmten Inhaltsstoffen zuzuschreiben, sind fehlgeschlagen. Die Wirksamkeit von wässrigen, ethanolischen und methanolischen Extrakten ist in zahlreichen klinischen Studien untersucht worden.

PRAXISTIPP
Baldrian verkürzt die Einschlafzeit und verbessert die Schlafqualität ohne Hangover am Folgetag. Damit ist Baldrian eine Alternative zu synthetischen Sedativa.

Lavendel

Monographien: Lavendelblüten, Lavandulae flos, Ph. Eur. (○ Abb. 9.13); Lavendelöl, Lavandulae aetheroleum, Ph. Eur.

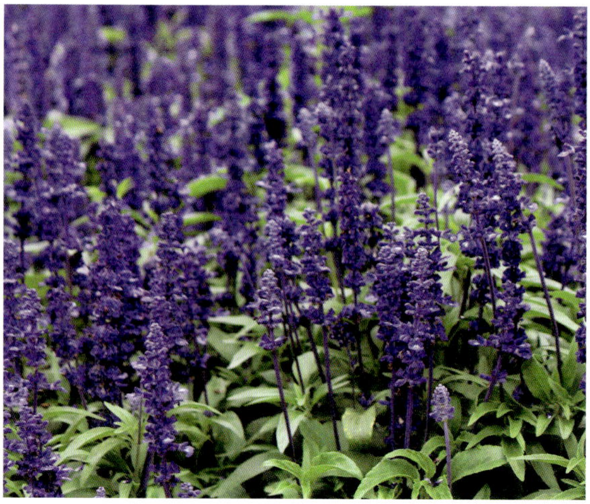

○ **Abb. 9.13** Lavendel

Stammpflanze: *Lavandula angustifolia (officinalis)*, Lamiaceae.

Gewinnung: Das Öl wird durch Wasserdampfdestillation aus den Blütenständen gewonnen.

Inhaltsstoffe: Der qualitätsbestimmende Bestandteil des Lavendelöls ist Linalylacetat, dessen Gehalt zwischen 25 und 46 % liegen soll. Neben Mono- und Sesquiterpenen kommen noch 20–45 % Linalool vor. Als Verfälschung werden dem Lavendelöl gerne Lavandinöl und Spiköl zugemischt. Beide enthalten erheblich weniger Linalylacetat und sind deshalb als minderwertig anzusehen. Sie stammen von anderen Lavendelarten.

Anwendung: Lavendelöl hat eine schlafanstoßende Wirkung. Aufgrund seiner spasmolytischen Eigenschaften wird Lavendelöl gelegentlich als Karminativum sowie bei funktionellen Oberbauchbeschwerden gebraucht. Für beide Indikationen ließ sich bisher kein bestimmter Inhaltsstoff verantwortlich machen.

Melisse

Monographie: Melissenblätter, Melissae folium, Ph. Eur.

Stammpflanze: *Melissa officinalis*, Lamiaceae.

Synonyme: Zitronenkraut, Zitronenmelisse.

Vorkommen: In Europa und dem gesamten Mittelmeerraum heimische Staude, die zur Drogengewinnung kultiviert wird.

Gewinnung: Die Laubblätter werden sehr sorgfältig getrocknet, damit sie sich nicht braun verfärben.

Makroskopische Merkmale (Schnittdroge)

- Die leicht zerbrechlichen, dunkelgrünen Blattstücke haben einen gekerbten oder gesägten Rand.
- Die Nerven treten auf der Blattunterseite stark hervor und sind schwach behaart.
- Die Droge ist den Pfefferminzblättern sehr ähnlich und kann von diesen am besten durch ihren Geruch unterschieden werden.
- Wenn die Droge nicht allzu alt ist, riecht sie beim Zerreiben nach Zitrone.

Mikroskopische Merkmale (Pulver)

- Das Pulver zeigt keine auffallenden Charakteristika.
- Es finden sich 1–2-zellige, eckzahnförmige Haare und mehrzellige Gliederhaare.
- Drüsenhaare kommen nur in geringer Anzahl vor; sie sind klein, mit 1(–3)-zelligem Stiel sowie 1–2-zelligen Köpfchen.

- Weiterhin finden sich die typischen „Lamiaceen-Drüsenschuppen“ mit 8 sezernierenden Zellen.

Inhaltsstoffe: 0,02–0,2 % ätherisches Öl. Der Anteil von 3–5 % „Gerbstoffen“ bekommt eine bisher nicht erkannte Bedeutung, weil er möglicherweise für die antivirale Wirksamkeit verantwortlich ist. Die hier gefundenen „Gerbstoffe“ gehören jedoch nicht zu den in ▸Kap. 11.4 aufgeführten Gruppen, sondern es handelt sich vornehmlich um Kaffeesäure und Rosmarinsäure, die auch als „Lamiaceen-Gerbstoffe“ bezeichnet werden. Als niedermolekulare Verbindungen finden sie sich im wässrigen Extrakt.

Das ätherische Öl setzt sich überwiegend aus Monoterpenen zusammen. Die Hauptkomponenten sind etwa 40 % Citronellal und etwa 30 % Citral, die für den Zitronengeruch verantwortlich sind. Die begleitenden Bitterstoffe und Flavonoide sind für die Anwendung ohne Bedeutung.

Anwendung: Nervös bedingte Einschlafstörungen und nervöse Magen-Darm-Beschwerden; zur Appetitanregung. Lokale Anwendung bei Herpes labialis.

Die sedative und spasmolytische Wirkung beruht auf dem Gehalt an ätherischem Öl. Für den Einfluss auf den Magen-Darm-Trakt sind wahrscheinlich die „Lamiaceen-Gerbstoffe“ verantwortlich.

Alkoholische Destillate von Melissenkraut sind als Melissen- oder Karmelitergeist sowohl zum innerlichen als auch zum äußerlichen Gebrauch im Handel. Deren Anteil an echter Melisse bzw. deren ätherischem Öl ist meist nur sehr gering, da Melisse sehr teuer ist. Oft enthalten diese Geiste Destillate oder das ätherische Öl diverser anderer Pflanzen.

Die antivirale Wirksamkeit von Melissenextrakten führte zur Entwicklung von Externa mit denen Herpesinfektionen der Schleimhäute behandelt werden können.

9

9.1.8 Ätherischöldrogen als Expektoranzien

DEFINITION

Expektoranzien sind Drogen und Stoffe, die das Abhusten von Bronchialschleim erleichtern. Sie werden auch als Hustenlöser bezeichnet.

Thymian

Monographien: Thymian, Thymi herba, Ph. Eur.; Thymianöl, Thymi aetheroleum, Ph. Eur.

Stammpflanze: *Thymus vulgaris* und *Thymus zygis*, Lamiaceae (○ Abb. 9.14).

Synonym: Römischer Quendel.

Vorkommen: Ein im Mittelmeerraum heimischer Halbstrauch. *Thymus zygis* wächst fast ausschließlich auf der iberischen Halbinsel. Beide Arten sind sich äußerlich sehr ähnlich, der einzige deutliche Unterschied ist die Blütenfarbe: *Thymus vulgaris* blüht rotviolett, *Thymus zygis* hat weiße Blüten.

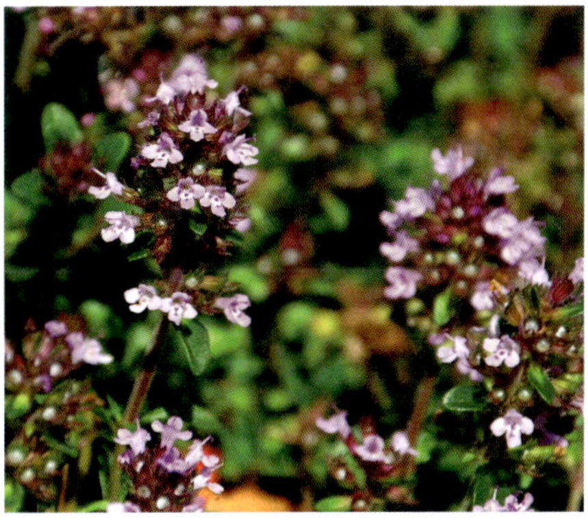

○ **Abb. 9.14** Thymian

Gewinnung: Aus Kulturen. Die blühenden Zweige werden geerntet, getrocknet und dann gerebelt, d. h. Blätter und Blüten werden vom Spross abgestreift.

Das ätherische Öl wird durch Wasserdampfdestillation des blühenden Krauts gewonnen. Seine Farbe hängt u. a. davon ab, welche Stammpflanzen-Art den Hauptteil stellt: *Th. zygis* ergibt stärker rot gefärbte Öle, *Th. vulgaris* hellere Öle. In jedem Fall verfärben sich die Öle bei Luftkontakt dunkler, weil Thymol polymerisiert.

Makroskopische Merkmale (Ganzdroge)

- Die grünen Laubblätter sind sehr klein mit unterseits dichter Behaarung.
- Ihr Rand ist nach unten eingerollt, sodass sie ein nadelartiges Aussehen haben.
- Die rötlichen bzw. weißen Blüten sind von einem grünen, zweilippigen Kelch umgeben.
- Die Blütenform ist typisch für eine Lamiacee: röhrenförmig mit zweizipfeliger Unterlippe und dreizipfeliger Oberlippe.

Mikroskopische Merkmale (Pulver)

- Epidermisfragmente mit diazytischen Spaltöffnungen,
- Eckzahnhaare von der Blattoberseite,
- Kniehaare (nur *Th. vulgaris*),
- 2–3-zellige Deckhaare bei *Th. zygis*,
- mehrzellige Gliederhaare vom Kelch (○ Abb. 9.15).

Inhaltsstoffe: Bis zu 2,5 % ätherisches Öl. Dessen Hauptinhaltsstoff sind die beiden isomeren Phenole Thymol und Carvacrol, begleitet von Cineol, Linalool und anderen Terpenen.

Anwendung: Bei Bronchitis sowie bei Katarrhen der oberen Luftwege.

Thymian ist ein alt bewährtes Hustenmittel mit ausgeprägt sekretomotorischer Wirkung. Außerdem ist ein krampflösender Effekt auf die Bronchien vorhanden, der ihn zu einem geeigneten Hustenlöser bei Krampf- und Keuchhusten macht. Die Wirkung wird dabei einerseits reflektorisch erzielt (Emetin, ▸ Kap. 13.2.1), andererseits aber auch lokal, da Thymol teilweise über die Lunge ausgeschieden wird. Hier hat dann die antibakterielle Wirksamkeit der Phenole einen zusätzlich positiven Effekt.

Die antibakterielle Wirkung des Thymianöls wird auch in Form von Mundwässern und Zusätzen zu Zahnpflegemitteln ausgenutzt.

Zur Teebereitung wird ein Teelöffel Thymiankraut pro Tasse als Aufguss verwendet.

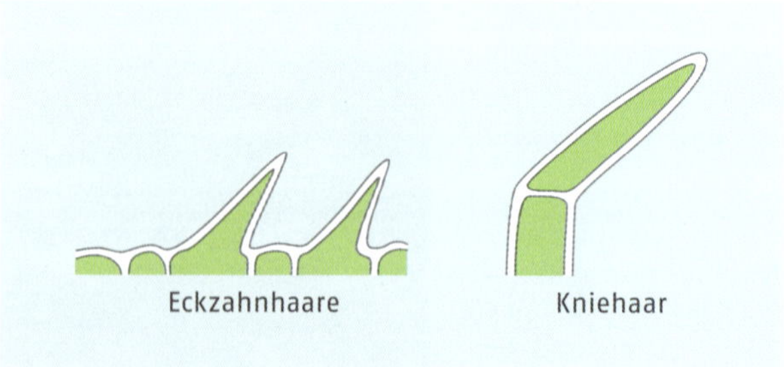

○ **Abb. 9.15** Pulvermerkmale des Thymiankrauts

Eucalyptusblätter

Monographie: Eucalyptusblätter, Eucalypti folium, Ph. Eur.

Stammpflanze: *Eucalyptus globulus*, Myrtaceae.

Synonyme: Fieberbaum, Blaugummibaum.

Vorkommen: Eucalyptusbäume stammen aus Australien, werden aber in den Mittelmeerländern kultiviert.

Gewinnung: Eucalyptus ist eine Pflanze mit dimorphen Blättern, d. h. die ersten Laubblätter der jugendlichen Pflanze haben einen anderen Aufbau (bifazial), eine andere Form (oval) und eine andere Stellung (sitzend, gegenständig) als die Folgeblätter. Der Wechsel der Blattausbildung vollzieht sich in Abhängigkeit vom Entwicklungsstand der Bäume. Die Altersblätter sind äquifazial, sichelförmig und sitzen gestielt, schraubig angeordnet am Zweig. Um einen zu großen Wasserverlust durch übermäßige Sonneneinstrahlung zu vermeiden, hängen die Blätter senkrecht nach unten und es entstehen sogenannte „schattenlose Wälder" aus diesen Baumbeständen. Als Droge dienen die getrockneten Folgeblätter.

Makroskopische Merkmale

- Graugrüne, xeromorphe Blattstücke,
- deutlich hervortretende „Korkwarzen" (Anhäufungen von stark verhornten Epidermiszellen).

Mikroskopische Merkmale

- Äquifazialer Blattaufbau zur Unterscheidung von den Jugendblättern,
- schizogene Ölbehälter im Mesophyll.

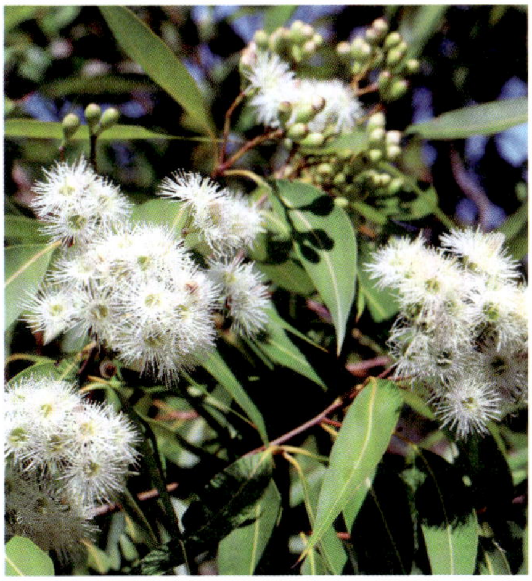

Abb. 9.16 Eucalyptus

Inhaltsstoffe: 1,5–3 % ätherisches Öl, dessen Terpenzusammensetzung bei den verschiedenen chemischen Rassen sehr unterschiedlich sein kann.

Anwendung: Erkältungskrankheiten der oberen Luftwege; Bronchitis.

Das innerlich aufgenommene ätherische Öl wird durch die Lunge ausgeschieden und entfaltet dort seine expektorierende und antiseptische Wirkung. Wird der Tee langsam getrunken, kann auch mit einer reizlindernden Wirkung durch die Gerbstoffe gerechnet werden.

> **PRAXISTIPP**
> Säuglinge und Kleinkinder sollen innerlich und äußerlich im Gesichtsbereich keine **Eucalyptuszubereitungen** erhalten. Die auf dem Arzneimittelmarkt befindlichen Präparate auf Eucalyptusbasis werden auf ein Tuch oder Kleidungsstück aufgebracht und mit Abstand zum Gesicht platziert. Analog zu Campher besteht sonst die Gefahr eines Kehlkopfkrampfs mit Atemnot.

Eucalyptusöl

Monographie: Eucalyptusöl, Eucalypti aetheroleum, Ph. Eur.
Stammpflanze: Verschiedene Eucalyptus-Arten, z. B. *Eucalyptus globulus, Eucalyptus fruticetorum, Eucalyptus smithii*, Myrtaceae.
Vorkommen: Siehe Eucalyptusblätter.
Gewinnung: Das ätherische Öl wird aus den Blättern oder frischen Zweigspitzen durch Wasserdampfdestillation und anschließende Rektifizierung gewonnen.
Inhaltsstoffe: Bis zu 85 % Cineol, das auch Eucalyptol genannt wird. Es wird von α-Pinen und anderen Monoterpenen begleitet.

Myrtol

Monographie: Keine.

Stammpflanze: Myrtolhaltige Pflanzen wie diverse *Pinus*-Arten. Die einzelnen Arten werden vom Hersteller des bekannten Handelspräparats Gelomyrtol® nicht mitgeteilt. Aus der echten Myrte, wie häufig angenommen, stammt das Myrtol jedenfalls nicht!
Inhaltsstoffe: Myrtol ist ein ätherisches Öl mit den Hauptkomponenten Limonen, Cineol und α-Pinen.
Anwendung: Als Expektorans bei Erkältungskrankheiten. Da Myrtol nach systemischer Resorption über die Lungenbläschen ausgeschieden wird, bezeichnet man die Anwendung auch als „inhalieren von innen". In den Atemwegen wirkt Myrtol desinfizierend und sekretolytisch. Daher bietet sich der Einsatz bei akuten, aber auch chronischen Atemwegserkrankungen wie Bronchitiden und Sinusitis an. Myrtol wirkt über einen beschleunigten Abtransport zähen Schleims durch Anregung der Zilientätigkeit im Respirationstrakt.

Bei Säuglingen und Kleinkindern darf Myrtol nicht angewendet werden, da gleiche Effekte wie bei Eucalyptusöl angenommen werden.

9.1.9 Ätherische Öle als Geschmackskorrigenzien

Citronenöl

Monographie: Citronenöl, Limonis aetheroleum, Ph. Eur.
Stammpflanze: *Citrus limon*, Rutaceae.
Vorkommen: Die Limone ist eine Pflanze der subtropischen Region.
Gewinnung: Das ätherische Öl wird durch Auspressen der Fruchtschale der reifen Limonen gewonnen. Bei einer Wasserdampfdestillation werden minderwertige Öle mit terpentinartigem Geruch erhalten, die als Arzneibuchware nicht zugelassen sind.
Inhaltsstoffe: Limonis aetheroleum besteht zu etwa 90 % aus Limonen sowie zu 3–5 % aus Citral und anderen Monoterpenen. Citral bedingt den Zitronengeruch. Citronenöl wird ausschließlich als Geschmackskorrigens angewendet.

9.2 Alliindrogen

Aliine zählen nicht zu den ätherischen Ölen. Da sie sich aber durch ihren intensiven Geruch auszeichnen, werden sie an dieser Stelle behandelt. Diese Stoffe sind für den typischen Geruch von Knoblauch, Bärlauch und Zwiebeln verantwortlich.

Ätherische Öle werden nach der Synthese in speziellen Ölbehältern der Pflanze gespeichert. Sie werden unverändert freigesetzt. Alliine hingegen liegen in der Droge als Vorstufe vor. Sie befinden sind getrennt vom aktivierenden Enzym Aliinase in verschiedenen Zellen.

Alliine sind stabil und geruchlos. Erst wenn beim Schneiden und Mahlen die Gewebestrukturen beispielsweise einer Knoblauchzehe zerstört werden, kommt das Alliin mit dem Enzym in Kontakt. Dann entsteht aus Alliin das Allicin. Allicin riecht noch angenehm, wie erntefrischer Knoblauch. In wässriger Lösung mit niedrigem pH-Wert und bei niedriger Temperatur ist es mehrere Stunden lang stabil. Erst nach dieser Zeit oder bei höheren Temperaturen und in Gegenwart von Wasser lagert sich Allicin zu anderen Schwefelverbindungen um, die stark riechen und flüchtig sind. Zu diesen Schwefelverbindungen gehören Diallyl- und Triallylsulfid. Diese Sulfide sind für den typischen unangenehmen Knoblauchgeruch verantwortlich.

Knoblauch

Monographie: Knoblauchpulver, Allii sativi bulbi pulvis, Ph. Eur.
Stammpflanze: *Allium sativum*, Alliaceae.
Vorkommen: Ursprünglich stammt Knoblauch aus Asien, mittlerweile wird er aber weltweit kultiviert. Es handelt sich um eine mehrjährige, 25–70 cm hoch wachsende Zwiebelpflanze. Anders als die Küchenzwiebel ist Knoblauch eine zusammengesetzte Zwiebel mit zahlreichen Nebenzwiebeln, den sogenannten „Zehen".
Gewinnung: Im September und Oktober werden die reifen Zwiebeln geerntet, in Scheiben geschnitten und möglichst rasch getrocknet. Anschließend werden die trockenen Knoblauchscheiben zu Pulver vermahlen. Zwei Faktoren entscheiden über die Qualität des Endprodukts: Temperatur und Feuchtigkeit. Die Knoblauchscheiben müssen möglichst rasch mit heißer Luft von weniger als 60 °C getrocknet werden. Bei diesem Verfahren geht nur wenig von dem Inhaltsstoff Alliin verloren und auch das pflanzeneigene Enzym Alliinase bleibt intakt. Auch beim anschließenden Mahlen der getrockneten Scheiben darf sich das Mahlgut nicht ernstlich erwärmen.

Ein Gramm getrocknete Knoblauchzwiebel entsprechen in etwa drei Gramm frischem Knoblauch.
Inhaltsstoffe: In voneinander getrennten Gewebeteilen enthält Knoblauch jene Stoffe, auf denen seine Wirkung beruht: das schwefelhaltige Alliin und das Enzym Alliinase.

Als schwefelfreie Inhaltsstoffe kommen im Knoblauch Fructane, Flavonoide, Saponine und das Spurenelement Selen vor.
Anwendung: Antibakterielle und antimykotische Wirkungen von Knoblauch sind belegt, werden aber heute kaum noch therapeutisch genutzt. Sie beruhen wahrscheinlich auf dem Allicin.

Die Wirkung des Knoblauchs auf die Blutfette und die Gerinnungsfähigkeit des Blutes finden sich in den heute gebräuchlichen Anwendungen wieder: Knoblauch kann die diätetischen Maßnahmen bei erhöhten Blutfettwerten unterstützen, bei der Behandlung von Bluthochdruck und arteriellen Durchblutungsstörungen sowie bei der Vorbeugung von Arteriosklerose mithelfen. Träger dieser Wirkungen sind die durch Umlagerung des Allicins entstehenden Schwefelverbindungen: Die Ajoene senken den LDL-Cholesterinspiegel, die Trisulfide und Ajoene tragen zur Verbesserung der Durchblutung bei. Mittlerweile ist geklärt, dass bei Knoblauch Geruch und Wirkung unmittelbar miteinander verknüpft sind. Wenn das Alliin-Alliinase-System aktiviert wird, ist es unvermeidbar, dass die typisch nach Knoblauch riechenden Schwefelverbindungen entstehen. Möglicherweise können zwar auch geruchlose und damit schwefelfreie Knoblauchzubereitungen im Körper Wirkungen entfalten, ob diese jedoch mit denen des ganzen Knoblauchpulvers vergleichbar sind, ist ungeklärt.

ZUSAMMENFASSUNG

- Haut- bzw. schleimhautreizende Stoffe: Campher, Kiefernnadelöl, Fichtennadelöl, Rosmarinöl,
- Antiphlogistika: echte Kamillenblüten/-öl, römische Kamillenblüten, Arnikablüten, (dreilappige) Salbeiblätter, Gewürznelken/-öl, Teebaumöl,
- Stomachika:
  - Aetherolea: Pfefferminzblätter/-öl, Minzöl, Kümmel/-öl, bitterer/süßer Fenchel/-öl, Koriander, Anis/-öl, Sternanis, Zimtrinde, Javanische Gelbwurz, Ingwerwurzelstock, Wacholderbeeren, Liebstöckelwurzel,
  - Amara aetherolea: Bitterorangenschale, Wermutkraut, Angelikawurzel, Schafgarbenkraut,
- Sedativa: Baldrianwurzel, Lavendelblüten, Melissenblätter,
- Expektoranzien: Thymiankraut/-öl, Eucalyptusblätter/-öl, Myrtol, Fenchel, Anis,
- Geschmackskorrigens: Citronenöl,
- Alliindrogen: Knoblauchpulver.

FRAGEN

● leicht ●● mittel ●●● schwer

●

1. Unterscheiden Sie Ätherischöldrogen mit verdauungsfördernder Wirkung in zwei Untergruppen und finden Sie jeweils Beispiele.
2. Definieren Sie die Begriffe Stomachika und Sedativa.

●●

3. Unterscheiden Sie lysigene Ölbehälter von schizogenen Ölbehältern.
4. Erklären Sie den Wirkeffekt bei Inhalation von Kiefernnadelöl.

●●●

5. Finden Sie vier Drogenbeispiele, deren ätherische Öle in unterschiedlichen Exkretbehältern gespeichert werden.
6. Zeichnen Sie das mikroskopische Bild eines Drüsenhaars und eine Drüsenschuppe.
7. Wer bin ich? Ich bin eine Arzneidroge mit ätherischen Ölen. Ich gehöre zur Familie der Asteraceae, wirke antiphlogistisch und darf nur äußerlich angewendet werden.
8. Wer bin ich? Ich bin eine Arzneidroge mit ätherischen Ölen. Ich gehöre zur Familie der Lippenblütler, wirke sedativ, antiviral und beruhigend auf den Magen-Darm-Trakt.

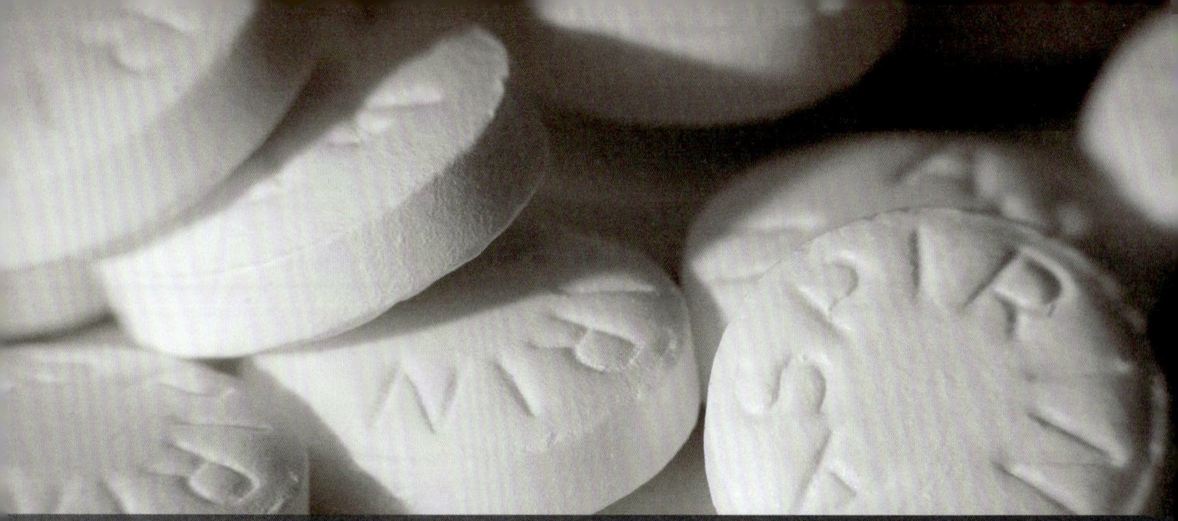

10 Drogen mit Phenylpropanderivaten

Eines der ältesten chemisch-synthetischen Arzneimittel ist die Acetylsalicylsäure (ASS), die die Firma Bayer unter dem Namen Aspirin® global am erfolgreichsten vermarktet hat. Fast jeder kennt dieses Arzneimittel.
Der Wirkstoff hat seinen Ursprung in der Natur und wird schon seit Jahrhunderten verwendet.

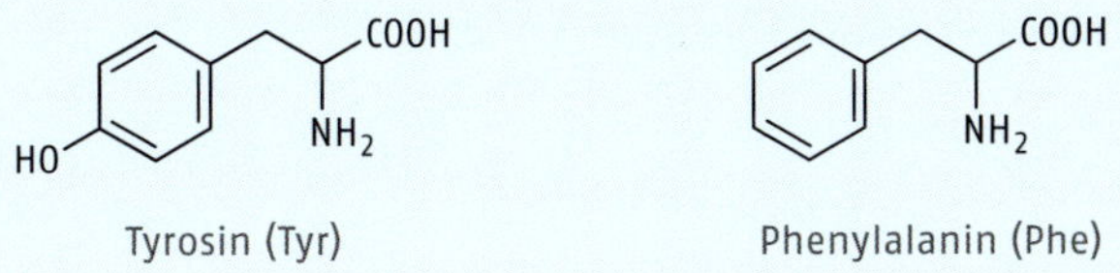

Abb. 10.1 Strukturformeln von Tyrosin (Tyr) und Phenylalanin (Phe)

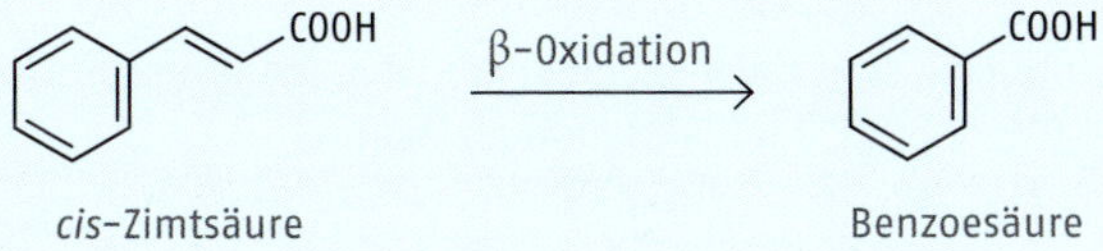

Abb. 10.2 *cis*-Zimtsäure β-oxidiert zu Benzoesäure

10.1 Phenylpropanderivate

Phenylpropanderivate sind Stoffe, deren Grundbaustein ein Benzolring mit einer aliphatischen C3-Seitenkette ist (Abb. 10.1, Abb. 10.2). Sie entstehen in einem komplizierten Biosyntheseprozess, dessen Endprodukte die beiden Aminosäuren Tyrosin und Phenylalanin sind. Viele pflanzliche Organismen sind bezüglich ihrer Aminosäuren und der aus ihnen aufgebauten Proteine autotroph (▸ Kap. 1.4.2).

Aus Tyrosin und Phenylalanin gehen durch Desaminierung alle weiteren stickstofffreien Phenylpropanderivate hervor. Phenylacrylsäuren (z. B. Zimtsäure) können als Ausgangssubstanz für die Phenylcarbonsäuren (z. B. Benzoesäure) angesehen werden. Diese werden dann leicht weiter zu den entsprechenden Aldehyden und Alkoholen reduziert.

10.2 Cumarine

Cumarin ist ein Lacton der *o*-Hydroxyzimtsäure (Abb. 10.3):

Freies Cumarin kommt in lebenden Pflanzen kaum vor. Es entsteht erst beim Trocknen aus den Glykosiden der 2-Hydroxyzimtsäure. Cumarin verleiht z. B. trocknendem Heu seinen charakteristischen Waldmeister-Geruch.

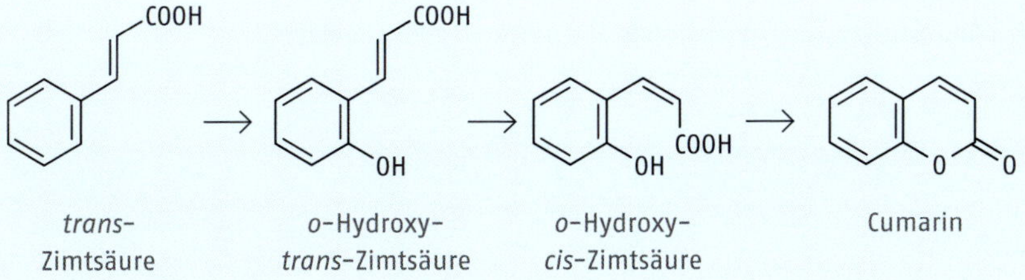

Abb. 10.3 Biosynthese der Cumarine aus *trans*-Zimtsäure

Cumarin hat verschiedene pharmakologische Wirkungen, kann jedoch wegen seiner relativ hohen Toxizität nicht therapeutisch eingesetzt werden.

> **MERKE**
> In Deutschland verbietet die Aromenverordnung die Anwendung von Cumarin und Waldmeisterkraut.

Von pharmakologischem Interesse sind die verschiedenen Kondensationsprodukte des Cumarins: **Phenprocoumon** (Marcumar®) und die **Furanocumarine**.

10.3 Lignane, Lignine

Eine weitere Reaktionsmöglichkeit der Phenylpropankörper ist die Polymerisation. Aus zwei Phenylpropanen gebildete Verbindungen (Dimere) heißen **Lignane**.

Bei den Gymnospermen entstehen aus Coniferylalkohol hochpolymere Gebilde, die als **Lignine** bezeichnet werden. In anderen Pflanzenklassen sind an der Ligninbildung noch weitere Alkohole beteiligt, die sich ebenfalls von Phenylpropan ableiten.

Lignin macht neben Cellulose und Hemicellulose den Hauptbestandteil der Zellwände aus (15–30 %). Die Cellulosefibrillen der Zellwand werden durch die Ligninbildung miteinander vernetzt und machen sie damit zu einer gegen Wasser und Luft sehr widerstandsfähigen, dementsprechend aber auch sehr unelastischen Zellbegrenzung.

> **MERKE**
> Der Nachweis einer durch Lignin verholzten Zellwand ist bei der mikroskopischen Untersuchung von Drogen ein wertvolles Hilfsmittel zur Identifizierung bestimmter Drogenbestandteile.

In den „Methoden der Pharmakognosie“ führt das Arzneibuch unter „Histochemische Nachweise auf dem Objektträger“ auch zwei Nachweise für Lignin an. Beide beruhen auf dem Nachweis des Ligninbestandteils Coniferylaldehyd mit verschiedenen Färbereagenzien:

- Mit **Phloroglucin-HCl** färben sich verholzte Zellbestandteile rot.
- Mit **Anilinsulfat** werden verholzte Membranen gelb angefärbt.

10.4 Drogen mit Phenylpropanderivaten

10.4.1 Pharmazeutisch verwendete Drogen

Bärentraubenblätter

Monographie: Bärentraubenblätter, Uvae ursi folium, Ph. Eur.
Stammpflanze: *Arctostaphylos uva-ursi*, Ericaceae.
Synonyme: Wolfsbeere, Sandbeere, Wilder Buchs.
Vorkommen: Die Bärentraube ist ein niedrig wachsender Strauch der nördlichen Erdhalbkugel, der zur Flora der Heide und hoher Berge gehört.
Gewinnung: Die dicken, immergrünen Blätter werden nur von wild wachsenden Pflanzen geerntet und schnell getrocknet, damit ein möglichst hoher Arbutingehalt erhalten bleibt.

Makroskopische Merkmale

- Derbe Blätter mit dunkelgrüner Oberseite und hellerer Unterseite,
- Oberseite mit netzartiger Nervatur,
- Mittelrippe tief eingesenkt.

Mikroskopische Merkmale (Querschnitt)

- Dorsiventrales Blatt einer xerophytischen Pflanze,
- Epidermen beiderseits mit einer dicken Kutikula bedeckt, die Wasserverlust verhindert,
- anomozytische Spaltöffnungen nur auf der Blattunterseite.

Mikroskopische Merkmale (Pulver)

- Epidermisfragmente mit dicker Kutikula, die meistens eingerissen ist,
- Teile der unteren Epidermis zeigen anomozytische Spaltöffnungen mit 7–11 Nebenzellen.

Inhaltsstoffe: Neben Flavonoiden und Triterpenen 15–20 % Gerbstoffe und 5–14 % Arbutin oder Methylarbutin. Arbutin ist ein Hydrochinonglucosid.
Anwendung: Zur unterstützenden Behandlung von Blasen- und Nierenkatarrhen. Bei oraler Anwendung wird Arbutin in Hydrochinon und Glucose gespalten. Hydrochinon wird in der Leber glucuronidiert und erscheint so im Harn (o Abb. 10.4).

Das oben angegebene Reaktionsgleichgewicht liegt bei alkalischem Harn auf der Seite des Hydrochinons, welches der eigentlich wirksame Bestandteil der Droge ist. Dessen bakteriostatische Wirkung macht Bärentraubenblätter zu einem Harndesinfiziens. Wenn

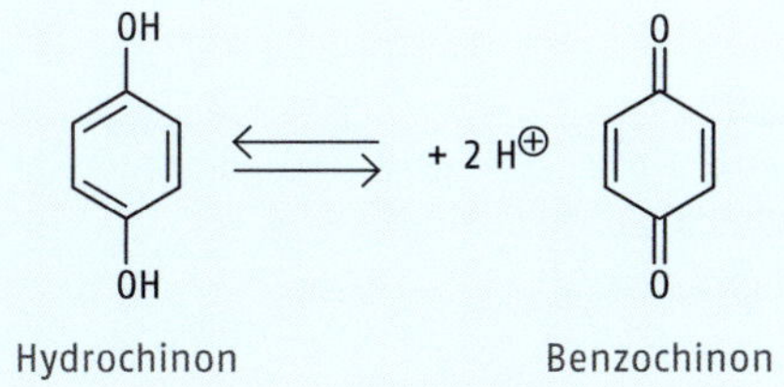

o **Abb. 10.4** Strukturformeln von Hydrochinon und Benzochinon. Das Reaktionsgleichgewicht liegt bei alkalischem Harn auf der Seite des Hydrochinons.

eine solche Therapie erfolgreich durchgeführt werden soll, müssen folgende Kriterien beachtet werden:

- Die Dosierung muss hoch genug sein, d.h. 500–800 mg Arbutin. Dies ist durch ein Fertigarzneimittel mit eingestelltem Trockenextrakt besser zu erreichen als durch einen Teeaufguss.
- Der hohe Gerbstoffgehalt kann die Magenschleimhaut reizen. Da sich Gerbstoffe in kaltem Wasser schlechter lösen als in heißem, ist ein Kaltmazerat, das zum Trinken angewärmt wird, dem Heißwasserauszug vorzuziehen. Das bedeutet, dass ein Tee aus Bärentraubenblättern am besten am Abend angesetzt wird, wenn er am nächsten Morgen getrunken werden soll.
- Bärentraubenblätter haben keine diuretische Wirkung und sind damit für eine Durchspülungstherapie bei chronischer Blasen- oder Nierenentzündung ungeeignet.

PRAXISTIPP

Bei der Beratung in der Apotheke ist es wichtig, die Patienten darauf hinzuweisen, dass die Anwendung von **Bärentraubenblättern** auf maximal 1 Woche und nicht häufiger als 5-mal pro Jahr begrenzt werden muss, um eine schleichende Vergiftung zu vermeiden. Achten Sie auf die Zusammensetzung fertiger Blasen- und Nierentees, viele enthalten bereits Bärentraubenblätter und sollten somit nicht unkritisch abgegeben werden. Für eine häufigere Anwendung eignen sich nur Drogen mit ausschließlich diuretischen Eigenschaften.

Weidenrinde

Monographie: Weidenrinde, Salicis cortex, Ph. Eur.
Stammpflanze: *Salix purpurea*, *Salix daphnoides* und andere *Salix*-Arten, Salicaceae.
Synonyme: Maiholzrinde, Fellhornrinde.
Vorkommen: In ganz Europa, Nordasien und Nordamerika. Bevorzugte Standorte sind feuchte Ufer von Bächen und Flüssen.
Gewinnung: Weiden können sowohl als Sträucher wie auch als etwa 30 m hoch werdende Bäume auftreten. Alte Zweige haben eine graubraune Borke, das Innere ist zum Teil gelb oder orange gefärbt. Die jungen Triebe sind dagegen noch grün und seidig behaart. Die Laubblätter sind ebenfalls dicht behaart. Die Weide ist eine einhäusige Pflanze, die aber zwei getrenntgeschlechtliche Blüten ausbildet. Die männlichen Kätzchen stehen aufrecht und haben eine dicht weißlich grau behaarte Achse. Die weiblichen Blüten sind erheblich länger. Beide Kätzchenarten erscheinen gleichzeitig mit den Blättern sehr früh im Frühjahr. Die Droge wird aus im Frühjahr gesammelten zwei- bis dreijährigen Zweigen gewonnen.

Makroskopische Merkmale (Schnittdroge)

- Hell- bis dunkelbraune Stücke, deren Außenseite glatt und glänzend ist, weil beim Schälen die Rindenepidermis erhalten blieb.
- Die Innenseite ist heller, der Bruch grobfaserig.

Mikroskopische Merkmale (Querschnitt)

- Kennzeichnend ist das Abschlussgewebe mit ungewöhnlich stark verdickten Außenwänden.
- In der primären Rinde finden sich Calciumoxalatdrusen.
- In der sekundären Rinde liegen Bündel aus ebenfalls stark verdickten Bastfasern.

Mikroskopische Merkmale (Pulver)

- Schmale, stark verdickte Bastfasern,
- daneben kristallgefüllte Fasern,
- stark verdicktes Rindenparenchym.

Inhaltsstoffe: Bis zu 20 % Gerbstoffe und zwischen 1 und 11 % Phenolglykoside; zu ihnen gehören verschiedene Salicylatverbindungen. Das Arzneibuch fordert einen Gesamt-Salicingehalt von mindestens einem Prozent. Das in der Droge vorliegende Salicin ist ein „Prodrug“, das im Körper in die Wirkform der Salicylsäure überführt wird.

PRAXISTIPP

Bei der Anwendung von **Weidenrinde** sollen die für Salicylate typischen Gegenanzeigen und Wechselwirkungen beachtet werden. So sollen Weidenrindenpräparate z. B. nicht bei einer Überempfindlichkeit gegenüber Salicylaten, Neigung zu Allergien, Asthma bronchiale oder Magen-Darm-Beschwerden eingesetzt werden. Patienten, die Medikamente mit Einfluss auf die Blutgerinnung einnehmen, sollten vorsichtshalber auf Weidenrindenpräparate verzichten.

Anwendung: Bei fieberhaften Erkrankungen, rheumatischen Beschwerden und Kopfschmerzen.

Salicin wird zwar gut resorbiert, da es aber geraume Zeit braucht, bis aus der Transportform Salicin die Wirkform Salicylsäure geworden ist, ist Weidenrinde bei akutem Schmerz nur wenig hilfreich. Legt man zugrunde, dass für eine spürbare analgetische Wirkung 500 mg Acetylsalicylsäure notwendig sind, müsste eine unrealistisch große Menge an Weidenrinde verwendet werden, damit eine äquivalente Menge Analgetikum im Körper wirkt. Es gibt jedoch Fertigarzneimittel, die Weidenrinde in Form eines Trockenextrakts erhalten.

ZUSAMMENFASSUNG

- Harndesinfiziens: Bärentraubenblätter,
- Antiphlogistikum/Antirheumatikum: Weidenrinde.

FRAGEN

● leicht ●● mittel ●●● schwer

●● 1. In vielen Blasen- und Nierentees sind Bärentraubenblätter enthalten. Ist eine regelmäßige Anwendung bei wiederkehrenden Harnwegsinfekten sinnvoll?

●●● 2. Ordnen Sie die eigentliche Wirkform der Weidenrinde einer Stoffgruppe zu, die Ihnen aus dem Fach Arzneimittelkunde bekannt ist. Benennen Sie kurz den Wirkmechanismus dieser Gruppe und wichtige Nebenwirkungen.

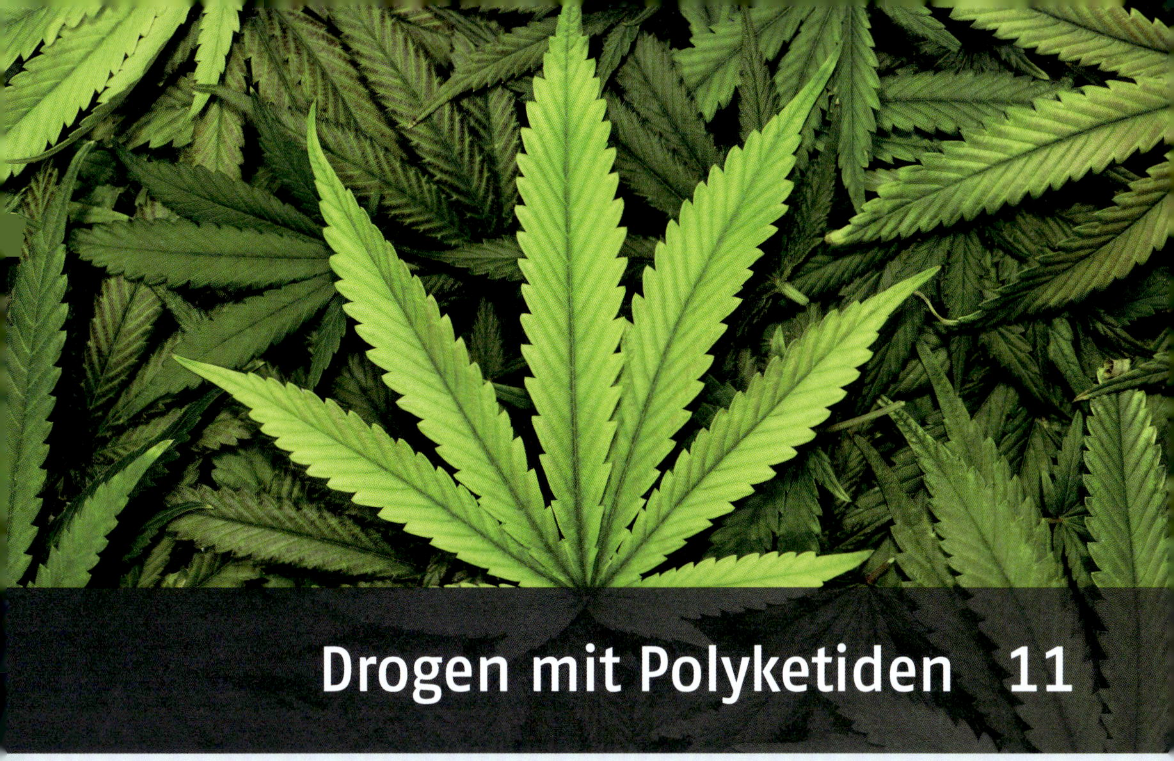

Drogen mit Polyketiden 11

Über die Verwendung von Cannabisblüten in der Medizin wird viel diskutiert. Inzwischen sind sie in Deutschland als Therapieoption zugelassen und werden unter Auflagen auf Rezept verordnet. Dahingegen ist der Kauf von Heidelbeeren – auch in der Apotheke, z. B. als Tee – deutlich einfacher. Aber was haben Cannabisblüten und Heidelbeeren gemeinsam?

Beide haben Inhaltsstoffe, die zu den Polyketiden gehören, nur in der Wirkung sind sie völlig verschieden.

In diesem Kapitel finden Sie wohl die bunteste Mischung an Anwendungsgebieten. Vom Blasen- und Nierentee bis zum Abführmittel ist hier vieles vertreten.

11.1 Polyketide

Unter Polyketiden wird eine große Gruppe sehr unterschiedlicher Pflanzeninhaltsstoffe zusammengefasst. Sie sind über den sogenannten Polyketidweg entstanden. Als Baustein tritt dabei meistens Essigsäure auf, daneben sind aber auch Propionsäure und Zimtsäure nachgewiesen worden. Die Verknüpfungsprodukte stabilisieren sich durch Ringbildung ohne vorherige Reduktion. So entstehen Verbindungen mit meist mehreren Ringsystemen und einer großen Anzahl an Sauerstofffunktionen. Diesem Syntheseweg entstammen z. B. einige Antibiotika wie Griseofulvin, Tetracyclin, Erythromycin und Amphotericin. Diese Stoffgruppe wird als Reinstoff angewendet und ist daher nicht Gegenstand dieses Lehrbuches (vgl. Arzneimittelkunde).

Folgende Produkte dieses Synthesewegs sind in der Drogenkunde relevant:

- Flavonoide,
- Anthracenderivate,
- Gerbstoffe,
- Cannabinoide.

11.2 Flavonoide

Die meisten Flavonoide sind gelb und für die auffallende Färbung vieler Blüten und Früchte verantwortlich. Der Name ist auf den lateinischen Begriff flava für gelb zurückzuführen.

Als Flavonoide werden sauerstoffreiche Ringsysteme bezeichnet, die sich vom Flavan ableiten. Entsprechend dem Oxidationsgrad des sauerstoffreichen Rings werden die Derivate als Flavanon, Flavon und Flavonol bezeichnet (o Abb. 11.1).

Flavonoide kommen in den Pflanzen meist glykosidisch gebunden vor, sind somit hydrophil und im Zellsaft gelöst. Sie sind in unterschiedlichem Maße hydroxyliert und mit verschiedenen Zuckern verknüpft, sodass eine große Anzahl an Flavonoiden existiert, die nicht mit einer spezifischen Gruppenreaktion nachgewiesen werden können. Zum Flavonoidnachweis werden jedoch häufig Farbreaktionen herangezogen, die auf der Bildung von Anthocyan-Farbstoffen beruhen. Sie können auch quantitativ durch Extinktionsmessung ausgewertet werden.

Flavonoide kommen überall im Pflanzenreich vor. Sie finden sich fast ausnahmslos in den oberirdischen Teilen von Blütenpflanzen, vielfach als gelbe, orange, rote, blaue oder schwarze Farbstoffe für die Färbung von Blüten, Blättern, Früchten und anderen Pflanzenteilen.

Die Funktion der Flavonoide ist noch weitgehend ungeklärt. Vermutet wird ihre Beteiligung an Redoxsystemen. Wegen ihrer auffälligen Färbung können sie als Lockstoff für Insekten dienen, eventuell haben sie eine Schutzwirkung gegen Parasitenbefall (Isoflavonoide).

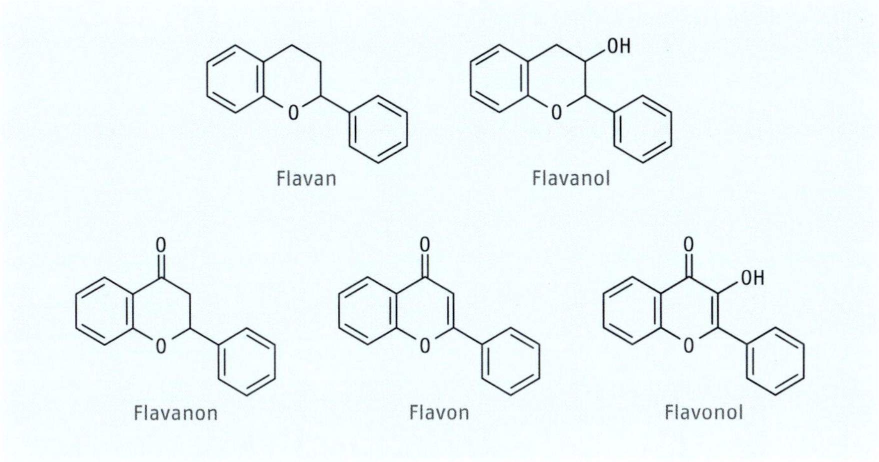

Abb. 11.1 Strukturformeln der Flavonoide

11.2.1 Anwendung

Flavonoidhaltige Drogen wurden früher häufig zum Färben von Fasern benutzt. Wegen ihrer kräftigen Farbe werden sie auch heute noch als Schmuckdroge (Ornans) Teemischungen zugesetzt (z. B. Flores Calendulae).

Flavonoide haben sehr unterschiedliche pharmakologische Wirkungen. So können sie z. B. im menschlichen Organismus eine **verbesserte Herzleistung** und einen gefäßabdichtenden Effekt in den Kapillaren bewirken. Drogen, die eine **gefäßprotektive Wirkung** besitzen, werden beispielsweise bei Venenleiden, Diabetes und Hypertonie eingesetzt.

Eine **diuretische Wirkung** einiger Flavonoide führt zum Einsatz diverser Drogen in harntreibenden Teea, v. a. in Blasen- und Nierenteemischungen wird darauf zurückgegriffen.

Nachgewiesenermaßen entgiften die Flavonoide, die in Brokkoli und Sojabohnen vorkommen, krebserregende Substanzen. Die Flavonoide in Tee, Zwiebeln, Knoblauch und roten Trauben können helfen, das Herzinfarktrisiko zu senken.

11.2.2 Drogen mit Flavonoiden

Birkenblätter

Monographie: Birkenblätter, Betulae folium, Ph. Eur.
Stammpflanze: *Betula pendula, Betula pubescens*, Betulaceae.
Vorkommen: Beide Birkenarten sind Bäume der gemäßigten Breiten, wobei die Moorbirke (*B. pubescens*) noch weiter nördlich zu finden ist. Beide Baumarten sind an ihrem zunächst weißen Stamm zu erkennen, der bei der Hängebirke (*B. pendula*) durch Borkenbildung nach einigen Jahren dunkel wird. Die Moorbirke behält ihre weiße Rinde länger. Die beiden Arten können an ihrem äußeren Erscheinungsbild und ihrer Blattform voneinander unterschieden werden.
Gewinnung: Die Blätter werden im Frühjahr gesammelt und getrocknet.

11

Makroskopische Merkmale (Schnittdroge)

- Blattstückchen oberseits dunkelgrün, unterseits heller,
- auf beiden Seiten überzogen von einem dichten, feinen Adernetz.

Inhaltsstoffe: 1–3 % Flavonoide mit Hyperosid als Hauptglykosid. Sie werden begleitet von wenig ätherischem Öl. Die hämolytische Wirksamkeit der Birkenblätter ist zwar bestimmbar, die dafür verantwortlichen Saponine konnten jedoch nicht eindeutig nachgewiesen werden.

Anwendung: Zur Erhöhung der Harnmenge sowie der Behandlung von Erkrankungen, bei denen eine erhöhte Harnbildung erwünscht ist (Harngrieß, zur Vorbeugung von Harnsteinen).

Birkenblätter sind fester Bestandteil von diuretischen Tees. Sie sollen durch ihren Gehalt an Flavonoiden sowohl die Ausschwemmung von überflüssigem Körperwasser fördern als auch die Flüssigkeitsmenge vergrößern, welche die Nieren durchströmt. Dieser Effekt ist besonders bei Harnwegsinfektionen, Harnsteinen und Gicht hilfreich.

Orthosiphonblätter

Monographie: Orthosiphonblätter, Orthosiphonis folium, Ph. Eur.

Stammpflanze: *Orthosiphon stamineus*, Lamiaceae.

Synonyme: Javatee, Indischer Nierentee.

Vorkommen: Orthosiphon ähnelt im Aussehen der Pfefferminze und ist im tropischen Asien beheimatet.

Gewinnung: Laubblätter und Sprossspitzen werden kurz vor der Blütezeit geerntet.

Makroskopische Merkmale (Schnittdroge)

- Dünne, grüne Blattstückchen mit grob gezähntem Rand,
- Identifizierung im Teegemisch schwierig, da charakteristische Merkmale fehlen.

Inhaltsstoffe: Orthosiphonblätter enthalten etwa 0,2 % lipophile Flavonoide und wenig ätherisches Öl; beides ist bislang nicht näher untersucht.

Anwendung: Zur Förderung der Harnbildung, z. B. bei Katarrhen im Bereich von Niere und Blase sowie bei Nierengrieß.

Orthosiphonblätter werden auch unter dem Namen „Indischer Nierentee" gehandelt. Sie wirken ausgeprägt diuretisch und haben sich auch in hohen Dosen als unschädlich erwiesen. Ein Zusammenhang zwischen Inhaltsstoffen und Wirkung konnte bisher nicht hergestellt werden.

Brennnesselblätter

Monographie: Brennnesselblätter, Urticae folium, Ph. Eur.

Stammpflanze: *Urtica dioica* und *Urtica urens*, Urticaceae.

Synonym: Nesselkraut.

Vorkommen: Die Pflanze ist weltweit verbreitet auf stickstoffreichen Schutt- und Abfallplätzen anzutreffen. Die ausdauernde Pflanze wird 30–150 cm hoch. Wie schon der Name andeutet, handelt es sich um zweihäusige Pflanzen.

Gewinnung: Die Droge besteht aus den getrockneten Blättern. Sie wird v. a. aus Osteuropa importiert.

Makroskopische Merkmale (Schnittdroge)

- Tief dunkelgrüne Blattstücke mit vielen kleinen Brennhaaren (▸ Kap. 2.3.2),
- Blattunterseite mit netzartiger Nervatur,
- Blattränder deutlich gesägt.

Inhaltsstoffe: Die Blätter enthalten so große Mengen Chlorophyll, dass die Pflanze zu dessen Gewinnung herangezogen wurde. Ihr Gehalt an Proteinen und Kohlenhydraten lässt sie zu einem wertvollen Viehfutterzusatz werden. In den Brennhaaren sind die biogenen Amine Acetylcholin, Histamin und Serotonin enthalten, außerdem noch Ameisen-, Essig- und Buttersäure. Sie sind für die allergische Reaktion nach der Berührung von Brennnesseln verantwortlich.

Wichtig ist außerdem der Gehalt von 1–2 % Flavonoiden und 1–4 % Silikaten.

Anwendung: Brennnesselblätter werden zur Durchspülung der ableitenden Harnwege und zur Behandlung von Nierengrieß eingesetzt sowie zur unterstützenden Behandlung rheumatischer Beschwerden.

Die Volksmedizin benutzt Brennnesseln als „blutbildendes" Mittel, bei Diabetes und äußerlich zur Haarpflege. Vor der Verwendung von Brennnesseltee als „Antidiabetikum" muss allerdings gewarnt werden!

> **MERKE**
> Brennnesselblätter wirken aufgrund der Flavonoide diuretisch. Brennnesselwurzel hingegen enthält (vermutlich hormonell wirksame) Steroide, die u. a. bei Prostatabeschwerden eingesetzt werden. Die Wurzel wirkt nicht diuretisch!

Schachtelhalm

Monographie: Schachtelhalmkraut, Equiseti herba, Ph. Eur.
Stammpflanze: *Equisetum arvense*, Equisetaceae (○ Abb. 11.2).
Synonym: Zinnkraut (da die Droge aufgrund ihres hohen Kieselsäuregehalts zum Putzen von Zinngeschirr verwendet wird).
Vorkommen: Weit verbreitete Pflanze, die in zwei verschiedenen Gestalten auftritt: Im Frühjahr erscheinen die fertilen chlorophyllfreien und deshalb gelblich braunen Triebe, die den braunen Sporophyllstand tragen. Erst wenn sie abgestorben sind, kommen die sterilen, aber assimilierenden Sommertriebe hervor.
Gewinnung: Die Droge besteht aus den sterilen Sommertrieben. Diese Sprosse werden ganz gesammelt und bestehen aus der grünen, gerippten Hauptachse mit ihren vielen quirlig ansitzenden Seitensprossen.

Makroskopische Merkmale (Schnittdroge)

- Teile der hohlen Hauptachse mit 9–14 Längsrippen,
- Seitensprosse dünn und vierkantig,
- alle Knoten der Haupt- und Nebensprosse umhüllt von Astscheiden, die dreieckige, braune Zähne tragen,
- Sprossoberfläche rau und brüchig,
- Droge knirscht beim Kauen zwischen den Zähnen (Kieselsäure!).

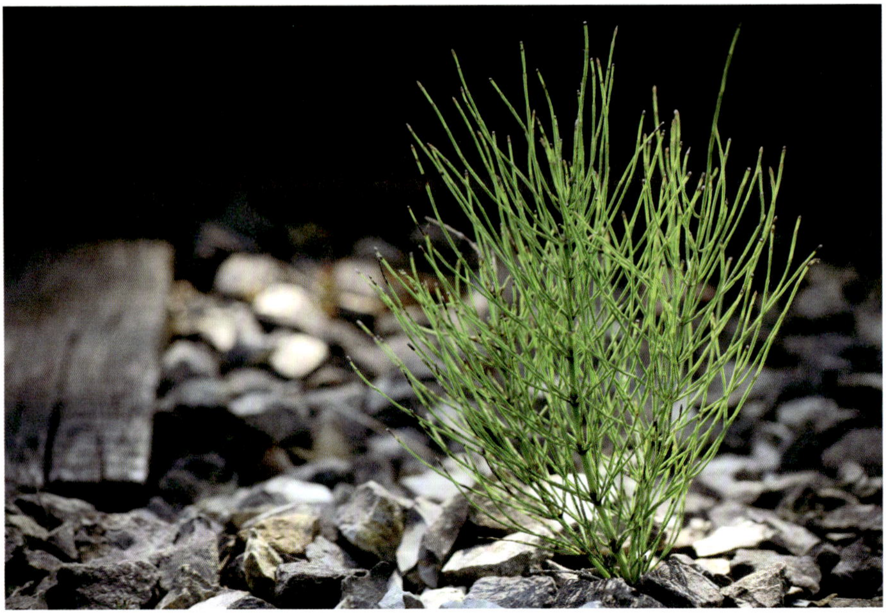

Abb. 11.2 Schachtelhalmkraut

Mikroskopische Merkmale (Pulver)

- Querschnitt der Epidermis: in der Mitte eingesunkene Zellen mit unregelmäßig verdickten Außenwänden,
- Epidermisbruchstücke: in der Aufsicht lang gestreckte Zellen mit wellig gebogenen Seitenwänden,
- parazytische Spaltöffnungen: von je zwei Nebenzellen mit leistenförmigen Verdickungen überdeckt (in der Aufsicht erscheinen die Spaltöffnungen dadurch senkrecht zum Spalt gestreift),
- Kieselsäurekristalle.

Inhaltsstoffe: Etwa 6 % Kieselsäure (Siliciumdioxid), zum Teil in löslicher Form vorliegend. Sie wird begleitet von Flavonoiden.
Anwendung: Zur Durchspültherapie der Nieren und Harnwege.

aha

GUT ZU WISSEN

Zinnkraut ist ein weit verbreitetes Synonym für Schachtelhalmkraut und wird auch von Kunden häufiger verwendet.

Goldrute

Monographie: Goldrutenkraut, Solidaginis herba, Ph. Eur.
Stammpflanze: *Solidago gigantea* und *Solidago canadensis*, Asteraceae.

In früheren Arzneibüchern war „Goldrutenkraut“ (Stammpflanze *Solidago virgaurea)* nur mit einer Monographie vertreten. Inzwischen gibt es auch eine Monographie für die

Stammpflanze *Solidago canadensis*. Da sich die Inhaltsstoffe der Arten in ihrer Zusammensetzung und in ihrer Menge unterscheiden, sind zwei Monographien sinnvoll. Aussagen über die Wirkung, die aus der Erfahrungsheilkunde stammen, gelten nur für *Solidago virgaurea*, nicht für *S. gigantea* und *S. canadensis*.
Synonym: Riesengoldrute.
Vorkommen: Überall im europäischen und asiatischen Raum in Wäldern und auf Fluren.
Gewinnung: Die Pflanze entwickelt einen aufrecht stehenden, beblätterten Spross mit einem auffallenden, gelben Blütenstand an seinem Ende. Zur Drogengewinnung wird das blühende Kraut geerntet und getrocknet.
Inhaltsstoffe: Etwa 9–13 % Saponine und etwa 2,5–4 % Flavonoide, begleitet von ätherischem Öl.
Anwendung: Zur Durchspülung der ableitenden Harnwege bei Entzündungen im Bereich der Blase und Nieren.

Echte Goldrute

Monographie: Echtes Goldrutenkraut, Solidaginis virgaureae herba, Ph. Eur.
Stammpflanze: *Solidago virgaurea*, Asteraceae.

Die Pflanze wird etwa 80 cm groß. Im Gegensatz zu den anderen *Solidago*-Arten überragen in den Blütenkörbchen von *S. virgaurea* die Zungenblüten die Röhrenblüten deutlich.
Synonyme: Schoßkraut, Edelwundkraut.
Vorkommen und Gewinnung: Wie Goldrutenkraut.
Inhaltsstoffe: Etwa 0,5 % ätherisches Öl, Saponine und etwa 1,5 % Flavonoide.
Anwendung: Wie Goldrutenkraut.

PRAXISTIPP

Ältere Frauen neigen häufiger zu Blaseninfekten. Da sie aber auch häufig nicht ausreichend trinken, sollte in diesen Fällen eine Durchspültherapie mit diuretischen Tees nie längerfristig erfolgen und auch nicht ohne ärztliche Rücksprache. Es kann zu Störungen im Wasser- und Elektrolythaushalt kommen, was wiederum bei Herzerkrankungen gefährlich werden kann.

Rautenkraut

Monographie: Keine (Rautenkraut, Rutae herba)
Stammpflanze: *Ruta graveolens*, Rutaceae.
Synonym: Weinraute.
Gewinnung: Das Kraut der Weinraute wird zur Blütezeit gesammelt und anschließend getrocknet. Die Weinraute ist v. a. auf dem Balkan und in Ober- bzw. Mittelitalien zu finden, vereinzelt sind in Weingärten oder Burggräben auch hierzulande Pflanzen anzutreffen.
Inhaltsstoffe: Flavonoide, wobei v. a. Rutin (auch als Rutosid bezeichnet) für die Wirksamkeit eine zentrale Rolle übernimmt, Alkaloide, ätherisches Öl und Cumarine.
Anwendung: Insbesondere das isolierte Flavonoid Rutin wird in Fertigpräparaten zur Behandlung von Krampfadern und Venenentzündungen eingesetzt. Aus *Ruta graveolens*

wurde dieses Flavonoid erstmals isoliert, heute werden der Buchweizen (*Fagopyrum esculentum*, Polygonaceae) und der Japanische Schnurbaum (*Sophora japonica*, Fabaceae) zur technischen Gewinnung von Rutin verwendet.

Lindenblüten

Monographie: Lindenblüten, Tiliae flos, Ph. Eur.

Stammpflanze: *Tilia cordata, Tilia platyphyllos*, Malvaceae.

Synonyme: Für Winterlinde auch Steinlinde, Spätlinde; für Sommerlinde auch Graslinde, Frühlinde.

Vorkommen: Beide Lindenarten sind in Europa heimisch. Die Bäume werden über 25 m hoch und sehr alt. Meistens trifft man sie als Alleebäume an. Die beiden Arten unterscheiden sich durch die Behaarung ihrer Blätter und den Aufbau der Blütenstände. *Tilia cordata* (Winterlinde) hat bis zu 16 Blüten pro Blütenstand, *T. platyphyllos* (Sommerlinde) nur 3 bis 7.

Gewinnung: Die Droge besteht aus den ganzen Blütenständen, die in der Zeit der Blüte mitsamt ihrem Hochblatt geerntet werden. Die Trocknung muss sehr schonend erfolgen, da sonst eine völlig geruchlose Droge erhalten wird.

Makroskopische Merkmale (Schnittdroge)

- Hoher Anteil an hellgrünen, kahlen Hochblattstücken mit deutlicher Netznervatur,
- Einzelblüten je nach ihrem Reifegrad entweder als grüne, kugelige Gebilde, als bräunlich verfärbte Blüten oder als schon vergrößerte Fruchtknoten mit grau filziger Behaarung.

Mikroskopische Merkmale (Pulver)

- Stern- oder Büschelhaare von der inneren Epidermis der Kelchblätter und vom Fruchtknoten,
- Fragmente des Kelchblattparenchyms mit Calciumoxalatdrusen und Schleimzellen,
- Pollenkörner mit drei Keimporen und punktierter Exine.

Inhaltsstoffe: Der Geruch der frischen Lindenblüten ist auf ihren Gehalt an ätherischem Öl zurückzuführen (etwa 0,02 %). Wirkungsträger sind wahrscheinlich die zu etwa 1 % enthaltenen Flavonoide, v. a. Hyperosid und Rutosid. Sie werden begleitet von Schleim, Pflanzensäuren und etwa 2 % Gerbstoffen.

Anwendung: Milderung des Hustenreizes bei Katarrhen der Atemwege (aufgrund des Schleimgehalts); fieberhafte Erkältungskrankheiten, bei denen eine Schwitzkur erwünscht ist.

Da bisher keine Inhaltsstoffe gefunden wurden, die für die schweißtreibende Wirkung verantwortlich gemacht werden können, gilt bis auf weiteres das heiße Wasser des Aufgusses als wirksames Agens.

PRAXISTIPP

Ein schweißtreibender **Lindentee** sollte am späten Nachmittag getrunken werden, da die Schweißproduktion dann am größten ist.

Holunder

Monographie: Holunderblüten, Sambuci flos, Ph. Eur.
Stammpflanze: *Sambucus nigra*, Adoxaceae.
Synonym: Fliederbeeren.
Vorkommen: In ganz Europa.
Gewinnung: Die vielen weißlich gelben Einzelblüten sind zu einer Trugdolde vereinigt. Die Ernte der ganzen Blütenstände erfolgt im Juni/Juli. Zur Drogengewinnung werden die Sprossanteile durch Rebeln (vorsichtiges Reiben)und Sieben entfernt.

Makroskopische Merkmale

- Hellgelbe Blütenknospen und ganze kleine Blüten mit fünflappiger verwachsener Corolla,
- außerdem zur Blüte gehörend: fünf Staubblätter, ein unterständiger Fruchtknoten mit drei Narben und ein kleiner fünfzipfeliger Kelch.

Inhaltsstoffe: Flavonoide, v. a. Rutosid und Hyperosid; außerdem geringe Mengen ätherisches Öl, Gerbstoffe, Schleim und organische Säuren.
Anwendung: Schweißtreibendes Mittel in der Behandlung von fieberhaften Erkältungskrankheiten.

Ringelblume

Monographie: Ringelblumenblüten, Calendulae flos, Ph. Eur.
Stammpflanze: *Calendula officinalis*, Asteraceae.
Synonyme: Studentenblume, Goldblume.
Vorkommen: Die einjährige Ringelblume ist eine Zierpflanze (○ Abb. 11.3).
Gewinnung: Die Droge besteht aus den weiblichen Zungenblüten einer gefüllten Form von Ringelblumen, die kultiviert angebaut wird. Sie werden gesammelt, wenn sie vollkommen geöffnet sind, und dann bei erhöhter Temperatur getrocknet.

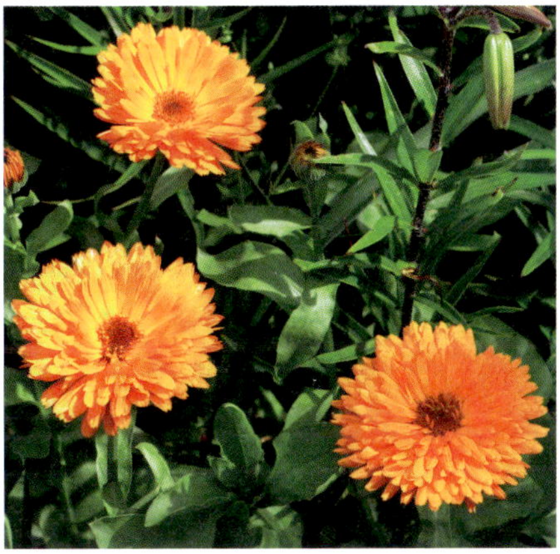

○ **Abb. 11.3** Ringelblumen

Makroskopische Merkmale

- Die orangegelben Blüten enden dreizähnig.
- Der anhängende Fruchtknoten trägt keinen Pappus.

Inhaltsstoffe: Ringelblumenblüten enthalten bis zu 5 % Triterpenalkohole, die zum Teil verestert vorliegen, außerdem bis zu 10 % Triterpensaponine. Die Blütenfarbe ist durch eine große Zahl von Carotinoiden, aber auch durch Flavonoide bedingt. Spuren ätherischen Öls kommen vor.
Anwendung: Zubereitungen aus der Droge haben wundheilende Effekte. Ringelblumenextrakt dient äußerlich angewendet als pflanzliches Wundheilungsmittel, das in Form von Dermatika angeboten wird. Es eignet sich besonders zur äußerlichen Behandlung von Haut und Schleimhäuten bei Riss- und Brandwunden. Bei einer Mundschleimhautentzündung wird mit einem Aufguss gegurgelt.

Hibiscus

Monographie: Hibiscusblüten, Hibisci flos, Ph. Eur.
Stammpflanze: *Hibiscus sabdariffa*, Malvaceae.
Synonyme: Afrikanische Malve, Sudan-Eibisch.
Vorkommen: *Hibiscus*, auch afrikanische Malve genannt, ist eine einjährige Pflanze der tropischen Länder. Es existieren mehrere Varietäten, von denen nur *H. sabdariffa* var. *ruber* zur Drogengewinnung herangezogen wird. Nur sie hat den intensiv rot gefärbten Außenkelch.
Gewinnung: Die Droge besteht aus dem Kelch und dem Außenkelch der Blüten. Beide sind an der Basis fest miteinander verwachsen und wachsen nach dem Abfallen der Corolla (▸ Kap. 3.4.5) bei der Fruchtbildung zu einem fleischigen Gebilde heran. Die Ernte erfolgt entweder durch Ausreißen der Kelche oder durch Ausstechen der Frucht aus der krugförmigen Vertiefung, welche die Kelche bilden.

Makroskopische Merkmale

- Die Droge besteht aus dem ganzen Kelch oder seinen Bruchstücken und ist leuchtend rot bis dunkelviolett gefärbt.
- Sie schmeckt erfrischend säuerlich.

Inhaltsstoffe: Große Mengen organischer Säuren (15–30 %): Citronen-, Äpfel-, Weinsäure und die hier spezifische Hibiscussäure. Die Färbung der Droge beruht auf ihrem Anteil von etwa 1,5 % Anthocyan-Farbstoffen und Flavonoiden.
Anwendung: Der Gehalt an Fruchtsäure macht den aus Hibiscusblüten hergestellten Tee zu einem erfrischenden Getränk mit leicht säuerlichem Geschmack. Die Anthocyane geben ihm außerdem noch eine schöne rote Farbe. Da die Droge sonst keine nachweisbare pharmakologische Wirksamkeit hat, ist sie als Haustee geeignet. In Teemischungen findet sie Verwendung als farbgebender Bestandteil.

aha

GUT ZU WISSEN
Der in Aufgussbeuteln häufig angebotene „Malventee" darf nicht mit unseren einheimischen **Malvenblüten** verwechselt werden. Es handelt sich um Hibiscusblüten, die mit Hagebutten vermischt, als „Roter Früchtetee" im Handel sind.

Hagebutte

Monographie: Hagebuttenschalen, Rosae pseudo-fructus, Ph. Eur.
Stammpflanze: *Rosa*-Arten, Rosaceae.
Synonyme: Dornapfel, Hiefen.
Vorkommen: Rosen sind in den gemäßigten Breiten überall artenreich vertreten.
Gewinnung: Hagebutten gelten allgemein als die „Früchte" der Rosen. Im botanischen Sinne sind es jedoch Scheinfrüchte. Die Blütenachse oder der Blütenboden – also der Teil, dem die einzelnen Blütenglieder (Kelchblätter, Blütenblätter, Staubblätter, Fruchtblätter) ansitzen – ist bei der Rose krugförmig ausgebildet. Er umschließt mehrere Fruchtknoten, aus denen sich nach der Befruchtung kleine Nüsschen, die „Samen" der Hagebutte, entwickeln. Diese Kerne sind Einzelfrüchte, die durch die fleischige Ausgestaltung der Blütenachse zu einer Sammelfrucht verbunden werden (▸ Kap. 3.4.6). Daher verwendet das

Arzneibuch die botanisch korrekte Bezeichnung „Rosae pseudo-fructus“. Dem inneren Teil des Blütenbodens sitzen viele verholzte Haare an, die leicht abbrechen und zu Juckpulver verarbeitet werden können.

Der Vitamin-C-Gehalt der Hagebutten ist am höchsten wenn sie schon stark gefärbt, aber noch ganz fest sind.

Die fleischig gewordene Blütenachse wird von den ansitzenden Haaren befreit und schonend, aber rasch getrocknet, um den Vitaminverlust so gering wie möglich zu halten.

Makroskopische Merkmale

- Rote, etwas eingerollte Stückchen,
- glänzende, grubig eingefallene Oberfläche.

Inhaltsstoffe: Die Droge enthält ca. 10 % Zucker. Der Vitamin-C-Gehalt frischer Hagebutten liegt bei über 1,5 %, bei der Droge ist er erheblich geringer. Der vom Arzneibuch geforderte Mindestgehalt von 0,3 % wird oft nicht erreicht. Organische Säuren (Äpfel-, Citronensäure) sind für den Geschmack verantwortlich, Carotinoide für die Färbung.
Anwendung: Hagebuttenschalen wird keine pharmakologische Wirkung zugeschrieben. Sie werden als Schönungsdroge und Geschmackskorrigens in Teemischungen eingesetzt.

MERKE
Unter Ornans werden Drogen zusammengefasst, die v. a. aus optischen Gründen einer Teemischung zugesetzt werden. Eine pharmakologische Wirkung ist kaum vorhanden oder steht dann wie bei Ringelblumenblüten im Hintergrund. Drei häufig verwendete Schönungsdrogen sind Ringelblumenblüten, Malvenblätter und Hagebuttenschalen.

Weißdorn

Monographie: Weißdornblätter mit Blüten, Crataegi folium cum flore, Ph. Eur.
Stammpflanze: *Crataegus monogyna*, *Crataegus laevigata* (*oxyacantha*), *Crataegus pentagyna*, *Crataegus nigra*, *Crataegus azarolus;* Rosaceae.
Synonyme: Hagedorn, Mehldorn.
Vorkommen: Überall in Europa. Die einzelnen Arten unterscheiden sich v. a. durch ihre Blattform und ihren Blütenaufbau – der Artname gibt z. T. die Anzahl der Griffel an (o Abb. 11.4).
Gewinnung: Zur Drogengewinnung sind vom Arzneibuch die blühenden Zweigspitzen mitsamt den Blättern zugelassen. Sie werden gesammelt und getrocknet, wobei höhere Temperaturen vermieden werden müssen, um einen Flavonoidverlust zu vermeiden.

Makroskopische Merkmale (Schnittdroge)

- Dunkelbraune, dünne Sprossstücke,
- grüne, teilweise leicht behaarte Blattstücke,
- ganze weiße bis bräunliche Blüten,
- fünf Kelchblätter, fünf Kronblätter, zahlreiche Staubblätter und 1–5 Griffel.

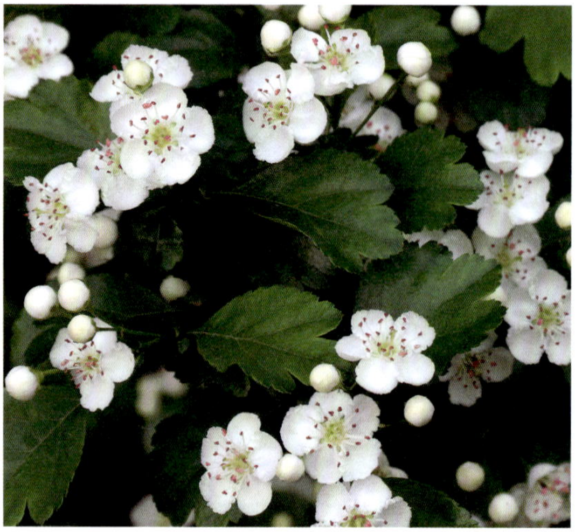

Abb. 11.4 Weißdorn

Inhaltsstoffe: 1–3 % Procyanidine und 1–2 % Flavonoide (Hyperosid, Rutosid, Vitexin), wobei die Flavonoidzusammensetzung der einzelnen Arten und der verschiedenen Pflanzenorgane sehr differiert.

Anwendung: Nachlassende Leistungsfähigkeit des Herzens.

Weißdornextrakte werden als unterstützendes Herzmittel besonders bei älteren Patienten eingesetzt. Sie wirken jedoch anders als die Herzglykoside. Durch die Einnahme von Weißdornextrakt wird die Durchblutung im Herzmuskel und in den Herzkranzgefäßen verbessert. Sinnvoll ist der Einsatz von Weißdorn bei leichten Formen der Herzinsuffizienz und -rhythmusstörungen. Außerdem wird der Blutdruck geringfügig gesenkt. Verantwortlich sind dafür u. a. die enthaltenen Procyanidine und Flavonoide. Erfahrungsgemäß kann bei gleichzeitiger Gabe von Herzglykosiden und Weißdorn die Glykosidmenge verringert werden.

PRAXISTIPP

Beschwerden, die auf eine nachlassende Leistungsfähigkeit des Herzens hinweisen, sollten vor dem Einsatz von **Weißdornpräparaten** immer ärztlich abgeklärt werden.

Wasseransammlungen in den Beinen oder Kurzatmigkeit kann ein Hinweis auf Herzprobleme sein.

Passionsblume

Monographie: Passionsblumenkraut, Passiflorae herba, Ph. Eur.

Stammpflanze: *Passiflora incarnata*, Passifloraceae.

Vorkommen: Die Schlingpflanze ist auf dem amerikanischen Kontinent heimisch und wird in tropischen bis subtropischen Gegenden kultiviert (Abb. 11.5).

Gewinnung: Die sich schlingenden Triebe mit den vielen daran hängenden Blättern, Blüten und auch jungen Früchten werden getrocknet.

Makroskopische Merkmale: Auffälligstes Merkmal der Droge sind die glatten, korkenzieherartig eingerollten Rankenstücke.

Mikroskopische Merkmale

- Auffällig sind die dünnwandigen Gliederhaare.
- Sie sitzen auf allen Sprossachsen sowie der Unterseite der Blätter und enden oft in einer hakig gebogenen Spitze.

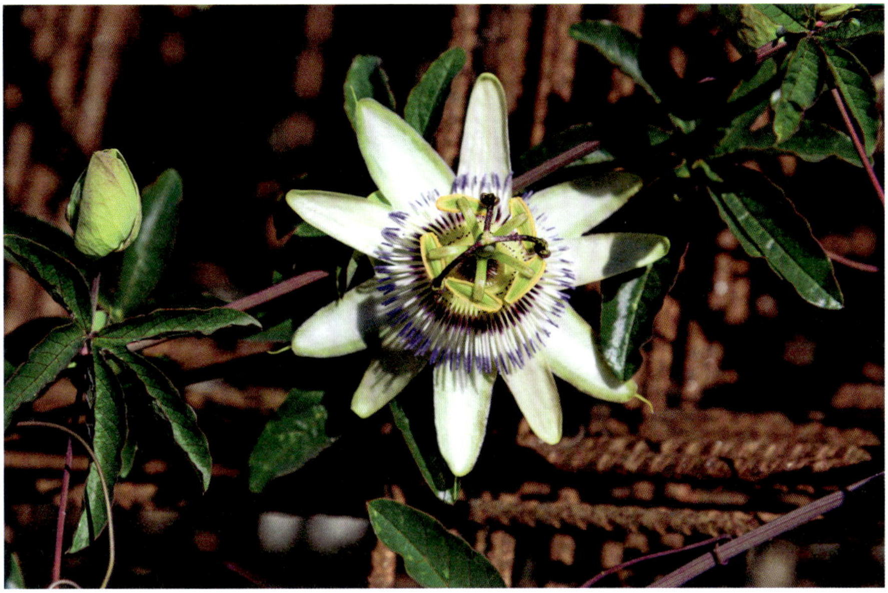

○ **Abb. 11.5** Passionsblume

Inhaltsstoffe: Bis 2,5 % Flavonoide, darunter Vitexin.
Anwendung: Nervöse Unruhe, leichte Einschlafstörungen; nervös bedingte Beschwerden im Magen- und Darmbereich.

In Ländern, in denen die Passionsblume heimisch ist, wird das Kraut als Spasmolytikum gebraucht. Muskelrelaxierende Effekte, die dem Papaverin ähneln, konnten nachgewiesen werden.

Mariendistel

Monographie: Mariendistelfrüchte, Cardui mariae fructus, Ph. Eur.
Stammpflanze: *Silybum marianum*, Asteraceae.
Synonyme: Stichsamen, Stechkörner.
Vorkommen: In Südeuropa heimisch, in Kulturen vornehmlich in Nordafrika und Südamerika angebaut. Die zweijährige Pflanze wird bis zu 1,50 m hoch und hat weiß gefleckte, dornige Blätter. Der Blütenstand wird von violettroten Röhrenblüten gebildet und ist von großen Hochblättern umschlossen.
Gewinnung: Die Früchte sind Achänen, die typischen Asteraceenfrüchte (▸ Kap. 9.4.1, Kümmel, Apiaceen-Früchte). Der weiße Pappus soll fehlen.

Makroskopische Merkmale

- Die Früchte gibt es in allen Farben zwischen schwarz und weißlich braun.
- Sie sind 6–7 mm lang und etwas abgeplattet mit einem knorpeligen, hellen Rand am oberen Ende.

Inhaltsstoffe: Bis zu 4 % Flavanonderivate, die als Silymarin bezeichnet werden. Dies ist ein Sammelbegriff für ein Stoffgemisch, dessen Hauptbestandteil Silybin (Silibinin) ist. Hinzu kommt ein hoher Anteil an Reservestoffen wie fettes Öl, Eiweiß und Schleimstoffe.

Anwendung: Leichte Verdauungsbeschwerden.

Mariendistelfrüchte werden in der Volksmedizin schon seit langer Zeit als Lebermittel angewendet. Neuere Untersuchungen bestätigen eine Schutzwirkung des Silymarin auf die Leberzellen. Sie können eine Schädigung durch hepatotoxische Stoffe hinauszögern und verhindern. Silymarin hat eine membranstabilisierende Wirkung, wodurch es die Toxine am Eindringen in das Zellinnere hindert. Wahrscheinlich wirkt es auch als Antioxidans und Radikalfänger. Auch bei akuten Erkrankungen (Hepatitis) konnte ein günstiger Einfluss auf den Heilungsvorgang bestätigt werden. Die Leberschutzwirkung der Mariendistelfrüchte beruht ausschließlich auf dem Silymaringehalt. Da Silymarin in der Fruchtwand lokalisiert ist, erscheint die Verwendung von zerkleinerten Früchten sinnvoll. Trotzdem ist mit einer Teezubereitung keine nennenswerte Wirkung zu erzielen, da Silymarin sehr schlecht wasserlöslich ist. Deshalb sollte zur Leberschutztherapie ein standardisiertes Präparat mit Trockenextrakt verwendet werden.

Ginkgo

Monographie: Eingestellter Ginkgotrockenextrakt, Ginkgo extractum siccum normatum, Ph. Eur.

Stammpflanze: *Ginkgo biloba*, Ginkgoaceae.

Der Ginkgobaum ist der einzige noch existierende Vertreter einer Pflanzenklasse, deren andere Mitglieder bereits ausgestorben sind. Es handelt sich um einen 30–40 m hohen, zweihäusigen Baum, der mehrere hundert Jahre alt werden kann. Ginkgo gehört zu den nacktsamigen Pflanzen (Gymnospermae) und steht damit den Nadelhölzern nahe. Sein Äußeres lässt hingegen eher vermuten, er gehöre zu den zweikeimblättrigen Laubbäumen, den dikotylen Angiospermen. Schließlich trägt er Laubblätter, die er im Herbst abwirft und produziert 2,5–3 cm große kugelförmige Samen.

Die Ginkgoblätter haben ein unverwechselbares Aussehen. Sie sind hellgrün, fächerförmig und weisen eine dichotome Blattaderung auf, d. h. es gibt keine Mittelrippe, sondern die Adern verzweigen sich gabelig und verlaufen dann parallel.

Synonyme: Fächerblattbaum, Elefantenohrbaum, Tempelbaum.

Vorkommen: Wild wachsende Ginkgobäume gibt es noch im Südosten Chinas. Als Kulturpflanze ist der Ginkgo jedoch in Asien, Europa und Nordamerika weit verbreitet, nicht zuletzt deshalb, weil er gegenüber den Luft- und Bodenbelastungen der industrialisierten Welt sehr widerstandsfähig ist.

Gewinnung: Das Arzneibuch führt nur den Trockenextrakt auf. Er entsteht in einem exakt definierten Verfahren durch Extraktion der getrockneten Blätter mit Aceton und anschließender Trocknung. Dabei werden einige Inhaltsstoffe (z. B. die toxisch wirkende Ginkgolsäure) weitgehend entfernt, die wirksamkeitsbestimmenden Inhaltsstoffe werden hingegen angereichert.

Die jeweiligen Hersteller von Ginkgo-Fertigpräparaten setzen zum Teil unterschiedliche Extraktionsverfahren ein, die in der Regel patentiert und damit nicht allgemein anwendbar sind. Sie führen zu Produkten, deren Zusammensetzung und Wirksamkeit erheblich von dem abweichen kann, was nachfolgend beschrieben ist.

Inhaltsstoffe: Das Arzneibuch fordert einen Flavonoidgehalt zwischen 22 und 27 % (mehr als 20 Verbindungen, Hauptkomponenten Quercetin und Kämpferol), außerdem 5–7 % Terpenlactone, zu denen die Ginkgolide A, B und C und das Bilobalid gehören. Von diesen Inhaltsstoffen wird angenommen, dass sie die Wirkung tragen. Darüber hinaus finden sich in den Blättern noch organische Säuren.

Anwendung: Zahlreiche klinische Untersuchungen haben die Wirksamkeit des Ginkgotrockenextrakts bei Patienten mit Hirnleistungsstörungen oder peripherer arterieller Verschlusskrankheit, bei Hörsturz, Tinnitus und Schwindel sowie vorrangig bei Demenz bestätigt. Zahlreiche Extraktpräparate sind zur Behandlung von zerebralen und peripheren Durchblutungsstörungen auf dem Markt. Die Wirkungen von Ginkgo sollen u.a. durch eine Verbesserung der Fließeigenschaften des Blutes sowie durch antioxidative (Radikalfänger) und neuroprotektive Eigenschaften zustande kommen.

Wirkung der Flavonoiddrogen

- Diuretisch (Birkenblätter, Orthosiphonblätter, Brennnesselblätter, Schachtelhalmkraut, Goldrutenkraut),
- gefäßprotektiv (Rautenkraut/Rutin),
- schweißtreibend (Lindenblüten, Holunderblüten),
- wundheilungsfördernd (Ringelblumenblüten),
- herzleistungsfördernd (Weißdornblätter mit Blüten),
- sedativ (Passionsblumenkraut),
- leberprotektiv (Mariendistelfrüchte),
- die geistige Leistungsfähigkeit verbessernd (Ginkgoextrakt).

11.3 Anthracene

11.3.1 Chemie

Anthracen ist ein trizyklisches Ringsystem, dessen sauerstoffhaltigen Derivate unter bestimmten Voraussetzungen abführend wirken (Abb. 11.6).

Es sind zwei Biosynthesewege zur Bildung von Anthracenderivaten bekannt. Der hier beschriebene weist sie als Polyketide aus und führt zu den laxierend wirkenden Substanzen Anthron, Anthranol, Dianthron und Anthrachinon.

Anthron und Anthranol sind gelb gefärbt und kommen in der Pflanze glykosidisch gebunden vor. Sie werden zu Anthrachinonen oxidiert, die ebenfalls frei oder glykosidisch gebunden vorkommen.

Da die pharmakologisch wirksamen Anthraderivate in der Pflanze meist als Glykoside vorliegen, werden diese als anthraglykosidhaltigen Drogen bzw. **Anthradrogen** bezeichnet.

Die quantitative Zusammensetzung einer Anthradroge ist sehr unterschiedlich. Sie ist abhängig von den Pflanzenorganen, der Erntezeit, den Trocknungsbedingungen und dem Alter der Droge. Die allgemeine Nachweismethode für Anthraverbindungen ist die sogenannte **Bornträger-Reaktion**. Sie beruht auf der Rotfärbung der Anthrachinonaglyka in Gegenwart von Alkalien. Um diese Bestimmung für alle Anthraderivate anwendbar zu machen, müssen die biogenen Derivate vor der Bestimmung entsprechend behandelt werden: Die O-Glykoside müssen durch saure Hydrolyse gespalten, die reduzierten Verbindungen oxidiert und die C-Verbindungen einer oxidativen Zuckerspaltung unterzo-

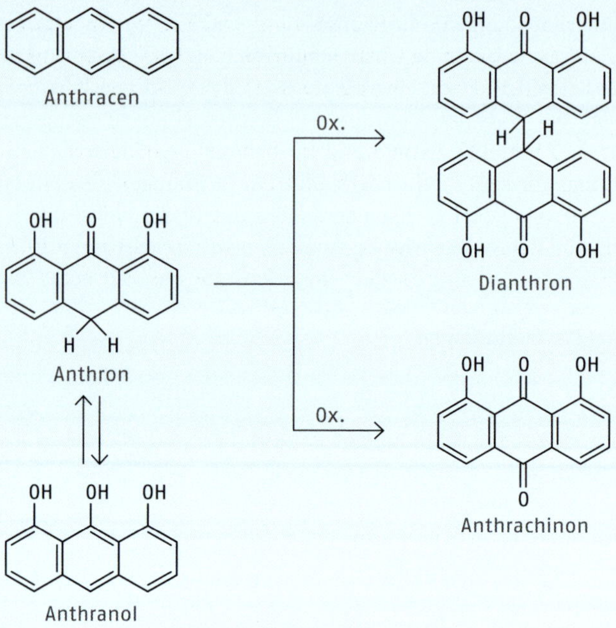

Abb. 11.6 Strukturformeln der Anthraceenderivate

gen werden. Durch spektralfotometrische Messmethoden lässt sich die Bornträger-Reaktion quantitativ auswerten.

11.3.2 Anthradrogen als Laxanzien

Anthra- und Anthrachinondrogen gehören zu den dickdarmwirksamen Laxanzien. Die Glykoside der Anthrachinonstufe sind als Transportform der Wirkstoffe anzusehen. Sie werden durch ihre gute Wasserlöslichkeit kaum resorbiert und entfalten im Dickdarm eine lokale Wirkung. Enzyme der Darmwand und Bakterien spalten dort die Glykoside und reduzieren sie zur eigentlichen Wirkform, den Anthronen bzw. Anthranolen. Die Anthraglykoside besitzen somit die Funktion eines Prodrugs, sie werden erst im Dickdarm in die eigentliche Wirkform überführt. Als Drogeninhaltsstoffe sind diese Wirkformen unerwünscht, weil ihre stark schleimhautreizende Wirkung zu Irritationen der Magenschleimhaut führt.

PRAXISTIPP

Wegen der Passagezeit von der oralen Aufnahme bis zum Wirkort im Dickdarm ist der Wirkungseintritt nach rund 8 Stunden zu erwarten. Eine abendliche Einnahme ist daher zu empfehlen. Alle anthrachinonhaltigen Drogen eignen sich nur zur kurzzeitigen Anwendung.

Anthraderivate wirken auf den Wasser- und Elektrolythaushalt des Darmes. Sie beeinträchtigen die Resorption von Chlorid-, Natrium- und Kaliumionen und erhöhen somit den osmotischen Druck. Dadurch wird mehr Wasser in das Darmlumen abgegeben. Die Folge: Der Darminhalt wird weicher, und die vergrößerte Füllmenge regt die Darmperistaltik an.

Die kurzzeitige Anwendung von Anthradrogen ist unbedenklich, eine Verwendung über einen längeren Zeitraum sollte aber wegen der tiefen Eingriffe in die Physiologie des Dickdarms nicht ohne ärztliche Kontrolle erfolgen. Außerdem häufen sich in letzter Zeit die Hinweise darauf, dass Anthradrogen mutagen wirken könnten. Das Bundesinstitut für Arzneimittel und Medizinprodukte hat entsprechende Maßnahmen angeordnet (Hinweise im Beipackzettel, keine Großpackungen mehr).

PRAXISTIPP
Anthradrogen dürfen während der Schwangerschaft, Menstruation oder bei Hämorrhoiden nicht verwendet werden. Als Nebenwirkung kann eine verstärkte Durchblutung im Beckenbereich auftreten. Auch wird eine erbgutschädigende Wirkung diskutiert.

Curaçao-Aloe

Monographie: Curaçao-Aloe, Aloe barbadensis, Ph. Eur.
Stammpflanze: *Aloe barbadensis*, Asphodelaceae.

Kap-Aloe

Monographie: Kap-Aloe, Aloe capensis, Ph. Eur.
Stammpflanze: *Aloe ferox*, Asphodelaceae.

Aloe barbadensis und Aloe capensis werden im Folgenden näher beschrieben.

Vorkommen: Ursprungsland Afrika, inzwischen aber nahezu überall kultiviert.
Gewinnung: Aloe ist ein Xerophyt, also eine Pflanze, die an sehr trockene Lebensbedingungen angepasst ist. Sie trägt auf dem Stamm einen Schopf dickfleischiger Blätter. In diesen befindet sich ein Exkret, das nach Eindicken die Aloedroge darstellt. Die Blätter werden im März/April angeschnitten und so aufgestellt dass der Pflanzensaft ausfließen kann. Dieser wird dann entweder über offenem Feuer in Kesseln oder durch Sonnenwärme eingedickt. Im ersteren Fall erhält man eine glasige durchscheinende Masse, die als Lucida-Ware bezeichnet wird. Die letztgenannte Methode liefert die sogenannte Hepatica-Ware, deren Oberfläche durch die kristalline Abscheidung matt und „leberartig" ist.

Makroskopische Merkmale

- Aloe barbadensis ist eine Hepatica-Ware, tiefbraun und undurchsichtig.
- Aloe capensis stellt eine Lucida-Ware dar, deren glänzenden Bruchflächen einen grünlichen Schimmer haben.

Inhaltsstoffe: Die Inhaltsstoffe beider Drogen sind prinzipiell gleich, wobei der Aloinanteil bei Aloe capensis mit 18 % geringer ist als bei Aloe barbadensis (28 %). In der Droge

finden sich außerdem noch harzartige Substanzen, die für einige Nebenwirkungen (Leibschmerzen) verantwortlich gemacht werden.
Anwendung: Aloe ist eines der stärksten pflanzlichen Laxanzien. Bei der Einnahme sollten die erwähnten Kontraindikationen streng beachtet werden (siehe Praxistipp). Die Aloine gehen in die Muttermilch über.

Aloetrockenextrakt

Monographie: Eingestellter Aloetrockenextrakt, Aloes extractum siccum normatum, Ph. Eur.
Inhaltsstoffe: Dieser kann aus dem Trockenextrakt beider Arten oder auch aus deren Mischungen bestehen. Mit Saccharose wird er auf einen konstanten Gehalt von ca. 20 % Hydroxyanthracenderivaten eingestellt, womit das Arzneibuch nun eine Aloe führt, deren abführende Wirkung durch Minimalforderungen abgesichert ist und durch einen definierten Gehalt begrenzt wird.

Faulbaum

Monographie: Faulbaumrinde, Frangulae cortex, Ph. Eur.
Stammpflanze: *Rhamnus frangula*, Rhamnaceae.
Synonyme: Gelbholzrinde, Wegdornrinde.
Vorkommen: Strauch Europas, Nordwestasiens und des Mittelmeergebietes.
Gewinnung: Die Rinde der Zweige und Stämme wird im Frühjahr von den jüngeren Pflanzen abgelöst. Da sie einen hohen Anteil an reduzierten Verbindungen (Anthranole bzw. Anthrone) enthält, die Brechreiz erregen, muss die Rinde vor der Verwendung als Droge mindestens ein Jahr lagern oder künstlich altern (1–2 Stunden bei 100 °C).

Makroskopische Merkmale (Schnittdroge)

- Kleine Rindenstücke mit graubrauner Außenseite, die längs gerunzelt sind und zahlreiche quer angeordnete Lentizellen aufweisen,
- Innenseite orangebraun bis braunrot.

Mikroskopische Merkmale (Querschnitt)

- Es findet sich eine mehrere Zellschichten dicke Korkschicht, die von Lentizellen durchbrochen ist.
- Nach innen folgt die Rindenschicht, dann das Phloem. Hier sind Gruppen von Bastfasern eingelagert.
- Das Parenchym enthält Calciumoxalat und Stärke.

Inhaltsstoffe: Bis zu 8 % Anthraderivate. Die Hauptkomponenten sind die als Primärglykoside bezeichneten Glucofrangulin A und B mit dem Aglykon (Frangula-)Emodin. Sekundärglykoside sind Frangulin A und B, bei denen der letzte Zucker von der Glykosidkette abgespalten ist. Daneben treten noch O-Glykoside von anderen Aglyka auf.
Anwendung: Wie bei Rhabarberwurzel. Faulbaumrinde wird als Abführmittel allein oder in Teemischungen verwendet. Der Tee sollte wegen der Latenzzeit bis zum Wirkungseintritt möglichst abends getrunken werden.

Rhabarber

Monographie: Rhabarberwurzel, Rhei radix, Ph. Eur.
Stammpflanze: *Rheum palmatum*, *Rheum officinale*, Polygonaceae.
Vorkommen: Die Heimat der Rheum-Arten sind die Hochgebirge Westchinas, kultiviert finden sie sich in Asien und inzwischen auch in Europa. Rhabarber ist eine bis zu 2 m hohe Staude mit großen Blättern und einem rispigen Blütenstand.
Gewinnung: Die Droge besteht aus einer stark verdickten Hauptwurzel mit Hypokotylgewebe, die der Pflanze als Überwinterungsorgan dient und der die Seitenwurzeln anhängen.

Kurz vor der Blütezeit der Pflanze werden die Rhabarberwurzeln ausgegraben, die äußeren Teile entfernt und diese Stücke über dem Feuer getrocknet.
Makroskopische Merkmale (Schnittdroge): Gelbe, unregelmäßige Stücke mit orangeroter Marmorierung.

Mikroskopische Merkmale (Pulver)
- Auffällige Calciumoxalatdrusen von mehr als 100 µm Größe,
- Fragmente der Netzgefäße,
- Stärkekörner (10–20 µm) mit sternförmigem Spalt.

Inhaltsstoffe: 3–12 % Anthraderivate unterschiedlicher Zusammensetzung, das Arzneibuch fordert mindestens 2,2 % Hydroxyanthracenderivate. Sie treten als Mono- und Diglykoside auf, bei denen der Zuckeranteil über ein O der phenolischen OH-Gruppe der 1- oder 8-Stellung gebunden ist. Außerdem finden sich Dianthrone.

Die Verteilung der Anthraderivate in der Pflanze ist sehr unterschiedlich. Das Verhältnis von reduzierten zu oxidierten Formen ist altersbedingt.

Die Palette der Inhaltsstoffe wird komplettiert durch Gerbstoffe und Flavonoide.
Anwendung: Zur kurzfristigen Anwendung bei Verstopfung.

Rhabarberwurzel gehört zu den anthrachinonhaltigen Drogen. Die Wirkung beruht auf zwei Effekten: Zum einen wird die Darmmotilität beeinflusst, woraus eine beschleunigte Darmpassage sowie eine verminderte Flüssigkeitsresorption resultieren, zum anderen werden Sekretionsprozesse im Darm beeinflusst, die eine erhöhte Flüssigkeitssekretion bewirken.

Durch den Anteil an Gerbstoffen ist Rhabarber in kleinen Dosen auch ein Stomachikum und Adstringens, bei dem die abführende Wirkung noch nicht zum Tragen kommt.

Sennesblätter

Monographie: Sennesblätter, Sennae folium, Ph. Eur.
Stammpflanze: *Cassia senna* (*acutifolia*), *Cassia angustifolia*, Fabaceae.
Vorkommen: *Cassia senna* ist in Zentralafrika heimisch, *C. angustifolia* in Ägypten. Nach ihrem Hauptausfuhrhafen wird *C. senna* auch als Alexandriner-Senna bezeichnet.

C. angustifolia heißt auch Tinnevelly-Senna und hat ihren Namen nach der vorderindischen Stadt Tinnevelly bekommen, wo ein großes Anbaugebiet liegt.
Gewinnung: Der Cassiastrauch hat paarig gefiederte Blätter. Diese werden geerntet, bevor die Pflanze fruchtet.

Makroskopische Merkmale (Schnittdroge)
- Hellgelbgrüne, am Grunde asymmetrische Fiederblättchen,
- feine Behaarung der Blätter schlecht sichtbar,

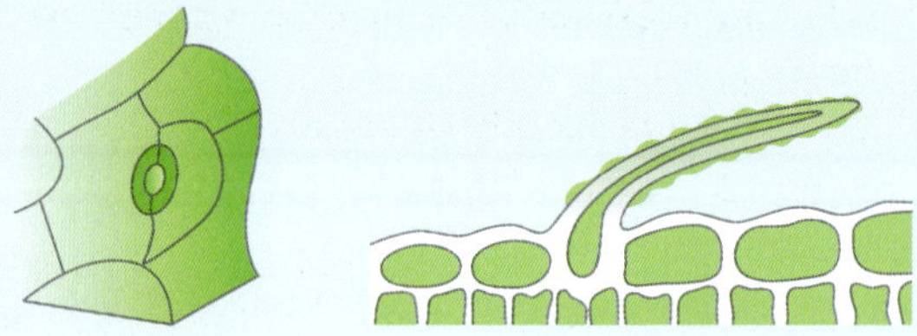

Abb. 11.7 Pulvermerkmale der Sennesblätter

- Nervatur fiederförmig, tritt besonders unterseits deutlich hervor (*C. senna*); bei *C. angustifolia* erscheint sie als quer laufende oder schräge Linie.

Mikroskopische Merkmale (Querschnitt)
- Äquifaziales Blatt,
- Palisadenparenchym (sowohl unter der oberen wie auch unteren Epidermis) umgibt das Schwammgewebe.

Mikroskopische Merkmale (Pulver)
- Epidermisfragmente mit parazytischen Spaltöffnungen (Abb. 11.7),
- einzellige Pistolenhaare mit warziger Kutikula.

Inhaltsstoffe: Etwa 3 % Anthraderivate. Hauptverbindungen sind die diastereoisomeren Dianthrone Sennosid A und B. Die daneben noch auftretenden Glykoside haben meist Rhein und Aloeemodin als Aglyka.
Anwendung: Wie Rhabarberwurzel. Sennesblätter sind ein kräftiges Laxans.

PRAXISTIPP
Eine Dosierung von ½ Teelöffel Sennesblätter pro Tasse sollte nicht überschritten werden, da sonst leicht Bauchschmerzen auftreten können.

Alexandriner-Sennesfrüchte

Monographie: Alexandriner-Sennesfrüchte, Sennae fructus acutifoliae, Ph. Eur.
Stammpflanze: *Cassia senna*, Fabaceae.

Tinnevelly-Sennesfrüchte

Monographie: Tinnevelly-Sennesfrüchte, Sennae fructus angustifoliae, Ph. Eur.
Stammpflanze: *Cassia angustifolia*, Fabaceae.
Vorkommen: Siehe Sennesblätter.
Gewinnung: Die Sennesfrüchte werden per Hand gepflückt, durch Sieben von Blatt- und Sprossanteilen befreit und dann getrocknet. Die alte Bezeichnung „Sennes-Schoten“ ist falsch, da es sich bei den Früchten einer Fabaceae immer um „Hülsen-Früchte“ handelt (▸ Kap. 3.4.6).

Makroskopische Merkmale (Ganzdroge)

- Braune, ganz platt gedrückte Früchte, durch die die Samen hindurchschimmern,
- Anzahl der Samen differiert geringfügig,
- Alexandriner-Früchte mit 6–7, Tinnevelly-Früchte mit 5–8 Samen.

Inhaltsstoffe: Siehe Sennesblätter.
Anwendung: Wie Sennesblätter. Sennesschalen wirken etwas schwächer als Sennesblätter, obwohl ihr Gehalt an Anthraderivaten in etwa gleich ist. Dieses wird auf Unterschiede im Glykosidmuster zurückgeführt.

Nachfolgend sind zwei weitere Antraceendrogen mit abführender Wirkung aufgeführt:

Cascararinde

Monographie: Cascararinde, Rhamni purshiani cortex, Ph. Eur.
Stammpflanze: *Rhamnus purshiana*, Rhamnaceae.

Kreuzdornbeere

Monographie: Kreuzdornbeere, Rhamni cathartici fructus, DAB.
Stammpflanze: *Rhamnus catharticus*, Rhamnaceae.

> **MERKE**
> Alle laxierenden Anthradrogen unterliegen der Apothekenpflicht. Daher dürfen sie im Gegensatz zu den meisten anderen Teedrogen nicht in der Freiwahl angeboten werden. Damit können diese Produkte nur von pharmazeutischem Personal mit der entsprechenden Beratung erhalten werden.

11.3.3 Anthradrogen mit anderer Wirkung

Ein weiteres Anthracenderivat, allerdings ohne abführende Wirkung, ist das Hypericin. Es leitet sich biogenetisch vom Dianthron ab und findet sich in Johanniskraut.

Johanniskraut

Monographie: Johanniskraut, Hyperici herba, Ph. Eur.
Stammpflanze: *Hypericum perforatum*, Hypericaceae.
Synonym: Tüpfelhartheu.
Vorkommen: Im europäischen Raum. Johanniskraut ist leicht an seinen gegenständigen, punktierten Blättern und den goldgelben Blüten zu erkennen (○ Abb. 11.8).
Gewinnung: Die Sprossenden werden zur Blütezeit gesammelt und getrocknet.

Makroskopische Merkmale (Schnittdroge):

- Es finden sich runde, gelbliche Sprossstücke, die innen hohl sind sowie Teile der bräunlich verfärbten Blüten.
- Bei der frischen Pflanze sind die als helle Punkte in den Blüten erscheinenden Exkretbehälter gut zu erkennen, bei der Droge fallen sie nicht mehr auf.

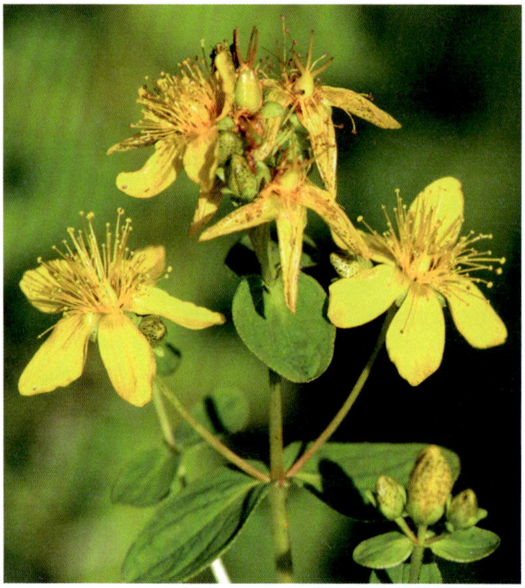

Abb. 11.8 Johanniskraut

Inhaltsstoffe: Etwa 0,1–0,3 % Hypericin und das Phloroglucinderivat Hyperforin, daneben noch ätherisches Öl, Flavonoide und bis über 10 % Gerbstoffe.

Anwendung: Johanniskraut wird innerlich bei psychovegetativen Störungen und bei leichten bis mittelschweren Depressionen eingesetzt. Eine Teezubereitung wird nicht empfohlen, stattdessen sollte standardisierten Phytopharmaka der Vorzug gegeben werden.

Das Johanniskrautöl (Rotöl) wirkt auf der Haut wundheilungsfördernd. Innerlich soll es Magen-Darm-Erkrankungen kurieren.

Als Nebenwirkung ist insbesondere bei hellhäutigen Personen eine **Fotosensibilisierung** möglich. Intensives Sonnenbaden oder UV-Strahlung führt zu teils juckenden Hautausschlägen.

Bei der zeitgleichen Therapie mit anderen Medikamenten sind **viele Wechselwirkungen** zu berücksichtigen, die auf einer Enzyminduktion beruhen. V. a. die Wirkung von Phenprocoumon und Digoxin kann dadurch beeinträchtigt werden. Auch die Wirkung der „Anti-Baby-Pille“ kann betroffen sein.

PRAXISTIPP

Wenn ein Patient ein **Johanniskrautpräparat** kauft, sollte immer nach weiteren Medikamenten gefragt werden. Ein Interaktionscheck muss zum Beratungsstandard gehören.

11.4 Gerbstoffe

11.4.1 Chemie

Gerbstoffe erhielten ihren Namen durch die Wirkung, die sie auf tierische Häute haben: Sie fällen die darin enthaltenen Eiweiße bzw. bilden mit ihnen unlösliche Verbindungen. Dieser Vorgang wird als Gerben bezeichnet. Zur Lederherstellung werden Gerbstoffe heute nicht mehr verwendet.

Die Gerbstoffe werden entsprechend ihrem Verhalten gegenüber hydrolysierenden Agenzien eingeteilt in:

- Hydrolysierbare Gerbstoffe (Gallotannine).
- Nicht hydrolysierbare (kondensierte) Gerbstoffe (Catechin-Gerbstoffe). Für diese wird heute die Bezeichnung Proanthocyanidine bevorzugt.

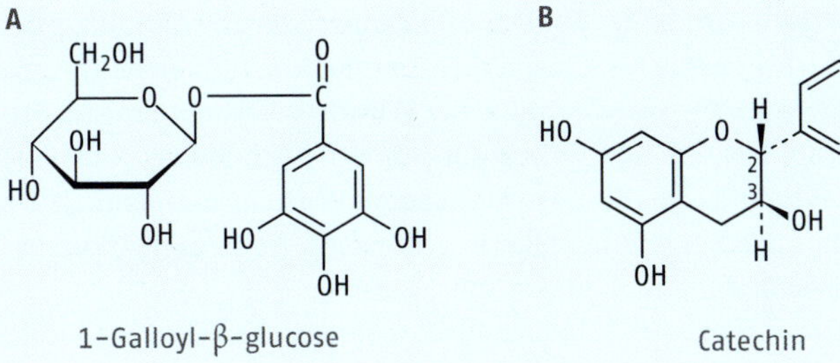

Abb. 11.9 A 1-Galloyl-β-Glucose und **B** Catechin

Grundbausteine für **hydrolysierbare Gerbstoffe** sind Gallussäure und Zucker. Diese können auf unterschiedliche Art miteinander verknüpft sein. Das einfachste Beispiel ist Gallussäure plus Glucose (Abb. 11.9).

Der Zucker kann auch mit einer unterschiedlichen Anzahl an Gallussäuren verknüpft sein.

Die **kondensierten Gerbstoffe** erhielten ihren Namen nach ihrem Ausgangsprodukt, dem Catechin (Abb. 11.9).

Catechin selbst hat keine gerbenden Eigenschaften. Erst nach Kondensation mehrerer Catechinmoleküle setzt eine gerbende Wirkung ein. Bis zu einer Anzahl von etwa sechs Molekülen Catechin pro Kondensat bleiben die Oligomere wasserlöslich. Bei fortschreitender Kondensation entstehen die wasserunlöslichen Gerbstoffe oder Phlobaphene. Inzwischen sind auch solche Gerbstoffe gefunden worden, die als Bindeglied zwischen den beiden Stoffgruppen gelten können, weil sie Bausteine sowohl der hydrolysierbaren als auch der kondensierten Gerbstoffe enthalten.

11

MERKE
Gerbstoffe finden sich v. a. in den Abschlussorganen der Pflanze, wie z. B. der Rinde, aber auch in Wurzeln, Blättern und Fruchtschalen. Sie schützen diese Pflanzenteile vor Fäulnis.

Der chemische Identitätsnachweis geschieht mittels Farbreaktionen. Mit $FeCl_3$ werden die phenolischen Gruppen der Gerbstoffe nachgewiesen. Gallotannine zeigen eine blaue, Catechin-Gerbstoffe eine grüne Färbung. Eine spezifische Reaktion für Catechin-Gerbstoffe ist die Probe mit Vanillin-HCl: Bei der Reaktion von Phloroglucinderivaten mit Aldehyden unter Säurekatalyse entstehen rote Kondensationsprodukte.

11.4.2 Anwendung

Die pharmazeutische Verwendung von Gerbstoffen beruht auf ihrer adstringierenden Wirkung. Dieser Vorgang bezeichnet eine reversible Vernetzung der Kollagenfasern des Gewebes. Führt die Reaktion zu einer irreversiblen Verbindung von Kollagen und Gerbstoffen, so spricht man von Gerbung (Leder).

Die Ausbildung einer festen Membran an den obersten Schichten der Schleimhaut bewirkt eine Desensibilisierung der Nerven und dadurch einen reizmildernden und entzündungshemmenden Effekt. Die Schweißdrüsensekretion wird gehemmt. Zur äußerlichen Anwendung werden Gerbstoffextrakte bei Wunden, Verbrennungen, Frostschäden der Haut, Hämorrhoiden und bei Entzündungen der Mundhöhle verwendet. Bei der innerlichen Anwendung wird die adstringierende Wirkung ausgenutzt, um Magenschleimhautentzündungen und Durchfälle zu behandeln. Als Nebenwirkungen bei Überdosierungen treten Schleimhautreizungen auf.

Das Gerbstoffgemisch Tannin ist jedoch für den innerlichen Gebrauch ungeeignet, da es im Magen schnell hydrolysiert wird. Stattdessen wird eine Eiweißverbindung des Tannins als Antidiarrhoikum eingesetzt, das Tanninalbuminat, das durch den Albuminanteil nicht so schnell angreifbar ist.

11.4.3 Drogen mit Gerbstoffen

Hamamelisblätter

Monographie: Hamamelisblätter, Hamamelidis folium, Ph. Eur.

Stammpflanze: *Hamamelis virginiana*, Hamamelidaceae.

Synonyme: Zaubernuss, Zauberstrauch, Hexenhasel.

Vorkommen: Der Virginische Zauberstrauch ist im östlichen Nordamerika zu Hause, wächst aber angebaut auch in Europa.

Inhaltsstoffe: 3–10 % Gerbstoffe.

Anwendung: Aufgrund ihres Tanningehalts wirken Hamamelisblätter adstringierend und damit entzündungshemmend und blutstillend. Innerlich werden Hamamelisblätter zur Behandlung von Durchfall angewendet, äußerlich zu Spülungen bei Entzündungen im Mundraum. Fertigpräparate mit Hamamelisextrakt werden zur lokalen Behandlung als Heilsalbe bei Hämorrhoiden und in der Kosmetik eingesetzt.

Frauenmantelkraut

Monographie: Frauenmantelkraut, Alchemillae herba, Ph. Eur.

Stammpflanze: *Alchemilla xanthochlora* (*Alchemilla vulgaris*), Rosaceae.

Synonyme: Sinau, Alchemistenkraut, Marienmantel.

Vorkommen: Die einjährige Pflanze wird bis zu 50 cm hoch und wächst in Europa, Asien und Nordamerika auf Wiesen und in lichten Wäldern.

Gewinnung: Die Pflanze wird zur Blütezeit geerntet und getrocknet. Die Droge kommt als Import aus osteuropäischen Ländern.

Makroskopische Merkmale

- Die Droge besteht vornehmlich aus den graugrünen Blättern, deren Unterseite stark behaart ist und dadurch weißsilbrig glänzt.
- Die Blattrandstücke sind grob gezähnt.
- Ältere Blätter sind weniger stark behaart; dafür treten die Hauptnerven deutlich sichtbar hervor.
- Die kleinen Blüten liegen in der Droge als gelblich grüne Knäuel vor.

Mikroskopische Merkmale (Pulver)

- Charakteristisch sind die langen Haare mit unregelmäßigem Lumen, die sich am Rand eines Blatts zu einem „Bart“ zusammenlagern.

Inhaltsstoffe: 5–8 % Gerbstoffe, v. a. Gallotannine, außerdem noch Flavonoide und Procyanidine.
Anwendung: Zur Unterstützung der Therapie akuter, unspezifischer Durchfallerkrankungen sowie Magen-Darm-Störungen bei Erwachsenen und Schulkindern.

Die verschiedenen gynäkologischen Anwendungen, denen das Kraut seinen Namen verdankt, entstammen der Volksmedizin und sind wissenschaftlich nicht belegt.

Eichenrinde

Monographie: Eichenrinde, Quercus cortex, Ph. Eur.
Stammpflanze: *Quercus robur*, *Quercus pubescens*, Fagaceae.
Vorkommen: Beide Eichenarten sind in Europa heimische Bäume, die u. a. in Parkanlagen und Wäldern häufig zu finden sind.
Gewinnung: Die Droge wird gesammelt und v. a. aus Ost- und Südosteuropa importiert.

Makroskopische Merkmale

- Rindenstücke mit geringem Borkenanteil,
- Innenseite braunrot mit hervortretenden Längsleisten, Außenseite graubraun,
- Querschnitt: Steinzellengruppen mit der Lupe erkennbar.

Inhaltsstoffe: Hauptinhaltsstoff sind mindestens 10 % Gerbstoffe, wobei der Gerbstoffgehalt je nach Erntezeitpunkt unterschiedlich hoch ausfällt. Neben Ellagitanninen und komplexen Gerbstoffen (Ellagitannine mit Catechinteil) handelt es sich vorwiegend um Proanthocyanidin.
Anwendung: Durch den Gehalt an Gerbstoffen dient die Droge äußerlich als Wundheilungsmittel bei Entzündungen in Form von Umschlägen oder Bädern. Innerlich wird ein Teeaufguss zum Spülen oder Gurgeln bei Entzündungen im Mund- und Rachenraum verwendet oder als leichtes Antidiarrhoikum bei akuten und unspezifischen Durchfallerkrankungen.

11

Heidelbeere

Monographie: Getrocknete Heidelbeeren, Myrtilli fructus siccus, Ph. Eur.
Stammpflanze: *Vaccinium myrtillus*, Ericaceae.
Synonyme: Blaubeeren, Bickbeeren.
Inhaltsstoffe: 5–12 % Gerbstoffe vom kondensierten Typ.
Anwendung: Heidelbeeren werden bei unspezifischen Durchfallerkrankungen in Form der Ganzdroge mit etwas Flüssigkeit oder als Teeaufguss angewendet.

Tormentillwurzel

Monographie: Tormentillwurzelstock, Tormentillae rhizoma, Ph. Eur.
Stammpflanze: *Potentilla erecta* (*Potentilla tormentilla*), Rosaceae.
Synonym: Ruhrwurz.

Vorkommen: *Potentilla*-Arten wachsen in ganz Mitteleuropa; die ca. 30 cm hohe *P. erecta* blüht im Frühsommer goldgelb auf heimischen Wiesen.
Gewinnung: Das Rhizom wird im Herbst oder Frühjahr gesammelt und von den anhängenden Wurzeln befreit. Die rot anlaufenden Bruchstellen des frischen Rhizoms führten zur Bezeichnung „Blutwurz".

Makroskopische Merkmale

- Rotbraune, höckerige Außenseite,
- tiefe Narben durch die Abbruchstellen oberirdischer Sprossteile.

Mikroskopische Merkmale

- Ausgeprägte Korkzellschicht,
- breite Markstrahlen,
- kleinkörnige Stärke.

Inhaltsstoffe: Ca. 20 % Catechin-Gerbstoffe (Tormentillgerbsäure), die sich bei Lagerung der Droge in unlösliche Phlobaphene (Tormentillrot) verwandeln.
Anwendung: Nichtbakterielle Entzündungen von Zahnfleisch- und Mundschleimhaut; Prothesendruckstellen; akute, unspezifische Durchfallerkrankungen. Die innerliche und äußerliche Anwendung von Tormentilla beruht auf der adstringierenden Wirkung der Gerbstoffe.

Pelargoniumwurzel

Monographie: Pelargoniumwurzel, Pelargonii radix, Ph. Eur.
Stammpflanze: *Pelargonium reniforme, Pelargonium sidoides*, Geraniaceae.
Synonym: Kapland-Pelargonie.
Vorkommen: Die Kapland-Pelargonie stammt aus der Savanne Südafrikas und ist eine lila blühende Pflanze, die nur auf einem begrenzten Gebiet in Südafrika vorkommt.
Gewinnung: Nach einer dreijährigen Wachstumsphase werden die Wurzeln von Hand geerntet, verlesen und gewaschen.
Inhaltsstoffe: Die Droge enthält kondensierte Gerbstoffe, Cumarine und ätherisches Öl. Die Wirksamkeit kann bislang keiner Stoffgruppe klar zugeordnet werden.
Anwendung: Bei den südafrikanischen Zulu-Stämmen wird bereits seit Jahrhunderten ein Wurzelsud der Kapland-Pelargonie zur Behandlung von Atemwegsinfekten eingesetzt. Auf dieser Grundlage wurde in längerer Forschungsarbeit das Fertigpräparat Umckaloabo® entwickelt. Das Präparat ist zur Behandlung der akuten Bronchitis zugelassen.

Bisher werden dem Pflanzenextrakt drei Wirkprinzipien zugeordnet:

- eine Aktivierung der unspezifischen Immunantwort und dadurch eine verstärkte Virenabwehr,
- ein verbesserter Schleimabtransport durch gesteigerte Aktivität des Flimmerepithels,
- eine Hemmung der Bakterienadhäsion an den Schleimhäuten; dadurch wird eine bakterielle Superinfektion im Verlauf eines viralen Infektes verhindert oder zumindest gelindert.

Insgesamt soll das Präparat eine rasche Besserung der Infektsymptome bewirken und die Krankheitsdauer verkürzen, darüber hinaus Rückfälle und chronische Infektverläufe verhindern.

GUT ZU WISSEN

aha

Bei kleinen Kindern sollte der Extrakt der **Pelargoniumwurzel** aufgrund nicht ausreichender Datenlage nur mit Vorsicht eingesetzt werden.
Außerdem zeigte sich als Nebenwirkung eine erhöhte Blutungsneigung, die bei Patienten unter Antikoagulanzientherapie problematisch sein kann.

NOCH MEHR INFOS

Stiftung Warentest checkt Umckaloabo® und Co.

11.5 Weitere Polyketiddrogen

11.5.1 Drogen mit Cannabinoiden

Cannabis

Monographie: Cannabisblüten, Cannabis flos, DAB.
Stammpflanze: *Cannabis sativa L.*, Cannabaceae.
Synonyme: Indischer Hanf.
Makroskopische Merkmale: Die weiblichen Blütenstände liegen unzerteilt vor oder sind in ihre Bestandteile zerfallen. Die Blütenstände bilden eine stark gestauchte Rispe von 1–5 cm. Die dunkelgrünen Tragblätter ragen etwas heraus. Blütenhüllblätter und Tragblätter sind mit gelblich weißen Haaren besetzt und durch Harz verklebt.
Inhaltsstoffe: Hauptsächlich Δ^9 Tetrahydrocannabinol, Cannabidiol und andere Cannabinoide, die insbesondere im Harz enthalten sind.
Anwendung: Die medizinische Anwendung von Cannabis ist Patienten vorbehalten, bei denen andere therapeutische Möglichkeiten bereits ausgeschöpft sind. Die Entscheidung über eine Anwendung trifft der behandelnde Arzt. Durch den Gesetzgeber wurden keine konkreten Indikationen festgelegt. Der Einsatz hat sich jedoch bewährt bei Appetitlosigkeit und starkem Gewichtsverlust im Rahmen einer AIDS- oder Tumorerkrankung und zur Behandlung von Erbrechen infolge Zytostatikatherapie. Außerdem bei chronischen Schmerzen, spastischer Lähmung und Bewegungsstörungen. Cannabisblüten können inhaliert oder oral eingenommen werden. Für eine orale Anwendung sollten die Blüten ca. eine Stunde im Backofen auf 110–120 °C erhitzt werden. Nur durch Hitze können die Inhaltsstoffe aktiviert werden. Ein Teeaufguss ist nicht empfehlenswert, da Cannabinoide nicht wasserlöslich sind.

aha

GUT ZU WISSEN
Cannabisblüten unterliegen dem Betäubungsmittelgesetz. Auf einem Rezept muss durch den Arzt zusätzlich zur verordneten Menge die Sorte der Cannabisblüten angegeben werden. Da unterschiedliche Sorten sich im Cannabinoidgehalt unterscheiden, kann eine Verordnung mehrerer Sorten therapeutisch gewollt sein. Die Höchstmenge für 30 Tage liegt bei 100 g Cannabisblüten unabhängig von der Sorte.

NOCH MEHR INFOS
Cannabis in der Apotheke.

11.5.2 Drogen mit Phloroglucinderivaten

Hopfenzapfen

Monographie: Hopfenzapfen, Lupuli flos, Ph. Eur.
Stammpflanze: *Humulus lupulus*, Cannabaceae.
Synonyme: Hopfenkätzchen, Hopfenblüten.
Vorkommen: Hopfen ist eine sich windende, zweihäusige (diözische) Kletterpflanze, die in Osteuropa heimisch, inzwischen aber über den gesamten mitteleuropäischen Raum verbreitet ist. Die Kultur erfolgt durch vegetative Vermehrung der weiblichen Pflanze.
Gewinnung: Die Droge entspricht dem weiblichen Blütenstand.

Makroskopische Merkmale

- Der Hopfenzapfen ist ein etwa 2–5 cm großes Gebilde aus hellgelbgrünen Blättchen.
- Dies sind die Deckblättchen des Blütenstandes, an deren Grund sich jeweils eine Drüse befindet.
- In dieser wird das Exkret gebildet, dessen Inhaltsstoffe die Wirkungen des Hopfens bedingen.

Inhaltsstoffe: Das Exkret der Hopfendrüsen besteht zu 1–3 % aus ätherischem Öl mit verschiedenen Terpenen (u. a. Humulen). Der Hauptbestandteil ist mit 80 % jedoch ein Harz, das die sogenannten Hopfenbitterstoffe enthält. Hierzu gehören die α- und β-Bittersäuren, deren wichtigste Vertreter Humulon und Lupulon sind. Beides sind Phloroglucinderivate, welche zu den Polyketiden zählen.
Anwendung: Befindlichkeitsstörungen wie Unruhe und Schlafstörungen. Die Wirksamkeit von Hopfenzapfen als Sedativum wurde in klinischen Studien bestätigt, ohne dass ein einzelner, deutlich sedativ wirksamer Inhaltsstoff angegeben werden konnte.

Eine weitaus größere Bedeutung hat der Hopfen jedoch in der Bierherstellung. Hier dienen die ganzen Blütenstände zur Aromatisierung und Haltbarmachung des Bieres. Die sehr labilen Hopfenbitterstoffe wandeln sich beim Brauprozess in noch stärker bittere Substanzen um.

ZUSAMMENFASSUNG

- Flavonoide:
  - Diuretikadrogen: Birkenblätter, Orthosiphonblätter, Brennnesselblätter, Schachtelhalmkraut (echtes) Goldrutenkraut,
  - Drogen mit anderen Indikationen: Rautenkraut, Lindenblüten, Holunderblüten, Ringelblumenblüten, Hibiscusblüten, Weißdornblätter mit Blüten, Passionsblumenkraut, Mariendistelfrüchte, Ginkgoextrakt,
  - Schönungsdrogen: Ringelblumenblüten, Hibiscusblüten, Hagebuttenschalen,
- Anthracenderivate:
  - Laxanzien: Aloe, Faulbaumrinde, Rhabarberwurzel, Sennesblätter/-früchte, Cascararinde, Kreuzdornbeeren,
  - Antidepressivum: Johanniskraut,
- Gerbstoffe: Hamamelisblätter, Frauenmantelkraut, Eichenrinde, Heidelbeeren, Tormentillwurzelstock, Pelargoniumwurzel,
- Cannabinoide: Cannabisblüten,
- Phloroglucinderivate: Hopfenzapfen.

FRAGEN

● leicht ●● mittel ●●● schwer

●

1. Worauf ist der Begriff Flavonoide zurückzuführen und in welchen Pflanzenteilen kommen diese vor?
2. Ein Kunde möchte Zinnkraut kaufen. Welche Teedroge geben Sie ab und wie wirkt diese?

●●

3. Erklären Sie den Begriff Prodrug am Beispiel der Anthradrogen.
4. Finden Sie drei Drogen mit unterschiedlichen Polyketid-Inhaltsstoffen, die eine sedative Wirkung besitzen.

●●●

5. Sie essen eine große Menge Heidelbeeren. Welcher negative Effekt ist zu erwarten? Welche Indikation leitet sich daraus ab?
6. Wer bin ich? Ich bin eine Flavonoiddroge, die als Schmuckdroge und zur Wundheilung angewendet wird.
7. Wer bin ich? Ich bin eine Krautdroge und enthalte Polyketide, die stimmungsaufhellend wirken. Meine Inhaltsstoffe zeigen mit vielen anderen Medikamenten Wechselwirkungen und ausführliches Sonnenbaden kann zu Hautreaktionen führen.

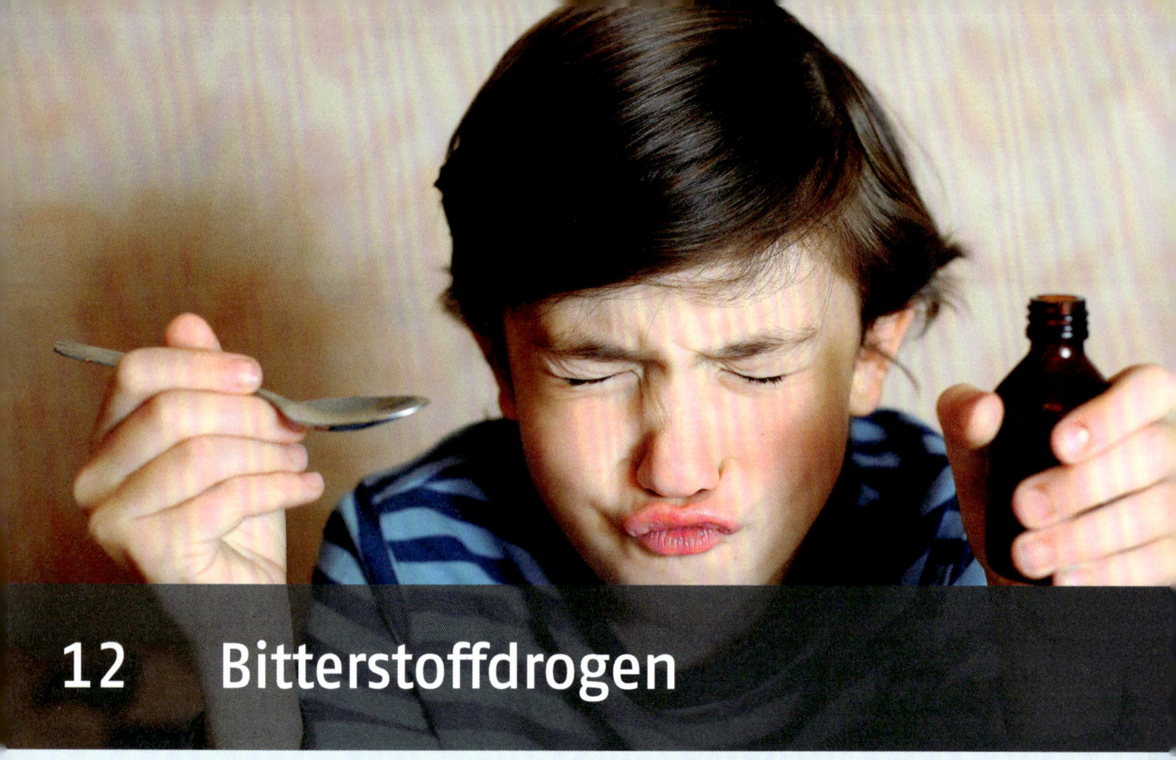

12 Bitterstoffdrogen

„Was bitter im Mund, ist dem Magen gesund", sagt der Volksmund. So ist schon seit langem bekannt, dass der Körper durch die Einnahme von Bitterstoffen gekräftigt wird und den Magen-Darm-Bereich wieder in Einklang bringen kann.
Allerdings hat bitterer Geschmack für uns auch eine Warnfunktion, denn viele Giftstoffe schmecken bitter.
Welche ungiftigen Bitterstoffe die Verdauung anregen können und daher in der pharmazeutischen Praxis einen hohen Stellenwert haben, erfahren Sie im folgenden Kapitel.

12.1 Bitterstoffe

MERKE
Bitterstoffdrogen bewirken aufgrund ihres bitteren Geschmacks eine reflektorische Sekretionssteigerung der Verdauungsorgane. Bitterstoffe sind eine chemisch uneinheitliche Gruppe, die lediglich über den Geschmack definiert wird. Drogen, deren bitter schmeckende Inhaltsstoffe eine andere pharmakologische Wirkung haben, gehören nicht in diese Gruppe (z. B. Chinaalkaloide).

Die Wirksamkeit einer Droge hängt mit dem Gehalt an Bitterstoffen zusammen. Der Bitterwert einer Droge wird **sensorisch** bestimmt. Es werden Lösungen geschmacklich getestet und verglichen. Bei dieser Art der Prüfung ist die exakte Einhaltung aller methodischen Vorschriften besonders wichtig, um einigermaßen sichere Werte zu erhalten. Mit 20 % ist die Fehlerbreite dennoch relativ hoch.

Um vergleichbare Ergebnisse zu erzielen, muss jeder Prüfer seinen individuellen Korrekturfaktor ermitteln. Dieses geschieht durch Schmecken einer Chinin-HCl-Lösung, deren Bitterwert als Referenzsubstanz mit 200 000 festgelegt ist. Aus einer Verdünnungsreihe dieser Stammlösung muss diejenige Konzentration ermittelt werden, die gerade noch bitter schmeckt. Der Korrekturfaktor errechnet sich nach folgender Formel:

$$K = \frac{5{,}00}{n}$$

n = ml Stammlösung in der eben noch als bitter schmeckend empfundenen Verdünnung.

Entsprechend der Empfindlichkeit des Prüfers kann der Wert von K größer oder kleiner sein als 1. Diese Sensibilität ist außer von genetischen Faktoren (z. B. Speichelzusammensetzung) auch von dessen Lebensweise abhängig (Rauchen, Stress, Medikamenteneinnahme).

Ist $K > 1$, muss der zu schmeckende Drogenauszug stärker verdünnt werden. Ist $K < 1$, muss er weniger stark verdünnt werden.

Ein Bitterwert von 10 000 bedeutet dementsprechend, dass 1 g Droge in einem Auszug mit 10 000 ml (10 l) Wasser gerade noch bitter schmeckt.

12.2 Bitterstoffdrogen als Stomachika

12.2.1 Wirkung und Anwendung

Nach den in der Droge sonst noch vorhandenen Begleitstoffen unterscheidet man **Amara pura** (z. B. Enzianwurzel) und **Amara aetherolea** (z. B. Bitterorangenschale, ▸Kap. 9.4.2), bei denen die Bitterstoffe von ätherischen Ölen begleitet werden.

Beide Drogentypen werden als Stomachika angewendet. Die Geschmacksempfindung „bitter“ führt zu einem Nervenreiz, der eine Steigerung der Sekretion in allen Drüsen des Verdauungsapparates bewirkt. Hierdurch wird die aufgenommene Nahrung besser und schneller verwertet. Weil mit der vermehrten Sekretbildung eine Appetitsteigerung ver-

12

bunden ist, können diese Stoffe auch als Roboranzien eingesetzt werden. Voraussetzung für diese Bitterstoffwirkungen ist jedoch eine für nervale Reize noch ansprechbare Magenschleimhaut.

Enzian

Monographie: Enzianwurzel, Gentianae radix, Ph. Eur.
Stammpflanze: *Gentiana lutea*, Gentianaceae.
Synonym: Bitterwurz.
Vorkommen: Der Gelbe Enzian wächst in den alpinen Regionen Mitteleuropas. Die bis 1 m hohe Staude bildet nahezu armdicke Wurzeln aus. Der große Bedarf an Wurzeln hat dazu geführt, dass diese und andere Enzian-Arten inzwischen vom Aussterben bedroht sind und unter Naturschutz stehen. Die zur Drogengewinnung benötigten Pflanzen stammen aus Kulturen.
Gewinnung: Die Wurzeln und Wurzelstöcke werden im Frühjahr ausgegraben und an der Luft schnell getrocknet. So erhält man die vom Arzneibuch geforderte gelbliche bis rötlich gelbe Ware. Findet während des Trocknungsvorganges eine fermentative Zersetzung des Drogeninhaltes statt, so ändert sich die Farbe in bräunlich rot.

Makroskopische Merkmale

- Die Wurzeln sind längs gefurcht, die Rhizomteile quer geringelt.
- Die dünne, dunkle Rinde umgibt einen hellbraunen Holzkörper.

Inhaltsstoffe: Enthält Secoiridoid-Bitterstoffe. Die Bitterstoffe der Enzianwurzel sind die glykosidisch gebundenen Stoffe Gentiopikrin und Amarogentin. Letzteres liegt zwar nur in geringer Konzentration vor, ist jedoch wegen seines sehr hohen Bitterwertes (58 000 000) v. a. für den bitteren Geschmack der Droge verantwortlich. Amarogentin ist der bitterste bekannte Naturstoff.

Die genannten Bitterstoffe werden begleitet von bitter schmeckenden Zuckern, der Gentiobiose und dem Trisaccharid Gentianose. Sie stellen neben Saccharose und Schleim den Kohlenhydratspeicher der stärkefreien (!) Wurzel dar. Die gelbe Färbung beruht auf Anwesenheit von Xanthonderivaten.
Anwendung: Bei Magenbeschwerden, z. B. durch mangelnde Magensaftbildung; zur Appetitanregung.

Als Amarum purum wird Enzianwurzel in Magentees als Stomachikum eingesetzt. Die gleiche Indikation gilt für Enzianextrakt oder -tinktur.

Die in der Enzianwurzel vorhandenen Zucker können vergoren werden. Zur Spirituosenherstellung dienen die fermentierten Wurzeln die ihren charakteristischen Geruch durch die partielle Hydrolyse der Bitterstoffglykoside bekommen (Enzianschnaps).

Tausendgüldenkraut

Monographie: Tausendgüldenkraut, Centaurii herba, Ph. Eur.
Stammpflanze: *Centaurium erythraea* (*Centaurium minus*), Gentianaceae.
Synonyme: Erdgallenkraut, Bitterkraut.
Vorkommen: In ganz Mitteleuropa.
Gewinnung: Die oberirdischen Teile der blühenden Pflanze werden geerntet und getrocknet. Die roten Blüten sind die Pflanzenorgane mit dem höchsten Bitterstoffgehalt.

Makroskopische Merkmale (Schnittdroge):
- hohe Sprossanteile,
- rote Blüten,
- unscheinbare ganzrandige, kahle Laubblätter (sehr starke Schrumpfung beim Trocknen).

Inhaltsstoffe: Bitterstoffglykoside Swertiamarin, Gentiopikrosid und Centapikrin; verschiedene Pflanzensäuren, Flavonoide und Terpene.
Anwendung: Wie Enzianwurzel.

Artischocke

Monographie: Artischockenblätter, Cynarae folium, Ph. Eur.
Stammpflanze: *Cynara scolymus*, Asteraceae.
Gewinnung: Die Artischocke ist eine Kulturpflanze, die v.a. in Südeuropa und in den USA angebaut wird. Als Droge werden nur die Grundblätter verwendet.
Inhaltsstoffe: Bitterstoffe vom Sesquiterpenlactontyp v.a. Cynaropikrin mit einem Bitterwert von 400 000. Außerdem enthält die Droge Caffeoylchinasäure.
Anwendung: Durch den Gehalt an Bitterstoffen dient die Droge als Choleretikum und Amarum bei Verdauungsbeschwerden. Insbesondere die Fettverdauung wird durch die Anwendung der Droge unterstützt, da der Gallenfluss angeregt wird. Die Ausscheidung von Cholesterol wird durch vermehrte Gallensaftsekretion außerdem gefördert, sodass die Droge auch zur Prophylaxe von Artheriosklerose verwendet wird. Der Blutcholesterolspiegel soll laut Studien durch regelmäßige Einnahme des Drogenextrakts um 10–12 % gesenkt werden können.

Am häufigsten wird der Trockenextrakt dieser Droge in Form von Fertigpräparaten oder als Presssaft verwendet. Darüber hinaus sind die Hüllblätter und Blütenkörbchenboden v.a. aus der südeuropäischen Küche als Gemüse nicht wegzudenken.

12.3 Bitterstoffdrogen mit anderer Wirkung

Die folgende Teedroge enthält ebenfalls verdauungsfördernde Bitterstoffe und kann somit als Stomachikum eingesetzt werden. Dies entspricht jedoch nicht der Hauptindikation. Viel häufiger wird die entzündungshemmende und schmerzlindernde Wirkung dieser Bitterstoffe genutzt.

Teufelskralle

Monographie: Teufelskrallenwurzel, Harpagophyti radix, Ph. Eur.
Stammpflanze: *Harpagophytum procumbens*, Pedaliaceae.
Synonym: Trampelklette.
Vorkommen: Die Teufelskralle ist in den Savannengebieten am Rande der Wüste Kalahari in Südafrika und Namibia heimisch. Sie hat ihren Namen von den holzigen, 15 cm großen Früchten, die nach allen Seiten mit hakenförmigen Auswüchsen versehen sind.
Gewinnung: Die Droge besteht aus den in Scheiben geschnittenen Knollen der Seitenwurzeln.

Inhaltsstoffe: Wichtigster Inhaltsstoff sind 0,1–2 % des Iridoids Harpagosid, das für den bitteren Geschmack verantwortlich ist. Außerdem enthalten die Wurzeln noch große Mengen verschiedener Zucker.
Anwendung: Durch den Gehalt an Bitterstoffen wirkt ein Teeaufguss der Droge appetitanregend und kommt bei dyspeptischen Beschwerden zum Einsatz.

Die wesentlich häufiger genutzte Wirkung beruht jedoch auf einer leicht analgetischen und antiphlogistischen Eigenschaft des Drogenextrakts. Hierzu stehen zahlreiche Fertigpräparate zur Verfügung, welche bei rheumatischen Beschwerden chronischen Rückenschmerzen und Arthrose eingesetzt werden. Neuere Studien scheinen eine Wirksamkeit des Extrakts durch Hemmung der Leukotrienbiosynthese zu erhärten, die aufgrund der Beteiligung von Prostaglandinen und Leukotrienen am rheumatischen Geschehen und der Schmerzentstehung auch für die Anwendungsgebiete stimmig erscheint.

ZUSAMMENFASSUNG

- Stomachika (Amara): Enzianwurzel, Tausendgüldenkraut, Artischockenblätter,
- Antiphlogistikum: Teufelskrallenwurzel.

FRAGEN

● leicht ●● mittel ●●● schwer

● 1. Erklären Sie den Bitterwert 2000 einer Droge.

●● 2. Was versteht man unter einer „sensorischen Prüfung"?

●●● 3. Unterteilen Sie Stomachika in drei Untergruppen und finden Sie jeweils ein passendes Drogenbeispiel. Hinweis: Sie benötigen Wissen aus anderen Kapiteln!

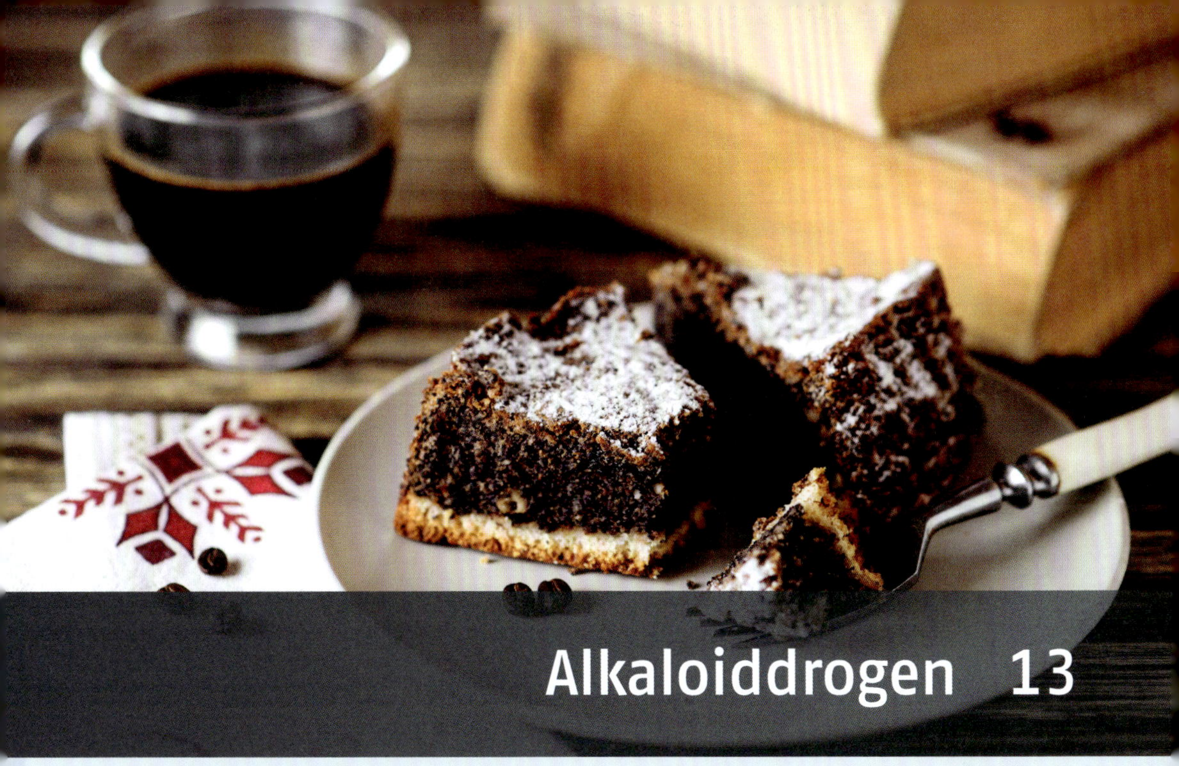

Alkaloiddrogen 13

Was haben Mohnkuchen und Kaffee mit Alkaloiden zu tun?
Im Mohnkuchen finden sich tatsächlich Spuren des Alkaloids Morphin, welches auch im Opium enthalten ist. Hier gilt wie so oft der Spruch „Die Dosis macht das Gift", denn die Morphinmenge im Backmohn kann für kleine Kinder tatsächlich gefährlich werden. Alkaloide finden sich aber nicht nur im Mohnkuchen, sondern auch im Kaffee. Der „Muntermacher" Coffein zählt ebenso in diese Stoffgruppe. Viele schätzen die anregende Wirkung nicht nur zum Frühstück und manch einer kommt ohne eine regelmäßige Coffeinzufuhr kaum über den Tag.

13.1 Alkaloide

Als Alkaloide werden im Allgemeinen basisch reagierende Pflanzeninhaltsstoffe bezeichnet die im Pflanzenreich sehr weit verbreitet sind. Sie stellen für die Pflanze eine besondere Art der Stickstoffspeicherung dar, da sie ständig auf- und abgebaut werden und ihre Bruchstücke so dem Stoffwechsel wieder zur Verfügung stehen können. Alkaloide haben oftmals ausgeprägte pharmakologische Wirkungen.

Die Biosynthese der Alkaloide geht von Aminosäuren als Grundbaustein aus, wobei Phenylalanin, Tryptophan und Ornithin die wichtigsten sind. Mit weiteren Reaktionspartnern entstehen dann häufig komplizierte heterozyklische Systeme.

Alkaloide enthalten alle ein Stickstoffatom, das meistens in einen Ring eingebaut ist. Es handelt sich in der Regel um lipophile Substanzen, die sich in Säuren unter Salzbildung lösen. Als Salze liegen sie in gelöster Form auch im Zellsaft der Vakuole vor. Diese deutliche Unterscheidung zwischen lipophiler Base und hydrophilem Salz erleichtert ihre Isolierung.

MERKE

Alkaloide sind basische Verbindungen, die Stickstoff enthalten. Die Basen sind meist lipophil, die Salze (z. B. Hydrochloride) sind wasserlöslich.
Aufgrund großer Strukturvielfalt handelt es sich um eine pharmakologisch uneinheitliche Gruppe mit vielen verschiedenen Wirkeffekten.

Alkaloide kommen überall im Pflanzen- und vereinzelt auch im Tierreich vor. Bei den dikotylen Pflanzen (Magnoliata) treten alkaloidführende Pflanzen gehäuft auf, bei den monokotylen Pflanzen (Liliatae) seltener. In manchen Familien (z. B. Nachtschattengewächse) zeigen die Pflanzen ihre Verwandtschaft durch das Auftreten von gleichen oder chemisch nahe verwandten Alkaloiden. Die bevorzugten Syntheseorgane der Alkaloide sind Wurzel und Spross, Speicherorgane können aber auch andere Pflanzenteile sein.

13.2 Alkaloiddrogen

Da Alkaloide eine große Strukturvielfalt haben, ist es sinnvoll diese nach im Molekül enthaltenen Grundstrukturen zu unterteilen. Zum Teil sind damit auch ein ähnliches Wirkspektrum verbunden, was aber nicht in jedem Falle zutrifft. Auf chemische Details soll hier jedoch nicht eingegangen werden, da Alkaloiddrogen ohnehin selten direkt an den Kunden abgegeben werden. Vielmehr sind sie häufig Grundlage für isolierte Arzneistoffe, welche in Arzneimittelkunde behandelt werden.

13.2.1 Drogen mit Isochinolinalkaloide

Alkaloide dieser Gruppe besitzen einen Grundkörper, der auf das Isochinolin-Ringsystem zurückzuführen ist. Alle Alkaloide dieser Gruppe sind komplexere Moleküle mit mehreren, meist kondensierten Ringsystemen. Die Struktur der einzelnen Alkaloide kann sich deutlich voneinander unterscheiden.

Opium

Monographie: Opium, Opium crudum, Ph. Eur.
Stammpflanze: *Papaver somniferum*, Papaveraceae.
Vorkommen: Weit verbreitete Kulturpflanze.
Gewinnung: Alle Papaveraceen führen Milchsaft, in dem die Alkaloide konzentriert sind. Der Alkaloidgehalt ist in den unreifen Kapseln besonders hoch, in den Samen dagegen gering (Backmohn). Zur Opiumgewinnung werden die noch unreifen Mohnkapseln angeritzt. Der austretende weiße Milchsaft dunkelt an der Luft durch Oxidationsprozesse sehr schnell nach und trocknet ein. Er wird gesammelt, geformt und in den Handel gebracht.

Da Opium und seine isolierten Inhaltsstoffe zu den Sucht erzeugenden Stoffen gehören, unterliegen Anbau, Verarbeitung, Erwerb und Abgabe besonderen gesetzlichen Vorschriften. Die hierzu getroffenen internationalen Vereinbarungen werden jedoch in vielen Staaten unterlaufen.

Das im Arzneibuch monographierte Opium darf als solches nicht an den Endverbraucher abgegeben werden. Es ist lediglich Ausgangsstoff für verschiedene Zubereitungen.
Inhaltsstoffe: Opium enthält 20–25 % Alkaloide. Der Hauptbestandteil ist Morphin mit etwa 12 %. Das Arzneibuch fordert einen Mindestgehalt von 10,0 % Morphin. Es wird begleitet von Codein, dessen Gehalt vom Arzneibuch mit mindestens 2 % gefordert wird, Thebain (maximal 3 %), Noscapin, Papaverin und vielen anderen Alkaloiden.

Neben den Alkaloiden enthält der Milchsaft noch Proteine, Lipide, Kautschuk und Schleimstoffe.
Wirkung und Anwendung: Opium wird auch heute noch in Form seiner Tinktur bei sehr schweren Durchfällen angewendet. Die aus Opium isolierten Reinsubstanzen wirken als starke Analgetika.

Opiumpräparate

- Eingestelltes Opium (Opii pulvis normatus, Ph. Eur.) ist gepulvertes Opium, das mit Milchzucker auf einen Morphingehalt von 10 % eingestellt wurde. Der Codeingehalt wurde auf mindestens 1 % festgelegt, der Thebaingehalt auf 3 % begrenzt. Dieses erscheint sinnvoll, da die Thebainwirkung der des Morphins entgegen gerichtet ist.
- Eingestellte Opiumtinktur (Opii tinctura normata, Ph. Eur.) wird durch Mazeration mit einem 1:1-Gemisch aus Ethanol (70 %) und Wasser hergestellt und auf einen Gehalt von 1 % Morphin eingestellt. Der Codeingehalt beträgt mindestens 0,1 %.

Wesentlich wichtiger als die Droge Opium sind heute isolierte Alkaloide. So ist Morphin fester Bestandteil der Schmerztherapie und Codein sowie Noscapin werden als Antitussiva eingesetzt. Viele Alkaloide werden inzwischen vollsynthetisch hergestellt und müssen nicht mehr aus der Arzneipflanze gewonnen werden.

aha

GUT ZU WISSEN

Auch in Backmohn sind noch Opioide wie Morphin (bis 0,1 %) und Codein (bis 0,003 %) enthalten. Da der Opioidgehalt nicht deklariert ist und auch Schwankungen unterliegt, wird bei kleinen Kindern empfohlen, auf Kuchen mit viel Mohn zu verzichten. Bereits ein Morphin-Gehalt von 0,1 % kann die therapeutische Dosis deutlich überschreiten und führt zu Vergiftungssymptomen wie Benommenheit bis hin zu Atemdepression.

Schöllkraut

Monographie: Schöllkraut, Chelidonii herba, Ph. Eur.
Stammpflanze: *Chelidonium majus*, Papaveraceae.
Synonym: Warzenkraut.
Vorkommen: Einjährige Ruderalpflanze Mitteleuropas.
Gewinnung: Zur Blütezeit werden die oberirdischen Teile geerntet und bei höherer Temperatur getrocknet. Die Pflanze führt in allen Teilen alkaloidhaltigen Milchsaft.

Makroskopische Merkmale (Schnittdroge):

- breitgedrückte, gelbe und hohle Sprossteile,
- Blattstückchen stark geschrumpft mit dunkler Netznervatur,
- nur selten Teile der gelben Blüten.

Inhaltsstoffe: Der Milchsaft des Schöllkrautes enthält 0,1–1 % Alkaloide. Von den etwa 20 isolierten Substanzen ist Chelidonin regelmäßig am stärksten vertreten. Daneben finden sich noch Pflanzensäuren (Chelidonsäuren), Carotinoide und Flavonoide.
Anwendung: Bei krampfartigen Beschwerden im Bereich der Gallenwege und des Magen-Darm-Trakts. Die Wirkung von Schöllkraut ist durch sein Hauptalkaloid, das Chelidonin, bestimmt. Schöllkraut wirkt spasmolytisch, analgetisch und zentral dämpfend. Volksheilkundlich wird der Milchsaft lokal zur Behandlung von Warzen verwendet. Die Teebereitung aus Schöllkraut ist nicht gebräuchlich.

PRAXISTIPP

Die Arzneimittelkommission Deutscher Apotheker warnt aufgrund der möglichen Leberschädigung vor dem Trinken von **Schöllkraut-Tee**!

Ipecacuanha

Monographien: Ipecacuanhawurzel, Ipecacuanhae radix, Ph. Eur.; Eingestellte Ipecacuanhatinktur, Ipecacuanhae tinctura normatae, Ph. Eur.; Eingestellter Ipecacuanhafluidextrakt, Ipecacuanhae extractum fluidum normatum, Ph. Eur.
Stammpflanze: *Cephaelis ipecacuanha* (Rio-Ware, Mato-Grosso-Ipecacuanha), *Cephaelis acuminata* (Cartagena-Ware, Costa-Rica-Ipecacuanha), Rubiaceae.
Synonym: Brechwurzel.

Vorkommen: *Cephaelis ipecacuanha* ist ein kleiner Strauch des tropischen Südamerikas, *C. acuminata* wächst in Mittelamerika. Die erstgenannte Art wird in Indien zu Exportzwecken kultiviert.
Gewinnung: Speicherwurzeln und Rhizome beider Arten sind als Droge zugelassen.

Makroskopische Merkmale (Schnittdroge)
- Es finden sich dunkelbraune Wurzel- und Rhizomstücke von 6 mm Dicke bei *C. ipecacuanha* und von 9 mm Dicke bei *C. acuminata.*
- Sie sind dicht mit Querringeln besetzt.
- Die Schnittdroge besteht aus kleinen Scheibchen.
- Der gelbliche Holzkörper ist oft herausgefallen und täuscht kleine Sprossstücke vor, während der zurückbleibende Wurzelrest ein Loch in der Mitte hat.

Mikroskopische Merkmale (Pulver): Neben den üblichen Wurzelbestandteilen findet sich:
- viel kleinkörnige Stärke (meist Aggregate aus 2–8 Einzelkörnern),
- bis zu 80 µm lange Calciumoxalatraphiden (in Bündeln oder einzeln verstreut).

Inhaltsstoffe: 2–4 % Alkaloide aus peripheren Rindenzellen. Die Hauptalkaloide sind Emetin, Cephaelin, Psychotrin und *O*-Methylpsychotrin. Sie werden begleitet von Iridoiden, Pflanzensäuren und 30–40 % Stärke.
Anwendung: In Form der Tinktur bzw. des Fluidextrakts wird die Droge als Expektorans eingesetzt. Emetin und Cephaelin erregen den Nervus vagus in der Magenschleimhaut, was reflektorisch zu einer vermehrten Sekretproduktion führt und das Abhusten unterstützt. Dieses wird noch ergänzt durch eine erhöhte Aktivität des Flimmerepithels (Sekretomotorik). Wird die für die Expektoration erforderliche Einzeldosis von 0,05 g überschritten, führen die gleichen, nun aber verstärkten Reize zu Übelkeit und Erbrechen. Daraus leitet sich auch der Alkaloidname Emetin ab.

Als Expektorans finden sich v. a. homöopathische Zubereitungen auf dem Arzneimittelmarkt. Höher dosierter Spezialextrakt dient in der Notfallmedizin als Brechmittel.

13.2.2 Drogen mit Phenylalkylaminalkaloiden

Die Phenylalkylaminalkaloide leiten sich direkt von den Aminosäuren Tyrosin und Phenylalanin ab. Es sind eher einfach gebaute organische Verbindungen, die einen Benzolring, eine Alkanseitenkette am Ring und eine Aminogruppe in der Seitenkette besitzen.

Cayennepfeffer

Monographie: Cayennepfeffer, Capsici fructus, Ph. Eur.
Stammpflanze: *Capsicum fructescens*, Solanaceae.
Synonyme: Chillies, Spanischer Pfeffer.
Vorkommen: Im tropischen Amerika heimisch und inzwischen vielfach kultiviert. Der Anbau als Arzneipflanze und Gewürz über Jahrhunderte hat zur Entstehung sehr vieler verschiedener Formen geführt.
Gewinnung: Die reifen Früchte werden getrocknet. Sie sind meistens vom Kelch befreit.

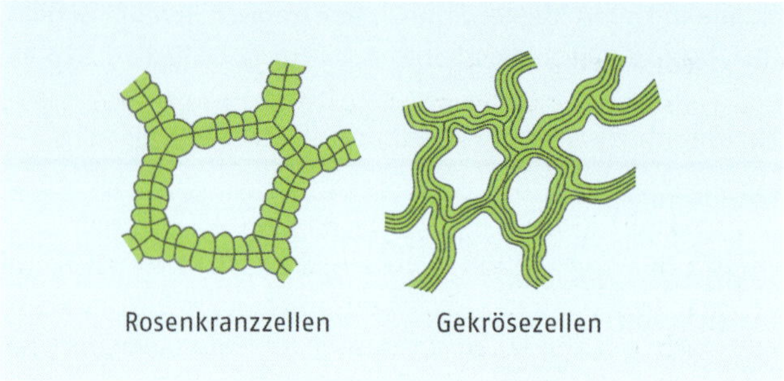

○ **Abb. 13.1** Pulvermerkmale der Cayennepfefferfrüchte

Makroskopische Merkmale

- Chillies oder auch Peperonis sind orange- bis braunrot und 2–7 cm lang.
- Die aus 2–3 Fruchtblättern zusammengewachsene Beere ist im oberen Teil meist hohl.
- Die weißen Samen hängen noch an der Plazenta.

Mikroskopische Merkmale (Pulver)

- „Rosenkranzzellen" aus der inneren Fruchtwandepidermis: dickwandige, stark getüpfelte Zellen,
- „Gekrösezellen" aus der Samenschalenepidermis: Steinzellen mit stark verdickten, wellig gebogenen Wänden (○ Abb. 13.1),
- viele orangefarbene Öltropfen.

Inhaltsstoffe: Cayennepfeffer enthält 0,3–1 % „Scharfstoffe", die Capsaicinoiden. Den Hauptanteil stellt davon das Capsaicin (etwa 70 %), das noch in einer Verdünnung von 1:2 000 000 scharf schmeckt. Die rote Farbe der Frucht entsteht durch den Gehalt an Carotinoiden. Außerdem finden sich fettes Öl und Vitamin C.

Anwendung: Bei äußerlicher Anwendung erregt Capsaicin die Wärmerezeptoren der Haut und führt so zu einer Hyperämisierung. In Form von Einreibungen und Pflastern wird diese Wirkung zur unterstützenden Therapie bei Muskelverspannungen und Nervenschmerzen genutzt.

PRAXISTIPP

Eine ständige lokale Anwendung von capsaicinhaltigen Zubereitungen führt zur Überreizung der Haut und damit zu einer Funktionseinschränkung der dort liegenden Nerven. Daher sollten immer mehrere anwendungsfreie Tage eingehalten werden.

Bei innerlicher Anwendung regt es die Magensaftsekretion und die Darmperistaltik an. Deshalb werden fette Fleischspeisen mit Cayennepfeffer und anderen Paprikasorten gewürzt.

Ephedrakraut

Monographie: Ephedrakraut, Ephedrae herba, DAB.
Stammpflanze: *Ephedra sinica, Ephedra shennungiana* u. a. gleichwertige *Ephedra*-Arten, Ephedraceae.
Synonym: Meerträubel.
Vorkommen: *Ephedra*-Arten sind zweihäusige, mehrjährige Kräuter. Die Ephedraceae nehmen in der Pflanzensystematik eine Mittelstellung zwischen den Gymnospermen und Angiospermen ein. *Ephedra*-Arten wachsen v. a. in den subtropischen Regionen Asiens. Sie werden bis zu einem Meter hoch, und ihr Aussehen erinnert an Schachtelhalme. Als xeromorphe Pflanze sind sie auf das Leben in trockenen Gegenden eingerichtet: Ihre Blätter sind schuppenartig reduziert, die grünen Sprosse übernehmen die Assimilationsaufgaben.
Gewinnung: Um eine Droge mit hohem Alkaloidgehalt zu bekommen, werden die grünen Sprossachsen im Herbst geerntet und an der Luft getrocknet.

Makroskopische Merkmale

- Die graugrünen Zweigstücke sind fein längs gerillt.
- Manche Stücke zeigen Knoten, an denen die beiden verkümmerten Laubblätter zu einer Röhre miteinander verwachsen sind.
- Ihre freien Enden bilden dreieckige Zähne.
- Das Innere der Zweigstücke füllt reichlich weißes, zum Zentrum hin bräunliches Mark aus.

Mikroskopische Merkmale (Querschnitt)

- Epidermis mit dicker Cuticula, die besonders über den Rippen Höcker bildet,
- Spaltöffnungen sind – wie bei xeromorphen Blättern üblich – tief eingesenkt,
- konzentrisch angeordnete Leitbündel,
- Rindenparenchym mit vielen kleinen Calciumoxalatkristallen.

Inhaltsstoffe: Bis zu 2 % Alkaloide, dessen Hauptanteil Ephedrin stellt, begleitet von Gerbstoffen, Saponinen u. a. Der Alkaloidgehalt der einzelnen Arten ist sehr unterschiedlich. Den Wirkstoffgehalt legt das Arzneibuch mit 1 % Gesamtalkaloiden fest.
Anwendung: Früher benutzte man Ephedrakraut, um Ephedrin zu isolieren. Da jedoch Ephedrin heute synthetisch herstellbar ist, gilt Ephedrakraut als obsolete Droge.

Die Volksmedizin benutzt Ephedrakraut bei Atemwegserkrankungen, besonders um Krampfhusten zu lösen. Diese Zubereitungen sind jedoch weniger wirksam als reine Ephedrinlösungen. Vielfach wird Ephedrakraut von Jugendlichen als pflanzliches Aufputschmittel verwendet. Dies ist aus pharmazeutischer Sicht als bedenklich einzustufen, da die sympathikusstimulierende Wirkung zum Überschreiten der persönlichen Leistungsgrenze führen kann und ein körperlicher Zusammenbruch die Folge wäre.

MERKE
Das Nutzen-Risiko-Verhältnis von Ephedrakraut wird als negativ bewertet. Seit 2006 sind *Ephedra*-Arten und deren Zubereitungen der Verschreibungspflicht unterstellt und dürfen somit nicht im Handverkauf abgegeben werden.

13.2.3 Drogen mit Tropanalkaloiden

Bei Tropanalkaloiden handelt es sich um Esterverbindungen, die sich nach ihrem Alkoholanteil in zwei Gruppen gliedern lassen:

- **Tropin-Reihe:** Alkoholkomponente Tropin bzw. Scopin ist mit verschiedenen Carbonsäuren verestert.
- **Ecgonin-Reihe:** Die Alkoholkomponente ist Ecginin; hierzu zählen die Cocaalkaloide wie Cocain.

Die Säurekomponente der Hauptalkaloide ist die Tropasäure. Das asymmetrische C-Atom der Tropasäure bedingt die Ausbildung von Stereoisomeren. So macht L-Hyoscyamin z. B. in frischen Belladonnablättern 70 % der Alkaloide aus. Beim Trocknen und Lagern geht dieses in das Razemat DL-Hyoscyamin. Dieses Racemat wird Atropin genannt.

Belladonna

Monographien: Belladonnablätter, Belladonnae folium, Ph. Eur.; Eingestellter Belladonnablättertrockenextrakt, Belladonnae folii extractum siccum normatum, Ph. Eur.
Stammpflanze: *Atropa belladonna*, Solanaceae.
Vorkommen: Heimisch in Mittel- und Südeuropa. Die Staude wird etwa 1,5 m hoch und bildet schwarze Beeren. Die Symptome der Belladonnavergiftung haben zu der Bezeichnung „Tollkirsche“ geführt.
Gewinnung: Das Arzneibuch lässt zur Drogengewinnung sowohl die Blätter als auch die blühenden Zweigspitzen zu. Die Einstellung von Belladonnae plv. norm. erfolgt entweder mit Lactose oder mit gepulverten Belladonnablättern mit niedrigerem Alkaloidgehalt auf einen Gesamtalkaloidgehalt von 0,3 %.

Makroskopische Merkmale

- Die Schnittdroge ist nur schwer zu identifizieren.
- Die braungrünen Blätter sind leicht eingerollt und sehr zerbrechlich.
- Ältere Blätter sind auf den Blattnerven schwach behaart.

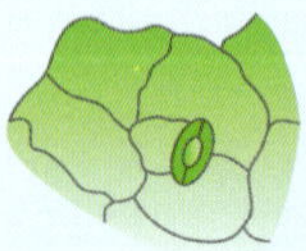

o Abb. 13.2 Pulvermerkmal der Belladonnablätter

Mikroskopische Merkmale (Pulver)

- Anisozytische Spaltöffnungen (von der Blattunterseite),
- mehrzellige Gliederhaare,
- Calciumoxalatsandzellen (o Abb. 13.2).

Inhaltsstoffe: 0,1–1,2 % Alkaloide, die Menge variiert jedoch nach Vegetations- und Trocknungsart. Das Arzneibuch fordert mindestens 0,3 %. Die Hauptalkaloide sind L-Hyoscyamin, sein Razemat Atropin und Scopolamin. Außerdem finden sich noch andere Basen wie Nicotin und Pyrrolidonderivate, Flavonoide, Pflanzensäuren und Gerbstoffe.
Anwendung: Die parasympatholytische Wirkung äußert sich an verschiedenen Organen in unterschiedlicher Weise, entsprechend gibt es Belladonna-Zubereitungen und Fertigarzneimittel für verschiedene Indikationsbereiche.

L-Hyoscyamin ist ein Parasympatholytikum: Es wirkt spasmolytisch durch Lähmung der glatten Muskulatur, hemmt die Sekretion aller exokrinen Drüsen und hat zentral erregende Wirkungen.

Das Gleiche gilt für Atropin, dessen Wirkintensität jedoch geringer ist, da es ja nur zur Hälfte aus L-Hyoscyamin besteht. Hier steht die pupillenerweiternde Wirkung im Vordergrund. Auf der mydriatischen Wirkung des Atropins beruht der Name „bella donna" (schöne Frau): Die mit Atropin künstlich erweiterten Pupillen lassen die Augen größer und glänzender erscheinen. Dies führte früher zu einer Verwendung als „Schönheitsmittel". In der Augenheilkunde wird Atropin als Mydriatikum (pupillenerweiterndes Mittel, z. B. zur Diagnose) eingesetzt.

Scopolamin wird in isolierter Form als Mittel gegen Kinetosen (Reise- bzw. Seekrankheit) verwendet.

Hyoscyamus

Monographie: Keine (Hyoscyamusblätter, Hyoscyami folium; Eingestelltes Hyoscyamuspulver, Hyoscyami pulvis normatus)

Stammpflanze: *Hyoscyamus niger*, Solanaceae.

Vorkommen: Ein- bis zweijährige Pflanze Europas sowie West- und Nordasiens.

Gewinnung: Zur Drogenherstellung sind die Blätter und die blühenden Zweigspitzen zugelassen.

Makroskopische Merkmale (Schnittdroge)

- Grünbraune Blattstückchen und hohle Sprossteile,
- Unterscheidung von anderen Solanaceendrogen nur mikroskopisch oder mittels DC möglich.

Mikroskopische Merkmale: Für Hyoscyamusblätter sind Calciumoxalatprismen im Schwammparenchym charakteristisch.

Inhaltsstoffe: Maximal 0,1 % Alkaloide. Als Hauptalkaloide sind Atropin und Scopolamin anzusehen, wobei der Anteil an Scopolamin mit 40 % des Gesamtgemischs beträchtlich ist. Hinzu kommen noch Rutosid und Gerbstoffe.

Anwendung: Wie Belladonnablätter. Die Droge wird jedoch in der Praxis nicht mehr eingesetzt.

Stramonium

Monographien: Stramoniumblätter, Stramonii folium, Ph. Eur.; Eingestelltes Stramoniumpulver, Stramonii pulvis normatus, Ph. Eur.

Stammpflanze: *Datura stramonium*, Solanaceae.

Synonym: Stechapfel.

Vorkommen: Weit verbreitete Pflanze der gemäßigten Breiten, deren Herkunft nicht sicher bekannt ist.

Gewinnung: Als Droge sind die Blätter und die getrockneten blühenden Zweigspitzen zugelassen. Das Pulver wird mit Lactose auf den geforderten Gehalt eingestellt.

Makroskopische Merkmale
- Blattspreite tief dunkelgrün,
- Unterseite heller,
- sichere Unterscheidung zu anderen Solanaceendrogen nur im mikroskopischen Bild oder mittels DC möglich.

Mikroskopische Merkmale (Flächenschnitt)
- Calciumoxalatdrusen, lokalisiert in Idioblasten des Mesophylls,
- Epidermisfragmente mit vielen anisozytischen Spaltöffnungen.

Inhaltsstoffe: Der Gesamtalkaloidgehalt der Droge liegt bei 0,6 %. Als Hauptalkaloid tritt wieder Atropin auf, begleitet von Scopolamin, außerdem finden sich noch Flavonoide.
Anwendung: Wie Belladonnablätter, die Droge ist jedoch obsolet.

13.2.4 Purinalkaloidhaltige Drogen

Die wichtigsten Purinalkaloide sind Coffein, Theobromin und Theophyllin. Während Theophyllin in erster Linie eine bronchodilatatorische Wirkung besitzt und als isolierter Wirkstoff in der Asthmatherapie etabliert ist, steht bei Coffein und auch Theobromin die zentral stimulierende und anregende Wirkung im Vordergrund.

Im Folgenden werden fünf coffeinhaltige Drogen näher beschrieben:
- Kaffeesamen,
- Teeblätter,
- Mateblätter,
- Guaranasamen,
- Kakaosamen.

Kaffee

Monographie: Keine (Kaffeesamen, Coffea semen)
Stammpflanze: *Coffea arabica*, Rubiaceae.
Inhaltsstoffe: Der durchschnittliche Coffeingehalt einer Tasse Kaffee beträgt 100 mg und man geht davon aus, dass bis zu fünf Tassen pro Tag für einen Erwachsenen toxikologisch unbedenklich sind.

aha

GUT ZU WISSEN
Die zum Teil magenreizende Wirkung des **Kaffees** ist v. a. auf während des Röstprozesses entstehende Röstöle zurückzuführen und nicht auf das Coffein.

Teeblätter

Monographie: Keine (Teeblätter, Thea folium)
Stammpflanze: *Camellia sinensis*, Theaceae. Schwarzer Tee enthält fermentierte Blätter, grüner Tee besteht aus unfermentierten Blättern.
Inhaltsstoffe: Neben dem Coffein (ältere Bezeichnung: Thein) besitzt die Droge Gerbstoffe, wodurch die Coffeinfreisetzung im Vergleich zu Kaffee langsamer verläuft, der

anregende Effekt jedoch länger anhält. Außerdem wirkt Tee durch den Gerbstoffgehalt stopfend.

Mateblätter

Monographie: Mateblätter, Mate folium DAC.
Stammpflanze: *Ilex paraguariensis*, Aquifoliaceae.
Synonyme: Yerbabaum, Paraguaytee.

Matetee wird eine sättigende Wirkung zugesprochen, daher wird dieser Tee gerne zur Diät- und Fastenunterstützung getrunken. Eine Tasse Matetee enthält ca. 25 mg Coffein.

Guarana

Monographie: Keine (Guaranasamen, Guaranae semen)
Stammpflanze: *Paulinia cupana*, Sapindaceae.

Guarana wird aufgrund des Coffeingehalts anregenden Erfrischungsgetränken, Kapseln, aber auch Kaugummis und Bonbons zugesetzt.

Kakaosamen

Monographie: Keine (Kakaosamen, Cacao semen)
Stammpflanze: *Theobroma cacao*, Malvaceae.
Inhaltsstoffe: Hauptinhaltsstoff ist Theobromin, aber auch ein geringer Gehalt an Coffein ist vorhanden. Außerdem kommen in der Droge Gerbstoffe vor, die für die stopfende Wirkung von Schokolade verantwortlich sind sowie der Stoff Tryptamin, der bei empfindlichen Personen Migräne auslösen kann.

13.2.5 Weitere Alkaloiddrogen

Rauwolfia

Monographie: Rauwolfiawurzel, Rauwolfiae radix, DAB.
Stammpflanze: *Rauvolfia serpentina*, Apocynaceae.
Synonym: Indische Schlangenwurzel.
Vorkommen: Kleiner Strauch Indiens und Südostasiens.
Gewinnung: Als Droge sind nur die getrockneten Wurzeln zugelassen.
Inhaltsstoffe: 1–2 % Indolalkaloide. Die etwa 50 bisher isolierten Alkaloide der Rauwolfiawurzel sind vornehmlich in der Wurzelrinde lokalisiert. Die meisten leiten sich vom Yohimban ab. Von therapeutischem Interesse sind das Hauptalkaloid Reserpin sowie Ajmalin und Yohimbin.
Anwendung: Die therapeutische Verwendung von Rauwolfiawurzel umfasst nach der Wirkung der einzelnen Alkaloidgruppen zwei Gebiete: Die Reserpinreihe bewirkt eine Blutdrucksenkung bei gleichzeitiger Sedierung. Ajmalin hat eine dem Chinidin ähnliche Wirkung am Herzen und wird als Antiarrhythmikum eingesetzt. Wegen seines relativ geringen Anteils in der Droge spielt es aber nur als Reinsubstanz eine therapeutische Rolle.

Chinarinde

Monographie: Chinarinde, Cinchonae cortex, Ph. Eur.

Stammpflanze: *Cinchona pubescens* u. a. Hybriden, Rubiaceae.

Synonyme: *Cinchona succirubra*, Fieberrinde.

Vorkommen: Bäume der tropischen Andenregion. In anderen tropischen Ländern kultiviert.

Gewinnung: Die Rinde wird von Stamm und Ästen der etwa acht Jahre alten Bäume abgeschält. Sie wird nachgebildet, sodass dieselben Bäume mehrmals abgeerntet werden können.

Makroskopische Merkmale

- Rotbraune Rindenstücke mit graubrauner Oberfläche,
- häufig mit Flechten besetzt,
- längsrunzelig und mit feinen Querrissen,
- auf der Innenfläche Oxalatsandzellen, erkennbar als feine weiße Punkte.

Inhaltsstoffe: Das Arzneibuch fordert einen Gehalt von mindestens 6,5 % Alkaloiden, es sind aber auch Rinden mit wesentlich höherem Gehalt im Handel. Die mengenmäßig und therapeutisch wichtigsten Inhaltsstoffe sind Chinin und Chinidin, Cinchonin und Cinchonidin. Es handelt sich dabei jeweils um Diastereomere. Sie sind in der Droge zum Teil fest an Catechin-Gerbstoffe gebunden. Außerdem finden sich noch Bitterstoffe.

PRAXISTIPP

In der Schwangerschaft sowie bei Magen- und Darmgeschwüren ist **Chinarinde** kontraindiziert! Auch der Konsum von chininhaltigen Limonaden (z. B. Bitter Lemon) sollte nur minimal sein.

Anwendung: Bei Magenbeschwerden, z. B. durch mangelnde Bildung von Verdauungssäften; zur Appetitanregung.

Cinchonae cortex wird heute nur noch als Bittermittel zur Appetitsteigerung gebraucht (Bitterstoffe ▸ Kap. 12.1). Der Bitterwert des Chininhydrochlorids ist mit 200 000 festgelegt, es dient als Vergleichssubstanz bei der Bitterwert-Bestimmung von Drogen.

Chinin ist ein Protoplasmagift, das die ungeschlechtlichen Formen der Malariaerreger (Schizonten) abtötet. Isoliertes Chinin hat daher seinen festen Platz in der Malariatherapie. Da jedoch mittlerweile vielfach Resistenzen der Malariaerreger gegen Chinin bestehen, wird es nur noch selten für diese Indikation eingesetzt. Die früher vermutete analgetische und antipyretische Wirkung wurde in der Therapie von Erkältungskrankheiten ausgenutzt. Chinidin ist ein Antiarrhythmikum.

ZUSAMMENFASSUNG

- Isochinolinalkaloide: Opium, Schöllkraut, Ipecacuanhawurzel,
- Phenylalkylaminalkaloide: Cayennepfeffer, Ephedrakraut,
- Tropanalkaloide: Belladonnablätter, Hyoscyamusblätter, Stramoniumblätter,
- Purinalkaloide: Kaffeesamen, Teeblätter, Mateblätter, Guaranasamen, Kakaosamen,
- weitere Alkaloide: Rauwolfiawurzel, Chinarinde.

FRAGEN

● leicht ●● mittel ●●● schwer

●

1. Definieren Sie den Begriff Alkaloide.
2. Woher kommt der Name „bella donna"?

●●

3. Kaffee ist ein „Wachmacher". Macht Schokolade auch wach?

●●●

4. Ordnen Sie die Hauptinhaltsstoffe des Opiums eine Wirkstoffgruppe zu, die Sie aus dem Fach Arzneimittelkunde kennen. Erklären Sie die Wirkungsweise und nennen Sie kurz wichtige Nebenwirkungen.
5. Wer bin ich? Ich bin eine Alkaloiddroge, die eine krampflösende Wirkung hat. Volksheilkundlich soll der Milchsaft äußerlich gegen Warzen wirken.

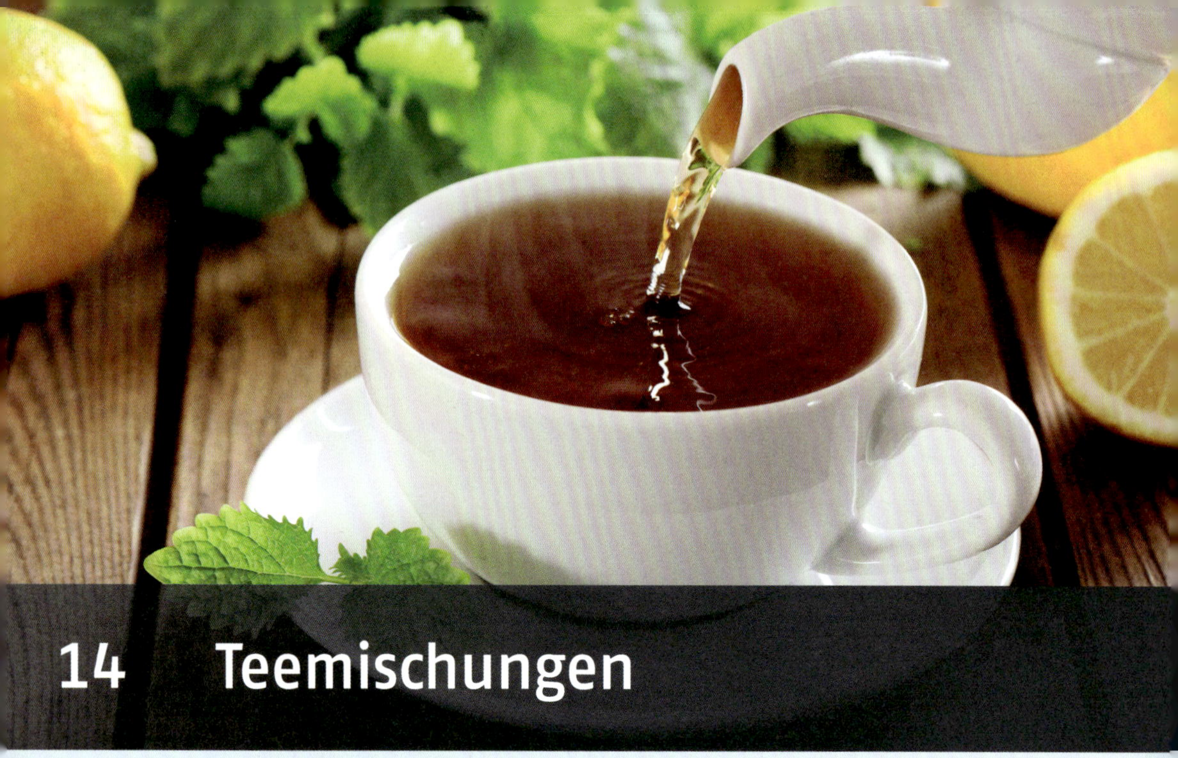

14 Teemischungen

Es gibt sie in jeder Apotheke und das Angebot ist so abwechslungsreich wie die Indikationen, für die sie angewendet werden: Teemischungen.

In vielen Apotheken werden auf Kundenwunsch noch eigene Teemischungen angefertigt – speziell auf die Bedürfnisse des Patienten zugeschnitten. Doch welcher Tee kann bei welcher Indikation Linderung verschaffen?

In diesem Kapitel laufen nun alle Fäden zusammen. Für eine gelungene Teemischung kommt es auf jede einzelne Komponente an und wie sie sich ergänzen.

14.1 Zusammensetzung

Die Mischung verschiedener getrockneter Pflanzenteile wird erst dann zu einem pharmazeutisch sinnvollen Teegemisch, wenn sie nach gewissen Richtlinien aufgebaut ist, die sich nach der Indikation und den Einzelbestandteilen richten.

Schon immer galt die Regel, dass ein Teegemisch aus möglichst wenigen Drogen aufgebaut sein sollte, die einander in ihrer Wirkung ergänzen: ein oder zwei „Basismittel" als Wirkungsträger, unterstützt von den „Adjuvanzien", begleitet von den „Korrigenzien", die Aussehen, Geruch oder Geschmack des Tees verbessern sollen.

Die Kommission E trug dem Rechnung: Sie beschränkte die Anzahl der Komponenten eines Drogengemischs auf maximal sechs und forderte, dass nachweislich jeder einen Beitrag zur angestrebten Wirksamkeit erbringt.

Doch nicht nur hinsichtlich ihrer Indikation müssen Drogen einer Teemischung zusammenpassen, sondern auch im Hinblick auf ihre Zubereitungsart. So ist es zum Beispiel wenig sinnvoll, Drogen mit ätherischen Ölen, die nur mit heißem Wasser überbrüht werden dürfen, mit Wurzeldrogen zu kombinieren, die ausgiebig gekocht werden müssen, um die Wirkstoffe zu extrahieren.

Die Standardzulassungen zu Teedrogen-Mischungen haben das Prinzip, dass neben den wirksamen Bestandteilen auch Adjuvanzien zugelassen werden, deren Mengenverhältnisse in bestimmten Grenzen freigestellt sind.

Mit Inkrafttreten der novellierten Apothekenbetriebsordnung 2013 sind der Mischung individueller Teerezepturen enge Grenzen gesteckt worden. Durch die vorgeschriebene Plausibilitätseinschätzung jeder Rezeptur vor der Anfertigung sind nun Kombinationen, die zwar ungefährlich aber unsinnig sind, nicht mehr möglich. Besonders in der Naturheilkunde existieren viele traditionelle Rezepturen. Diese müssen nun einer besonders sorgfältigen Prüfung der Einzelkomponenten und deren Kombination unterzogen werden. Oftmals ist es sinnvoll, sich an NRF-Rezepturen zu halten oder sich zumindest an deren Zusammensetzung zu orientieren und nur Einzelkomponenten auf Patientenwunsch sinnvoll zu ersetzen. Ein Tausch oder eine Ergänzung muss innerhalb derselben Zubereitungsgruppe (▸ Kap. 14.2) erfolgen und dieselben Therapieziele verfolgen.

MERKE

Eine Teemischung besteht aus:

- Basisdrogen: verantwortlich für Hauptwirkung,
- Adjuvanzien: unterstützen die Wirkung,
- Korrigenzien: verbessern Geschmack oder Aussehen.

Maximal sechs Komponenten sind sinnvoll. Sie müssen sowohl nach Indikation als auch nach Zubereitungsart zusammenpassen.

14.2 Zubereitung

Von der Art der Zubereitung einer Teemischung hängt nicht zuletzt deren Wirksamkeit entscheidend ab:

- Teegemische mit Drogen, die ätherisches Öl enthalten, werden nur mit heißem Wasser übergossen und müssen dann noch 5–10 Minuten lang „ziehen" (am besten abgedeckt, um ein Entweichen der ätherischen Öle zu verhindern). Werden solche Drogen gekocht, so verflüchtigt sich das ätherische Öl und der Wirkungsträger geht verloren.
- Als Dekokt (wässriger Drogenauszug) werden Rinden- und Wurzeldrogen zubereitet, aber auch solche, die schwer wasserlösliche Bestandteile enthalten (z. B. kieselsäurehaltige Drogen wie Schachtelhalmkraut).
- Schleim- und stärkehaltige Drogen werden kalt mazeriert und zum Trinken vorher leicht angewärmt.

Drogen, die unterschiedlich zubereitet werden müssen, können nicht innerhalb einer Teemischung verarbeitet werden. Entweder gehen relevante Wirkstoffe nicht über bzw. zersetzen sich oder es können störende Effekte wie beispielsweise Verkleistern von Kohlenhydraten eintreten.

PRAXISTIPP
Als allgemeines Dosierungsschema für viele Teedrogen können 1–2 Teelöffel Droge pro Tasse Wasser angegeben werden.

14.3 Teerezepturen für spezielle Indikationen

14.3.1 Haustee

Haustee wird als durststillendes Getränk während des ganzen Tages getrunken. Er hat keine definierte Wirkung und darf sie auch nicht haben, da das einem Dauergebrauch entgegenstünde. Hier finden Drogen Verwendung, die Fruchtsäuren oder Vitamin C enthalten. Auch einige ätherisches Öl enthaltende Drogen gehören hierher. Beide Drogenarten sollten jedoch nicht miteinander gemischt werden, damit der Tee geschmacklich einheitlich bleibt.

- Basismittel:
  - Drogen mit Fruchtsäuren: Hibiscusblüten, Himbeerblätter
  - Ätherischöldroge: Bitterorangenschalen, Pfefferminzblätter, Melissenblätter, Kamillenblüten

Beispiel

- 40 % Hibiscusblüten
- 30 % Himbeerblätter
- 30 % Hagebuttenschalen

14.3.2 Magentee

Bei der Zusammenstellung eines Magentees muss unterschieden werden, ob er gegen eine akute oder eine chronische Beeinträchtigung angewendet werden soll. Bei einer akuten Magenschleimhautentzündung werden als Basismaterial Mucilaginosa, Antiemetika und Spasmolytika bevorzugt. Bei einer Verdauungsschwäche werden vermehrt Amara und Cholagoga gegeben. Um die sekretlockende Wirkung der Amara richtig ausnutzen zu können, sollte ein solcher Tee ½ Stunde vor den Mahlzeiten getrunken werden. In beiden Fällen werden Karminativa als Adjuvanzien gebraucht.

- Basismittel:
  - Amarum purum: Enzianwurzel, Tausendgüldenkraut,
  - Amarum aetheroleum: Bitterorangenschalen, Wermutkraut, Schafgarbenkraut,
  - Mucilaginosum: Eibischwurzel,
  - Spasmolytikum: Pfefferminzblätter,
- Adjuvans: Kümmel, Süßholzwurzel, Kamillenblüten.

Magentee I (Standardzulassung)

- 20 % Enzianwurzel
- 20 % Pomeranzenschale
- 25 % Tausendgüldenkraut
- 25 % Wermutkraut
- 10 % Zimtrinde

Magen- und Darmtee (NRF 6.12. VI)

- 15 % Anis
- 20 % Bitterer Fenchel
- 15 % Kümmel
- 40 % Kamillenblüten
- 5 % Melissenblätter
- 5 % Kornblumenblüten

14.3.3 Abführtee

Anthrachinonhaltige Drogen sind die Basismittel eines Abführtees. Um eine synergetische Wirkung zu erzielen, sollten immer mindestens zwei Drogen aus unterschiedlichen Familien kombiniert werden. Ein Zusatz von etwa 20 % Süßholzwurzel sorgt für beschleunigten Wirkungseintritt und eine Wirkungsverstärkung der Anthradrogen, ohne dass dieser Mechanismus bisher geklärt werden konnte.

Werden Drogen mit Schleim- oder Quellstoffen verwendet, so dürfen diese wegen ihrer abweichenden Zubereitung nicht mit den Anthradrogen gemischt werden.

Als Adjuvanzien kommen immer Karminativa in Betracht, da eine Obstipation meistens auch mit Blähungen einhergeht. Bei spastischen Obstipationen muss ein entsprechendes Spasmolytikum gegeben werden.

- Basismittel (Anthradroge): Sennesblätter, Sennesfrüchte, Rhabarberwurzel, Faulbaumrinde, Cascararinde,
- Adjuvans: Kümmel, Süßholzwurzel, Kamillenblüten, Pfefferminzblätter.

Beispiel (NRF 6.9.)

- 60 % Sennesblätter
- 20 % Pfefferminzblätter
- 10 % Bitterer Fenchel (frisch angestoßen)
- 10 % Kamillenblüten

14.3.4 Karminativtee

Karminativa sollen übermäßige Gasansammlungen im Magen-Darm-Trakt beseitigen. Es handelt sich hierbei um eine symptomatische Therapie, die den Patienten Erleichterung verschaffen soll, ohne nach der Ursache zu fragen. Als Karminativa kommen die drei Apiaceendrogen – v. a. Kümmel – in Frage, als Adjuvanzien finden Spasmolytika Verwendung.

- Basismittel: Kümmel, Fenchel, Anis,
- Adjuvans: Pfefferminzblätter, Kamillenblüten.

Beispiel (NRF 6.4.)

- 20 % Kamillenblüten
- 20 % Pfefferminzblätter
- 20 % Kümmel
- 20 % Anis
- 20 % Baldrianwurzel

14.3.5 Nerven- und Schlaftee

Ein Nerventee soll eine beruhigende und den Schlaf fördernde Wirkung haben. Er wird 1–2 Stunden vor dem Zubettgehen getrunken. Da bei Schlafstörungen das Ritual vor dem Zubettgehen ein wichtiger Faktor ist, kommt dem Schlaftee eine besondere Bedeutung zu. Schon das regelmäßige Zubereiten und Trinken des Tees bewirkt eine Einstimmung auf den Schlaf und hat somit einen Effekt, der über die reale Arzneiwirkung hinausgeht.

- Basismittel: Baldrianwurzel, Hopfenzapfen, Johanniskraut, Melissenblätter, Lavendelblüten

Beruhigungstee I (NRF 17.2.)

- 40 % Baldrianwurzel
- 20 % Hopfenzapfen
- 15 % Melissenblätter
- 15 % Pfefferminzblätter
- 10 % Bitterorangenschalen

14.3.6 Hustentee

Husten ist das Symptom einer entzündlichen Veränderung der oberen Luftwege, mit dem der Körper versucht, das vermehrt gebildete Sekret hinauszubefördern.

Bei der Zusammenstellung eines Hustentees muss zwischen einer akuten und einer chronischen Bronchitis unterschieden werden. Für die Behandlung einer akuten Bronchitis kommen in erster Linie Mucilaginosa in Betracht, die für eine Reizlinderung sorgen.

Sekretomotorisch wirken Drogen mit ätherischem Öl. Sie sorgen für eine schnellere Entfernung des Schleims. Hinzu kommt noch ihre desinfizierende Wirkung.

Die chronische Bronchitis braucht in erster Linie Sekretolytika vom Typ der Saponindrogen.

- Basismittel:
  - Mucilaginosum: Eibischwurzel, Isländisches Moos, Spitzwegerichblätter
  - Sekretomotorikum: Thymiankraut, Fenchel, Anis
  - Sekretolytikum: Primelwurzel, Süßholzwurzel

Husten- und Bronchialtee I (NRF 4.10.)

- 25 % Fenchel
- 25 % Spitzwegerichblätter (geschnitten)
- 25 % Süßholzwurzel (geschnitten)
- 25 % Thymiankraut (geschnitten)

14.3.7 Blasen- und Nierentee

Unter einem Blasen- und Nierentee wird im Allgemeinen ein diuretischer Tee verstanden, der bei einer Entzündung der ableitenden Harnwege zur Durchspülungstherapie eingesetzt wird. Die diuretische Wirkung der Drogen beruht auf ihrem Gehalt an ätherischem Öl, Flavonoiden und Saponinen.

Wacholder und Liebstöckelwurzel sind zur Durchspülungstherapie bei entzündlichen Erkrankungen nicht geeignet, da sie das Nieren-Epithel schädigen können. Ein spezifisches Spasmolytikum (Adjuvans) in einem Blasen- und Nierentee ist Bruchkraut.

- Basismittel:
  - Wacholderbeeren, Liebstöckelwurzel
  - Schachtelhalmkraut, Birkenblätter
  - Orthosiphonblätter, Goldrutenkraut, Brennnesselblätter, Bohnenhülsen

Blasen- und Nierentee (NRF 9.1.)

- 10 % Grüne Mateblätter
- 10 % Orthosiphonblätter
- 20 % Bärentraubenblätter
- 20 % Bohnenhülsen
- 20 % Schachtelhalmkraut
- 20 % Birkenblätter

FRAGEN

● leicht ●● mittel ●●● schwer

●

1. Eine Teemischung kann sich aus verschiedenen Komponenten zusammensetzen. Unterteilen Sie diese nach Ihrer Funktion.
2. Definieren Sie den Begriff Haustee.

●●

3. Stellen Sie einen Schlaftee mit drei Komponenten zusammen. Verwenden Sie keine Baldrianwurzel, da viele Patienten den Geruch ablehnen.

●●●

4. Orden Sie den Komponenten Funktion und relevante Inhaltsstoffe zu:
   Magen- und Darmtee (NRF 6.12. VI):
   15 % Anis
   20 % Bitterer Fenchel
   15 % Kümmel
   40 % Kamillenblüten
   5 % Melissenblätter
   5 % Kornblumenblüten

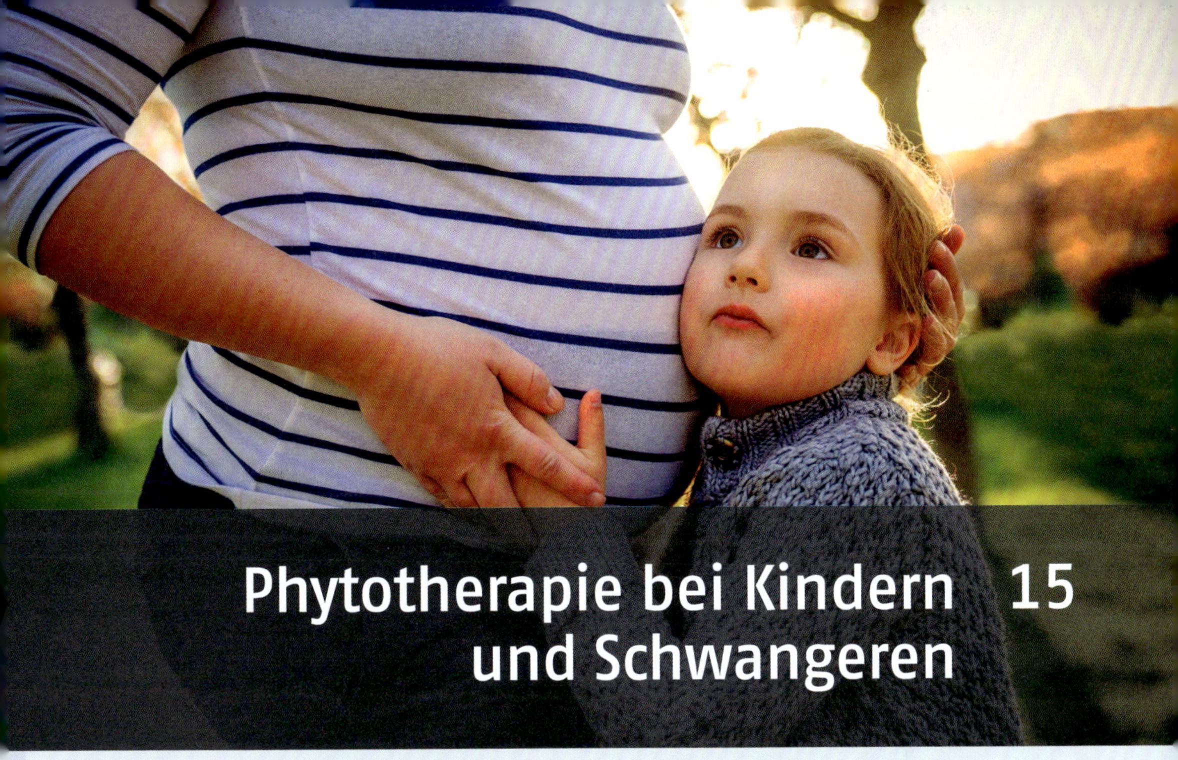

Phytotherapie bei Kindern und Schwangeren 15

Kinder und Schwangere sind in der Apotheke Patientengruppen, auf die ein besonderes Augenmerk gerichtet werden muss. Denn viele vermeintlich „harmlosen" Phytotherapeutika dürfen bei Kindern oder Schwangeren nicht angewendet werden. Dieses Kapitel soll einen Leitfaden geben, was nach momentanem Kenntnisstand zur Anwendung geeignet ist und welche Mittel kontraindiziert sind. Generell stößt man jedoch bei Fertigpräparaten häufig an Grenzen, da klinische Studien speziell für diese Personengruppen sehr dürftig sind.

Bei Kindern und Schwangeren wird sehr gerne und sehr häufig auf Phytopharmaka zurückgegriffen, was in der Selbstmedikation nicht ohne Hinterfragen der Symptome seitens des pharmazeutischen Personals geschehen sollte. Vielfach hält sich die Ansicht, pflanzliche Mittel seien generell sanft und ungefährlich. Dass dem nicht so ist, gilt es dann in der Beratung zu vermitteln.

Auch ist bei Fertigpräparaten die Datenlage klinischer Studien speziell für diese Personengruppen sehr dürftig. Daher sichert sich jeder Hersteller bei unklarer Datenlage ab, indem in der Packungsbeilage ein entsprechender Hinweis aufgeführt wird. Dies führt beispielsweise dazu, dass Thymiankraut zwar in der Schwangerschaft eigentlich nicht als kontraindiziert gilt, jedoch aufgrund fehlender Studien kein Hustenpräparat ausdrücklich für die Anwendung freigegeben ist.

Selbstmedikation bei Kindern, Schwangeren und Stillenden

- Die Eigendiagnose des Kunden hinterfragen.
- Die Empfehlung sollte sich auf möglichst ein Medikament beschränken.
- Mit einer möglichst niedrigen Dosis behandeln.
- Genau überprüfen, ob das pflanzliche Arzneimittel für die Zielgruppe geeignet ist.
- Eine Selbstmedikation darf nur kurzfristig durchgeführt werden und nur dann, wenn es auch sicher ein Fall für die Selbstmedikation ist.
- Klingen die Beschwerden trotz Selbstmedikation nicht innerhalb weniger Tage ab, muss ein Arzt konsultiert werden.

15.1 Pflanzliche Arzneimittel bei Kindern und Säuglingen

Generell muss man sich bei Arzneimitteln in der Selbstmedikation vergewissern, dass dieses Mittel für das Alter des Kindes geeignet und entsprechend dosierbar ist. Auch sollte man bedenken, dass der Geschmack einen hohen Einfluss auf die Compliance des Kindes hat, daher sind Säfte aufgrund des süßen Geschmacks meist die erste Wahl.

MERKE
Eine Selbstmedikation bei Säuglingen ist grundsätzlich kritisch zu sehen. Hier sollte ein Gang zum Kinderarzt angeraten werden!

Alkoholhaltige Arzneimittel zur innerlichen Anwendung: Da erst im 8. Lebensmonat das alkoholabbauende Enzym Alkoholdehydrogenase gebildet wird, ist vor dem vollendeten ersten Lebensjahr von diesen Mitteln eher abzuraten. Größere Kinder verstoffwechseln Alkohol etwa doppelt so schnell wie ein Erwachsener, daher sind die Blutalkoholspiegel durch Arzneimitteleinnahme minimal, sie können ebenso durch ein Glas Apfelsaft erreicht werden, das aufgrund natürlicher Gärprozesse ebenfalls Alkohol enthält.

Wundheilsalben: Gut geeignet für die Anwendung auf gereizter und entzündeter Haut sind Kamillenblüten und Ringelblumenblüten, kontraindiziert ist jedoch Arnika.

Bei Herpesbläschen kann auch schon bei Kindern Melissenextrakt verwendet werden.

PRAXISTIPP
Tritt bei Säuglingen oder Kleinkindern eine Herpesinfektion auf, sollte den Eltern ein Arztbesuch angeraten werden. Es besteht die Gefahr einer viralen Hirnhautentzündung!

Erkältungseinreibungen: Campher und Menthol dürfen nicht direkt im Gesicht oder in der Nase eines Säuglings aufgebracht werden. Es kann zum sogenannten Kratschmer-Reflex (Kehlkopfkrampf) kommen, der zu einer Atemdepression bis hin zum Ersticken führen kann.

Geeignet sind Präparate mit Kiefernnadelöl oder Fichtennadelöl, die speziell als Säuglingseinreibungen auf dem Markt sind.

PRAXISTIPP
Die Eltern müssen darauf hingewiesen werden, dass Präparate mit ätherischen Ölen bei Säuglingen und Kleinkindern nicht im Gesicht oder auf der Nasenschleimhaut angewendet werden dürfen. Es besteht die Gefahr eines Kehlkopfkrampfs!

Trockener Husten: Geeignet sind Schleimdrogen wie beispielsweise Eibischwurzel und Isländisches Moos, die auch in Fertigpräparaten angeboten werden.

Produktiver Husten: Efeublätter, Primelwurzel und Thymiankraut sind die am häufigsten angewendeten Drogen für diese Indikation. Der Arzneimittelmarkt bietet hier eine besonders große Vielfalt an Fertigpräparaten an.

Atemwegsinfekte: Pelargoniumextrakt ist prinzipiell in der Kinderheilkunde anwendbar, jedoch sollte in der Selbstmedikation das zu behandelnde Kind bereits das Kindergartenalter erreicht haben. Speziell bei Säuglingen ist ein Gang zum Kinderarzt der sicherere Weg.

Magen-Darm-Beschwerden: Geeignet sind Kamille, Pfefferminze und Melisse bei Magenverstimmung, außerdem bei Blähungen und Bauchschmerzen Fenchel, Kümmel und Anis.

Verstopfung: Leinsamen, Flohsamen, Kleie sowie andere Ballast- und Quellstoffe können ab dem Kleinkindalter verwendet werden. Für Säuglinge empfiehlt sich eher das synthetische Glycerol in Zäpfchenform. Anthradrogen sind in der Selbstmedikation nicht anzuwenden!

15.2 Arzneimittel in der Schwangerschaft

Das erste Schwangerschaftsdrittel ist für die Arzneimittelanwendung besonders kritisch und sensibel. In diesem Zeitraum werden die Organe angelegt, und der Fötus ist besonders anfällig für störende Einflüsse. Im letzten Schwangerschaftsdrittel sind massive Fehlbildungen eher die Ausnahme hier liegt die Besonderheit vielmehr in der nahenden Geburt und den damit zusammenhängenden Risiken für das Neugeborene und die Mutter.

In jedem Fall trägt das pharmazeutische Personal in der Selbstmedikation bei Schwangeren eine besondere Verantwortung. Daher muss vor jeder Medikation sicher sein, dass sie für die Beschwerden geeignet und für die Schwangerschaft auch anwendbar ist.

Verstopfung: Ein sehr häufiges Problem während der Schwangerschaft ist die Verstopfung, da sowohl die veränderten Hormonspiegel als auch der zunehmend beengte Raum hierauf negativen Einfluss nehmen. Anthradrogen sind für eine Anwendung in der Schwangerschaft nicht geeignet, da sie ein erhöhtes Risiko für eine Fehlgeburt beinhalten. Verwendbar sind hingegen Quellstoffe wie Leinsamen und Flohsamen, wobei auf eine ausreichende Trinkmenge hingewiesen werden muss.

> **MERKE**
> Keine Anthradrogen während der Schwangerschaft! Es besteht die Gefahr einer Fehlgeburt!

Schwangerschaftsübelkeit: Anwendbar sind hier Tee oder Extrakt aus Melissenblättern, die einen magenberuhigenden Effekt haben. Kontraindiziert ist Ingwerwurzelstock. Dieser ist zwar wirksam, darf aber aufgrund der uneinheitlichen Datenlage hinsichtlich seiner Risiken nicht angewendet werden. Außerdem wird vermutet, dass große Mengen vorzeitige Wehen auslösen können.

> **PRAXISTIPP**
> Bei schwerem Erbrechen ist der Schwangeren in jedem Fall ein Arztbesuch anzuraten!

Erkältungsbeschwerden: Zu empfehlen ist eine Inhalation mit Präparaten, die Kiefern- oder Fichtennadelöl enthalten (Säuglingseinreibungen). Von Menthol oder Campher ist abzuraten. Generell sind für Thymiankraut, Efeublätter und Primelwurzel von der Kommission E keine Einschränkungen gegeben. Jedoch stößt man hier in der Praxis auf die bereits eingangs erwähnten Schwierigkeiten bei Fertigpräparaten, die im Beipackzettel auf fehlende Daten hinweisen. In der Konsequenz können daher nur Tees angewendet werden. Bei Teemischungen ist jedoch darauf zu achten, dass keine Süßholzwurzel enthalten ist. Diese ist aufgrund des starken Einflusses auf den Mineralstoffhaushalt kontraindiziert und kann den Blutdruck steigern.

Schlafstörungen: Mit Fortschreiten der Schwangerschaft wird der Nachtschlaf oft zunehmend unruhiger. Um hier Abhilfe zu schaffen, kann man auf Melissenblätter oder Lavendelblüten/-öl zurückgreifen. Ebenso ist für Hopfenzapfen und Baldrianwurzel keine Einschränkung bekannt, allerdings wird man auch hier bei den Fertigpräparaten an Grenzen stoßen.

PRAXISTIPP
Viele der für uns typischen Weihnachtsgewürze wie Zimt, Nelken, Cardamom und Ingwer können vorzeitige Wehen auslösen, daher sollten Schwangere auf Lebkuchen, Zimtsterne u. ä. besser verzichten.

15.3 Arzneimittel in der Stillzeit

Für die Arzneimittelanwendung in der Stillzeit gelten andere Vorgaben als für die Zeit der Schwangerschaft. Hier stellt sich maßgeblich die Frage, ob der Wirkstoff in die Muttermilch übergeht und damit vom Säugling aufgenommen wird. Beim Einsatz von Stillteemischungen ist dies beispielsweise ein angenehmer Nebeneffekt, da Teedrogen wie Fenchel beim Säugling blähungstreibend wirken.

Auch hier stellt sich vielfach das Problem, ein Fertigpräparat zu finden, das ausdrücklich für die Anwendung in der Stillzeit freigegeben ist. Daher kann auch in diesem Fall häufig nur eine einzelne Teedroge empfohlen werden.

Erkältungsbeschwerden: Analog zur Schwangerschaft eignen sich die Inhalation von Fichten- oder Kiefernnadelölpräparaten und die Anwendung von beispielsweise Thymiantee. Salbei- und Pfefferminzblätter sollten nicht verwendet werden. Von Menthol und Campher ist auch in der Stillzeit abzuraten.

PRAXISTIPP
In der Beratung sollte darauf hingewiesen werden, dass Salbei und Pfefferminze die Milchproduktion hemmen.

Verstopfung: Quellstoffe wie Leinsamen und Flohsamen sind ohne Bedenken anwendbar.

Durchfall: Heidelbeeren können bedenkenlos angewendet werden. Auch gerbstoffhaltige Drogen wie Eichenrinde sind einsetzbar.

Magenbeschwerden: Melissenblätter, Kamillenblüten oder Schafgarbenkraut sind anwendbar. Pfefferminztee sollte gemieden werden, da die Milchproduktion zurückgehen kann.

Beispiel für die Zusammensetzung eines Stilltees: Anis, Fenchel, Kümmel, Brennnesselblätter.

FRAGEN

● leicht ●● mittel ●●● schwer

●

1. In Schwangerschaft und Stillzeit sind nicht immer dieselben Drogen von einer Anwendung ausgeschlossen. Begründen Sie dies.

●●● Finden Sie für folgende Fälle eine geeignete Empfehlung:

2. Ein dreijähriges Kind mit trockenem Husten.
3. Eine Schwangere mit Verstopfung.
4. Eine stillende Mutter mit Durchfall.

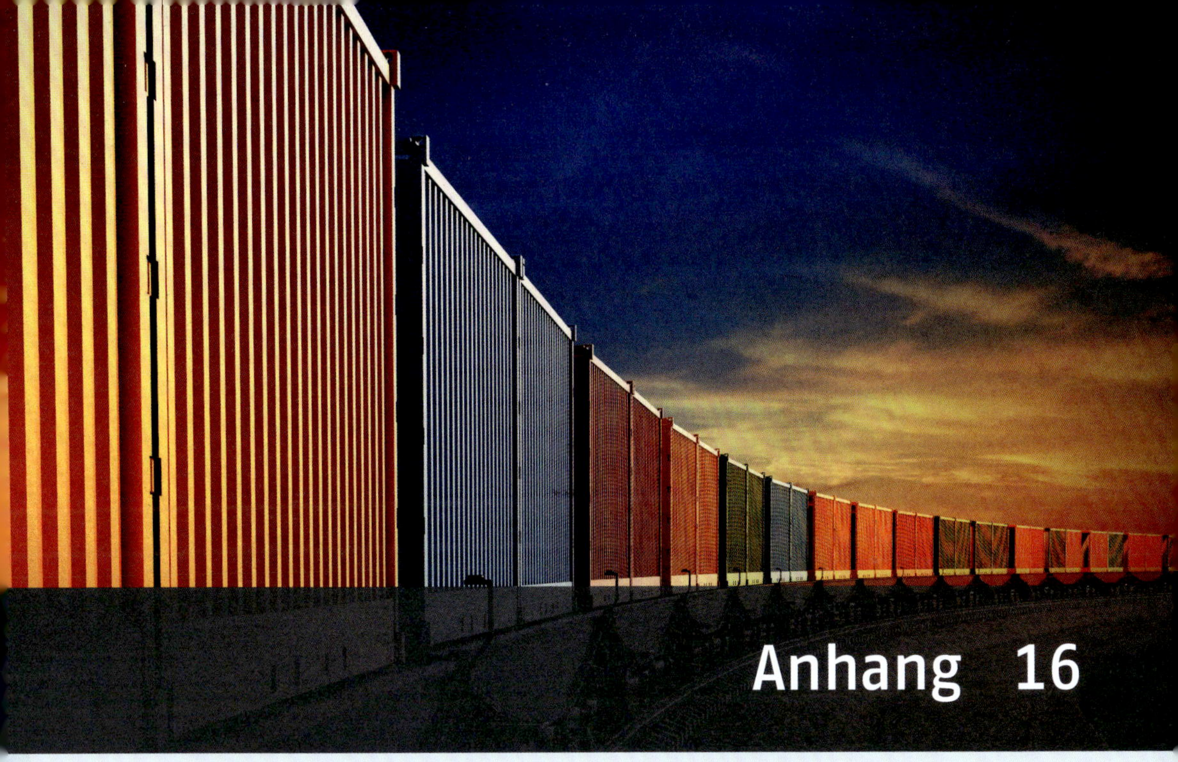

Anhang 16

Im Apothekenalltag benötigen wir für verschiedene Situationen auch unterschiedliches Wissen:
Manche Kunden kommen mit konkreten Vorstellungen in die Apotheke und wissen genau welchen Tee sie kaufen möchten. In diesem Fall müssen wir die Droge einer Indikation zuordnen und den Kundenwunsch hinterfagen.
Andere wiederum schildern die Symptome und erwarten eine Empfehlung. Für diese Kunden brauchen Pharmazeuten Wissen darüber, welche Teedrogen bei bestimmten Beschwerden eingesetzt werden können.
Daher sind in diesem Kapitel verschiedene Drogenübersichten mit unterschiedlichen Gesichtspunkten enthalten, die das Lernen und Zuordnen der Drogen erleichtern sollen.

16.1 Drogenübersicht nach Kapitel

Kapitel	Inhaltsstoffgruppe	Beispiele
6	Stärken	Kartoffelstärke, Maisstärke, Reisstärke, Weizenstärke
6	Schleimdrogen	Antitussiva: Eibischwurzel, Isländisches Moos, Spitzwegerichblätter, Lungenkraut, Huflattichblätter
		Laxanzien: Indische Flohsamen, Indische Flohsamenschalen, Leinsamen
		Immunstimulans: Echinaceawurzel
6	Isolierte Kohlenhydrate	Galenische Hilfsstoffe: Agar, Arabisches Gummi, Tragant
6	Lektindrogen	Mistelkraut
7	Fette Öle als Hautpflegeöle	Olivenöl, Mandelöl, Erdnussöl
7	Fette Öle als Laxans	Rizinusöl
7	Fette	Kakaobutter
8	Herzwirksame Glykoside	Digitalis-purpurea-Blätter/Pulver, Adoniskraut, Maiglöckchenkraut, Meerzwiebel
8	Steroidglykoside mit anderer Wirkung	Uzarawurzel
8	Saponindrogen	Expektoranzien: Efeublätter, Primelwurzel, Senegawurzel, Süßholzwurzel
		Andere Indikationen: Ginsengwurzel, Taigawurzel, Rosskastaniensamen, Mäusedornwurzelstock
8	Isoprenoiddrogen mit Hormonwirkung	Sägepalmenfrüchte, Kürbissamen, Brennnesselwurzel, Traubensilberkerzen-Wurzelstock, Mönchspfefferfrüchte
9	Ätherische Öle: haut- bzw. schleimhautreizende Stoffe	Campher, Kiefernnadelöl, Fichtennadelöl, Rosmarinöl

Kapitel	Inhaltsstoffgruppe	Beispiele
9	Ätherische Öle: Antiphlogistika	Echte Kamillenblüten/-öl, römische Kamillenblüten, Arnikablüten, (dreilappige) Salbeiblätter, Gewürznelken/-öl, Teebaumöl
9	Ätherische Öle: Stomachika	Aetherolea: Pfefferminzblätter/-öl, Minzöl, Kümmel/-öl, bitterer/süßer Fenchel/-öl, Koriander, Anis/-öl, Sternanis, Zimtrinde, Javanische Gelbwurz, Ingwerwurzelstock, Wacholderbeeren, Liebstöckelwurzel
		Amara aetherolea: Bitterorangenschale, Wermutkraut, Angelikawurzel, Schafgarbenkraut
9	Ätherische Öle: Sedativa	Baldrianwurzel, Lavendelblüten, Melissenblätter
9	Ätherische Öle: Expektoranzien	Thymiankraut/-öl, Eucalyptusblätter/-öl, Myrtol, Fenchel, Anis
9	Ätherische Öle: Geschmackskorrigens	Citronenöl
9	Alliine: Alliindrogen	Knoblauchpulver
10	Harndesinfiziens	Bärentraubenblätter
10	Antiphlogistikum/ Antirheumatikum	Weidenrinde
11	Flavonoide	Diuretikadrogen: Birkenblätter, Orthosiphonblätter, Brennnesselblätter, Schachtelhalmkraut, (echtes) Goldrutenkraut
		Drogen mit anderen Indikationen: Rautenkraut, Lindenblüten, Holunderblüten, Ringelblumenblüten, Hibiscusblüten, Weißdornblätter mit Blüten, Passionsblumenkraut, Mariendistelfrüchte, Ginkgoextrakt
		Schönungsdrogen: Ringelblumenblüten, Hibiscusblüten, Hagebuttenschalen
11	Anthracenderivate	Laxanzien: Aloe, Faulbaumrinde, Rhabarberwurzel, Sennesblätter/-früchte, Cascararinde, Kreuzdornbeeren
		Antidepressivum: Johanniskraut

Kapitel	Inhaltsstoffgruppe	Beispiele
11	Gerbstoffe	Hamamelisblätter, Frauenmantelkraut, Eichenrinde, Heidelbeeren, Tormentillwurzelstock, Pelargoniumwurzel
11	Cannabinoide	Cannabisblüten
11	Phloroglucinderivate	Hopfenzapfen
12	Stomachika (Amara)	Enzianwurzel, Tausendgüldenkraut, Artischockenblätter
12	Antiphlogistikum	Teufelskrallenwurzel
13	Isochinolin-alkaloide	Opium, Schöllkraut, Ipecacuanhawurzel
13	Phenylalkylamin-alkaloide	Cayennepfeffer, Ephedrakraut
13	Tropanalkaloide	Belladonnablätter, Hyoscyamusblätter, Stramoniumblätter
13	Purinalkaloide	Kaffeesamen, Teeblätter, Mateblätter, Guaranasamen, Kakaosamen
13	Weitere Alkaloide	Rauwolfiawurzel, Chinarinde

16.2 Drogenübersicht nach Indikationsgruppen

Indikation	Wirkstoffgruppe	Beispiel
Adjuvanzien, Krebstherapie		■ Mistelkraut
Antiphlogistika	Ätherisches Öl	■ Arnikablüten ■ Dreilappiger Salbei ■ Gewürznelken/-öl ■ Kamillenblüten/-öl ■ Myrrhe ■ Römische Kamille ■ Salbeiblätter ■ Schafgarbenkraut ■ Teebaumöl
Antirheumatika	Ätherisches Öl	■ Campher ■ Kiefernnadelöl ■ Fichtennadelöl ■ Rosmarinöl
	Salicylate	■ Weidenrinde
	Bitterstoffe	■ Teufelskrallenwurzel
Karminativa/ Spasmolytika		■ Anis/-öl ■ Fenchel/-öl ■ Koriander ■ Kümmel/-öl ■ Pfefferminzblätter/-öl ■ Sternanis
Blasentherapeutika		■ Brennnesselwurzel ■ Kürbissamen ■ Sägepalmenfrüchte
Diaphoretika	Flavonoide	■ Lindenblüten ■ Holunderblüten
Diuretika	Flavonoide	■ Birkenblätter ■ Brennnesselblätter ■ Echtes Goldrutenkraut ■ Goldrutenkraut ■ Orthosiphonblätter ■ Schachtelhalmkraut
Erkältungstherapeutika		■ Pelargoniumextrakt

Indikation	Wirkstoffgruppe	Beispiel
Expektoranzien	Saponine	■ Efeublätter ■ Primelwurzel ■ Senegawurzel ■ Süßholzwurzel
	Ätherisches Öl	■ Eibischwurzel ■ Eucalyptusblätter ■ Myrtol ■ Thymiankraut/-öl
Geriatrika		■ Ginkgoblätter ■ Ginsengwurzel ■ Knoblauch ■ Taigawurzel
Harndesinfizienzien		■ Bärentraubenblätter
Hautpflege		■ Erdnussöl ■ Kakaobutter ■ Mandelöl ■ Olivenöl
Immunstimulanzien		■ Echinaceawurzel
Kardiaka	Herzglykoside	■ Digitalis-purpurea-Blätter ■ Adoniskraut ■ Maiglöckchenkraut ■ Meerzwiebel
	Flavonoide	■ Weißdornblätter mit Blüten
Laxanzien	Schleime	■ Flohsamen ■ Indische Flohsamen/-schale ■ Leinsamen
	Anthraverbindungen	■ Aloe ■ Cascararinde ■ Faulbaumrinde ■ Kreuzdornbeeren ■ Rhabarberwurzel ■ Sennesblätter ■ Sennesfrüchte
	Fettsäuren	■ Rizinusöl
Leberprotektiva		■ Mariendistelfrüchte
Magenprotektiva		■ Süßholzwurzel

Indikation	Wirkstoffgruppe	Beispiel
Mucilaginosa		■ Isländisches Moos ■ Lungenkraut ■ Spitzwegerichblätter
Obstipanzien	Steroide	■ Uzarawurzel
	Gerbstoffe	■ Eichenrinde ■ Frauenmantelkraut ■ Hamamelisblätter ■ Heidelbeeren ■ Tormentillwurzelstock
Sedativa	Ätherisches Öl	■ Baldrianwurzel ■ Lavendelblüten/-öl ■ Melissenblätter
	Phloroglucinderivate	■ Hopfenzapfen
	Flavonoide	■ Passionsblumenkraut
Venenmittel	Flavonoide	■ Rosskastaniensamen ■ Mäusedornrhizom ■ Rautenkraut
Verdauungsförderer	Ätherisches Öl	■ Anis/-öl ■ Fenchel/-öl ■ Ingwerwurzelstock ■ Javanische Gelbwurz ■ Koriander ■ Kümmel/-öl ■ Liebstöckelwurzel ■ Pfefferminzblätter/-öl ■ Sternanis ■ Wacholderbeeren ■ Zimtrinde
	Ätherisches Öl + Bitterstoffe	■ Angelikawurzel ■ Pomeranzenschale ■ Schafgarbenkraut ■ Wermutkraut
	Bitterstoffe	■ Artischockenblätter ■ Enzianwurzel ■ Tausendgüldenkraut
Wechseljahrs-/ Zyklustherapeutika		■ Traubensilberkerzen-Wurzelstock
		■ Mönchspfefferfrüchte

16.3 Drogenübersicht nach Inhaltsstoffgruppen

Drogengruppe	Wirkung	Beispiel
Alkaloiddrogen	Obstipierend	■ Opium
	Spasmolytisch	■ Schöllkraut
	Muskellockernd	■ Cayennepfeffer
	Emetisch	■ Ipecacuanhawurzel
	Malariamittel	■ Chinarinde
	Spasmolytisch	■ Belladonnablätter ■ Hyoscyamusblätter ■ Stramoniumblätter
	Stimulierend	■ Coffeindrogen ■ Ephedrakraut
Anthranoiddrogen	Laxierend	■ Aloe ■ Cascararinde ■ Faulbaumrinde ■ Kreuzdornbeeren ■ Rhabarberwurzel ■ Sennesblätter ■ Sennesfrüchte
	Antidepressiv	■ Johanniskraut
Ätherischöldrogen	Haut-, schleimhautreizend	■ Campher ■ Fichtennadelöl ■ Kiefernnadelöl ■ Rosmarinöl
	Antiphlogistisch	■ Kamillenblüten/-öl ■ Römische Kamille ■ Schafgarbenkraut ■ Salbeiblätter
	Antiphlogistisch	■ Arnikablüten ■ Dreilappiger Salbei ■ Gewürznelken/-öl ■ Myrrhe ■ Teebaumöl

Drogengruppe	Wirkung	Beispiel
Ätherischöldrogen	Verdauungsfördernd, Aetherolea	■ Anis/-öl ■ Fenchel/-öl ■ Ingwerwurzelstock ■ Javanische Gelbwurz ■ Koriander ■ Kümmel/-öl ■ Liebstöckelwurzel ■ Pfefferminzblätter/-öl ■ Sternanis ■ Wacholderbeeren ■ Zimtrinde
	Verdauungsfördernd, Amara aetherolea	■ Angelikawurzel ■ Pomeranzenschale ■ Schafgarbenkraut ■ Wermutkraut
	Expektorierend	■ Eucalyptusblätter ■ Myrtol ■ Thymiankraut/-öl
	Sedierend	■ Baldrianwurzel ■ Lavendelöl ■ Melissenblätter
	Geschmackskorrigierend	■ Citronenöl
Bitterstoffdrogen	Verdauungsfördernd	■ Artischockenblätter ■ Enzianwurzel ■ Tausendgüldenkraut
	Antiphlogistisch, analgetisch	■ Teufelskrallenwurzel
Drogen mit diversen Inhaltsstoffen	Adjuvant bei Krebstherapie	■ Mistelkraut
	Antiarteriosklerotisch	■ Knoblauch
	Erregerhemmend bei Erkältungen	■ Pelargoniumextrakt
Drogen mit Phenylpropanderivaten	Harndesinfizierend	■ Bärentraubenblätter
	Antiphlogistisch, analgetisch	■ Weidenrinde

Drogengruppe	Wirkung	Beispiel
Fette Öle und Fette	Hautpflegemittel	■ Erdnussöl ■ Kakaobutter ■ Mandelöl ■ Olivenöl
	Laxans	■ Rizinusöl
Flavonoiddrogen	Diuretisch	■ Birkenblätter ■ Brennnesselblätter ■ Echtes Goldrutenkraut ■ Goldrutenkraut ■ Orthosiphonblätter ■ Schachtelhalmkraut
	Herzstärkend	■ Weißdornblätter mit Blüten
	Sedativ	■ Passionsblumenkraut
	Leberprotektiv	■ Mariendistelfrüchte
	Diaphoretisch	■ Holunderblüten ■ Lindenblüten
Flavonoiddrogen	Wundheilungsfördernd	■ Ringelblumenblüten
	Antidementiv	■ Ginkgoblätter
	Venenprotektiv	■ Rautenkraut
Gerbstoffdrogen	Obstipierend, wundheilungsfördernd	■ Eichenrinde ■ Frauenmantelkraut ■ Hamamelisblätter ■ Heidelbeeren ■ Tormentillwurzelstock
Kohlenhydrat-drogen	Expektorierend, reizlindernd	■ Eibischwurzel ■ Isländisches Moos ■ Lungenkraut ■ Spitzwegerichblätter
	Laxierend	■ Flohsamen ■ Indische Flohsamen/-schalen ■ Leinsamen
	Hilfsstoffe	■ Agar ■ Arabisches Gummi ■ Tragant
	Immunstimulierend	■ Echinaceawurzel

Drogengruppe	Wirkung	Beispiel
Phloroglucindrogen	Sedativ	■ Hopfenzapfen
Saponindrogen	Expektorierend	■ Efeublätter ■ Primelwurzel ■ Senegawurzel ■ Süßholzwurzel
	Antidementiv	■ Ginsengwurzel ■ Taigawurzel
	Venenprotektiv	■ Mäusedornrhizom ■ Rosskastaniensamen
Steroidhaltige Drogen	Herzstärkend	■ Adoniskraut ■ Digitalis-purpurea-Blätter ■ Maiglöckchenkraut ■ Meerzwiebel
	Blasenfunktionsstärkend	■ Brennnesselwurzel ■ Kürbissamen ■ Sägepalmenfrüchte
	Zyklusregulierend	■ Mönchspfefferfrüchte ■ Traubensilberkerzen-Wurzelstock
	Obstipierend	■ Uzarawurzel

16.4 Übersicht der Farbreaktionen

Inhaltsstoff	Reagenz	Färbung
Stärke	I_2/KI-Lösung	Blau
Aleuron	Iod-Glycerol, I_2/KI	Dunkelblau bis schwarz
Lignin	Phloroglucin/HCl	Rot
Fettes Öl	Sudan-III-Glycerol-Lösung	Orangerot
Schleime	Methylenblau	Blaufärbung
	Tuschesuspension	Negativfärbung
Anthraverbindungen	NaOH, KOH	Rot
Gerbstoffe	$FeCl_3$	Gallotannine: blau, Catechine: grün
Alkaloide	Dragendorffs Reagenz ($K[BiI_4]$)	Orange

16.5 Antworten zu den Fragen

Kapitel 1

Zytologie

● leicht ●● mittel ●●● schwer

●

1. Eine Zelle, die alle Funktionen übernehmen kann.
2. Eine Zelle spezialisiert sich und kann nur noch bestimmte Funktionen übernehmen.
3. Eukaryonten mit Zellkern und Prokaryonten mit Kernäquivalent.
4. Zytoplasma, Zellmembran, Vakuolen, Zellkern, Mitochondrien, Plastiden, endoplasmatisches Retikulum, Ribosomen, Golgi-Apparat
5. Gleichungen ▸Kap. 1.4.2. Bei der Atmung wird Energie freigesetzt, bei der Fotosynthese gespeichert.

●●

6. Siehe ▸Kap. 1.1, Kasten „Auf einen Blick".
7. Ein Zellkern ist von einer Kernmembran umgeben, welche die Chromosomen im Inneren umschließt. Somit ist ein Zellkern morphologisch klar definiert. Ein Kernäquivalent ist ein nicht klar begrenzter Bereich in einer Zelle, in dem sich Erbinformation befindet.
8. Mittellamelle – Primärwand – Sekundärwand – Zellinneres
9. Chloroplasten: aus Proplastiden, Chromoplasten, Leukoplasten
   Chromoplasten: aus Proplastiden, Chloroplasten, Leukoplasten
   Leukoplasten: aus Proplastiden, Chloroplasten, Chromoplasten

●●●

10. Die Aussage ist nicht korrekt. Eine Sekundärwand ist nicht mehr flexibel und daher ein Zellwachstum nicht mehr möglich.
11. Siehe ○Abb. 1.4. Markierung von: Plasmalemma, beide ER, Mitochondrien, Kernmembran, Tonoplast, Diktyosomen, Plastide
12. Tierische Zellen haben keine Zellwand, keine Plastiden, keine Vakuolen
13. Osmose greift auf den Prozess der Diffusion zurück. Eine Osmose ist nur an einer halbdurchlässigen Membran möglich. Per Diffusion wandern Wassermoleküle durch die Membran, um einen Konzentrationsausgleich auf beiden Seiten zu erreichen. Eine Diffusion setzt immer ein, wenn gelöste oder gasförmige Teilchen sich im Raum verteilen.

Kapitel 2

Histologie

● leicht ●● mittel ●●● schwer

●

1. Bildungsgewebe: Teilungsfähige Zellen, die für das Pflanzenwachstum verantwortlich sind.
   Dauergewebe: Spezialisierte Zellen, die bestimmte Funktionen erfüllen. Zellen sind meist nicht mehr teilungsfähig.
2. Zellzwischenräume, schizogen: durch Auseinanderweichen von Zellen entstanden, lysigen: durch Auflösung von Zellen entstanden.
3. Leitgewebe – Wasser-und Stofftransport, Exkretionsgewebe – Speicherung von nicht mehr benötigten Stoffen, Abschlussgewebe – Schutz und Kontakt nach außen, Festigungsgewebe – Stabilität der Pflanze

●●

4. Beispiele sind Spaltöffnungen, Haare, Leitbündelanordnung, Exkretbehälter
5. Lösung siehe Kasten „Auf einen Blick“, ▸Kap. 2.3.3

●●●

6. Nur das Kambium ist teilungsfähig (Aufbau ▸Kap. 2.3.3)
7. Spross einer großen Sonnenblume – Sklerenchymfasern, Kirschkernhülle – Steinzellen, Kartoffel – Kollenchym

Kapitel 3

Morphologie und Anatomie

● leicht ●● mittel ●●● schwer

●

1. Wurzel, Sprossachse, Blatt
2. Rhizome sind unterirdisch wachsende Sprosse.
3. Keimblätter, Niederblätter, Laubblätter, Hochblätter

●●

4. Beide Wuchsformen sind unverholzt. Kräuter sind ein- oder zweijährige Pflanzen, Stauden sind mehrjährig und sterben oberirdisch zum Überwintern ab.
5. Längenwachstum: Scheitelmeristem (Spross) und Wachstumszone unterhalb der Kalyptra (Wurzel)
   Dickenwachstum: interfaszikuläres Kambium bzw. Wurzelkambium
6. Perianth: Blütenhülle gegliedert in Kelch und Krone
   Perigon: Blütenhülle ohne Unterscheidung in Kelch und Krone
7. Monözisch: Auf einer Pflanze sind männliche und weibliche Blüten.
8. Diözisch: Eine Pflanze besitzt ausschließlich männliche Blüten, eine andere Pflanze derselben Art nur weibliche Blüten.

●●●

9. Tanne: Monopodium, Apfelbaum: Sympodium (Skizze ○Abb. 3.9)
10. Bifazial: Ober- und Unterseite des Blattquerschnitts sind verschieden. Palisadenparenchym meist oben, darunter Schwammparenchym
    Äquifazial: Auch die Unterseite besitzt Palisadenparenchym. Ober- und Unterseite sind gleich gebaut.
11. Blüte besitzt zwei Symmetrieachsen, 4 Kelchblätter, Kronblätter in zwei Wirtel angeordnet zu 2 und 4 Stück, unterständiger Fruchtknoten aus zwei verwachsenen Fruchtblättern (Hinweis: Kreuzblütengewächse)

Kapitel 4

Systematik

● leicht ●● mittel ●●● schwer

● 1. Abteilung – Unterabteilung – Klasse – Unterklasse – Ordnung – Familie – Gattung – Art

●● 2. Gattungsname: *Helianthus*, Artname: *annuus*, L: Carl von Linné hat erstmals wissenschaftlich diese Pflanze beschrieben

3. Laurales: Ordnung, Asteraceae: Familie, Liliopsida: Klasse, Rosidae: Unterklasse

●●● 4. Weißdorn: Rosaceae, Kümmel: Apiaceae, Kamille: Asteraceae, Pfefferminze: Lamiaceae

Kapitel 5

Allgemeines zur Drogenkunde

● leicht ●● mittel ●●● schwer

● 1. Drogen sind Arzneimittel biogenen Ursprungs (von Pflanzen oder Tieren), meist sind mit diesem Begriff getrocknete Pflanzenteile gemeint.

●● 2. Wissenschaftliche Studien, die eine Wirksamkeit bestätigen oder traditionelle Anwendung über Jahrhunderte, die plausibel ist.

●●● 3. Tiliae flos; Urticae radix; Foeniculi fructus

4. Extraktionsmittel ist Wasser. Extrahierte Droge ist Isländisches Moos. Es werden 0,4–0,8 Teile Droge im Verhältnis zu 1 Teil Extraktionsmittel verwendet.

Kapitel 6

Drogen mit Kohlenhydraten

● leicht ●● mittel ●●● schwer

●

1. Kohlenstoff, Sauerstoff, Wasserstoff
2. Droge wird mit kaltem Wasser angesetzt und mehrere Stunden stehen gelassen.

●●

3. Energiereserve als Stärke und Gerüstsubstanz als Cellulose.
4. Schleimstoffe können durch heißes Wasser teilweise zerstört werden. Außerdem liegen meist Schleim und Stärke gleichzeitig in einer Droge vor. Nur in heißem Wasser löst sich die Stärke und verkleistert den Aufguss.

●●●

5. Je höher die Quellzahl, umso stärker die Volumenzunahme der Droge. Dadurch ist der Dehneffekt im Darm stärker und die Wirkung effektiver.
6. Früh und abends 1–2 Esslöffel Leinsamen einnehmen. Dazu mindestens ein Glas trinken. Leinsamen können direkt eingenommen werden oder Lebensmitteln wie Joghurt oder Müsli zugemischt werden. Nicht vorquellen lassen. Wirkung setzt erst nach 2–3 Tagen ein.
7. Huflattichblätter

Kapitel 7

Drogen mit Fetten und fetten Ölen

● leicht ●● mittel ●●● schwer

●

1. Beides sind Triester des Glycerols mit Fettsäuren. Ein Unterschied besteht in den veresterten Fettsäuren und daraus resultierend, im Aggregatzustand bei Raumtemperatur.

●●

2. Olivenöl erhöht den Fettanteil der Zubereitung und wirkt hautpflegend.

●●●

3. Peroxidzahl ist ein Maß für den oxidativen Verderb eines Fettes. Ein zu hoher Wert bedeutet, dass das Mandelöl bereits überlagert und ranzig ist.

Kapitel 8

Drogen mit Isoprenoiden

● leicht ●● mittel ●●● schwer

●

1. Steroid-Glykoside: herzwirksam oder antidiarrhoisch (Uzarawurzel)
   Saponine: expektorierend, gefäßprotektiv, verbesserte geistige Leistungsfähigkeit im Alter
2. Auf den Begriff „Sapo“ für Seife. Saponine besitzen seifenartige Eigenschaften

●●

3. Saponine wirken hämolytisch bzw. lösen Erythrozyten auf und sind daher toxisch bei intravenöser Gabe
4. Inhaltsstoff wirkt aldosteronähnlich: vermehrte Wassereinlagerung ins Gewebe, gesteigerter Blutdruck, u. U. gefährlich für Hypertonie- und Herzpatienten

●●●

5. Hustensaft, Hustentropfen, Lutschpastillen, Tabletten
6. Expektorierende Wirkung und Geschmackskorrigens
7. Ginsengwurzel (auch Taigawurzel)
8. Mönchspfefferfrüchte

Kapitel 9

Drogen mit ätherischen Ölen und Alliinen

● leicht ●● mittel ●●● schwer

●

1. Aetherola: Enthalten ätherische Öle als Stomachikum
   Beispiele: Kümmelfrüchte, Pfefferminzblätter, Korianderfrüchte ...
   Amara aetherola: enthalten Bitterstoffe und ätherische Öle
   Beispiele: Wermutkraut, Bitterorangenschalen, Schafgarbenkraut ...
2. Stomachika: Drogen oder Stoffe mit verdauungsfördernder Wirkung

   Sedativa: Drogen oder Stoffe mit beruhigender und schlaffördernder Wirkung

●●

3. Lysigen: entstehen durch Auflösen von Zellen; schizogen: entstehen durch Auseinanderweichen von Zellen ▸Kap. 2.1
4. Bronchialschleimhaut wird gereizt und produziert dünnflüssigen Schleim, welcher leichter abgehustet werden kann (Expektorans)

●●●

5. Drüsenschuppe: Kamillenblüten; Drüsenhaar: Thymianblätter; lysigene Ölbehälter: Pommeranzenschale; schizogene Ölbehälter: Fenchelfrüchte
6. Lösung siehe ○Abb. 9.8
7. Arnikablüten
8. Melissenblätter

Kapitel 10

Drogen mit Phenylpropanderivaten

● leicht ●● mittel ●●● schwer

●● 1. Eine zu häufige Anwendung führt zu einer schleichenden Vergiftung. Außerdem können die enthaltenen Gerbstoffe den Magen auf die Dauer reizen.

●●● 2. Wirkform: Salicylsäure.
Gruppenzuordnung: nichtopioid-Analgetikum oder COX-Hemmer
Wirkmechanismus: Hemmung des Enzyms Cyclooxygenase, dadurch wird die Prostaglandinsynthese vermindert. Prostaglandine stimulieren weniger die Schmerzrezeptoren der Nervenenden.
Nebenwirkungen: Reizung der Magenschleimhaut, „Analgetika-Asthma", verminderte Thrombozytenaggregation ...

Kapitel 11

Drogen mit Polyketiden

● leicht ●● mittel ●●● schwer

● 1. Der Name ist auf den lateinischen Begriff flava für Gelb zurückzuführen. Flavonoide kommen nur in oberirdischen Pflanzenteilen vor

2. Zinnkraut ist ein Synonym für Schachtelhalmkraut. Die Droge enthält diuretisch wirkende Flavonoide

●● 3. Anthraglykoside sind wasserlöslich und eine inaktive Transportform. Im Darm werden diese zu Anthronen und Anthranolen umgewandelt, welche dann die laxierende Wirkung besitzen

4. Passionsblumenkraut: Flavonoide; Johanniskraut: Anthracene; Hopfenzapfen: Phloroglucinderivate

●●● 5. Heidelbeeren führen zu Verstopfung aufgrund der enthaltenen Gerbstoffe. Daher eignen sie sich bei Durchfallerkrankungen

6. Ringelblumenblüten

7. Johanniskraut

Kapitel 12

Bitterstoffdrogen

● leicht ●● mittel ●●● schwer

● 1. 1 g Droge schmeckt in einem Auszug mit 2000 ml Wasser gerade noch bitter.

●● 2. Eine Prüfmethode, die mit den Sinnen erfolgt. Dazu gehören Schmecken, Riechen oder Erfassen optisch erkennbarer Eigenschaften.

●●● 3. Amara pura: Enzianwurzel, Tausendgüldenkraut
Amara aetherola: Wermutkraut, Pommeranzenschale
Aetherola: Pfefferminzblätter, Kümmelfrüchte

Kapitel 13

Alkaloiddrogen

● leicht ●● mittel ●●● schwer

● 1. Alkaloide sind basische Pflanzenstoffe, die Stickstoff enthalten. Sie besitzen vielfältige Wirkungsweisen.

2. Die Alkaloide erweitern die Pupille, so wirken die Augen größer und glänzender. In früheren Jahrhunderten tropften die feinen Damen Tollkirschsaft in das Auge, um schöner zu wirken. Ob sie auch eleganter über Möbel gestürzt sind, die sie so nicht sehen konnten, ist leider nicht überliefert.

●● 3. Kaffee enthält Coffein, das anregend wirkt. In Schokolade ist ebenfalls Coffein enthalten jedoch in sehr viel geringerer Menge. In großen Mengen macht also auch Schokolade wach. Allerdings wird dann viel Energie für die Verdauung verbraucht.

●●● 4. Morphin und Codein zählen zu den Opioid-Analgetika.
Wirkung: Sie aktivieren das schmerzhemmende System des Organismus und erschweren so die synaptische Impulsweitergabe des Schmerzreizes an das Gehirn.
Nebenwirkungen: Müdigkeit, Übelkeit, Verstopfung, Atemdepression.

5. Schöllkraut.

Kapitel 14

Teemischungen

● leicht ●● mittel ●●● schwer

●

1. Basisdrogen: Hauptwirkung; Adjuvans: unterstützen die Wirkung, Korrigens: verbessert Geschmack, Aussehen, Geruch
2. Teemischung, die auch dauerhaft angewendet werden kann. Sie darf daher keine pharmakologische Wirkung besitzen.

●●

3. Beispiele: Melissenblätter, Passionsblumenkraut, Lavendelblüten

●●●

4. Basisdrogen
Anis: ätherische Öle, Carminativum bzw. Stomachikum
Bitterer Fenchel: ätherische Öle, Carminativum bzw. Stomachikum
Kümmel: ätherische Öle, Carminativum bzw. Stomachikum
Adjuvans:
Kamillenblüten, ätherische Öle, Stomachikum, Spasmolytikum, entzündungshemmend
Melissenblätter: ätherische Öle, Gerbstoffe, Stomachikum bzw. beruhigt Magen-Darm-Trakt
Korrigens: Kornblumenblüten: Schönungsdroge (optisch)

Kapitel 15

Phytotherapie bei Kindern und Schwangeren

● leicht ●● mittel ●●● schwer

●

1. In der Stillzeit ist relevant, ob Stoffe in die Muttermilch übergehen und so vom Kind aufgenommen werden. In der Schwangerschaft sind Stoffeigenschaften relevanter, die Fehlbildungen oder Komplikationen bei Schwangerschaft oder Geburt hervorrufen.

●●●

2. Schleimdrogen wie Eibischwurzel
3. Leinsamen, Flohsamen (Trinkmenge beachten!)
4. Getrocknete Heidelbeeren

Bildnachweis

Kap. 1: Pixelmixel/stock.adobe.com, Kasten „Auf einen Blick“: links: Peter Hermes Furian/stock.adobe.com, rechts: dmitrimaruta/stock.adobe.com

Kap. 2: ALF photo/stock.adobe.com

Kap. 3: ARTENS/stock.adobe.com, Abb. 3.3 tilialucida/stock.adobe.com, Abb. 3.4 oxie99/stock.adobe.com, Abb. 3.5 und Abb. 3.6: Drews at al. Leistner, Breckle Pharmazeutische Biologie kompakt, 8. Aufl., Wissenschaftliche Verlagsgesellschaft Stuttgart, Abb. 3.10 uzuri/stock.adobe.com, Abb. 3.16 A: Aamon/stock.adobe.com, B: von Lieres/stock.adobe.com, Abb. 3.22 Dionisvera/stock.adobe.com, Abb. 3.23 atoss/stock.adobe.com

Kap. 4: sges/stock.adobe.com, Abb. 4.4 Carmen Hauser/stock.adobe.com, Abb. 4.7 Michael Möller/stock.adobe.com

Kap. 5: MoustacheGirl/stock.adobe.com

Abb. 5.1 Europäisches Arzneibuch, 9. Ausgabe, Abb. 5.2 Homoöpathisches Arzneibuch, Abb. 5.3 Racle Fotodesign/stock.adobe.com

Kap. 6: Elena Blokhina/stock.adobe.com, Abb. 6.1 LianeM/stock.adobe.com, Abb. 6.2 Ruckszio/stock.adobe.com, Abb. 6.3 Pixelmixel/stock.adobe.com, Abb. 6.4 photocrew/stock.adobe.com, Abb. 6.5 semevent/stock.adobe.com, Abb. 6.6 Simon Jung/stock.adobe.com

Kap. 7: Carmen Steiner/stock.adobe.com, Abb. 7.1 emuck/stock.adobe.com

Kap. 8: Printemps/stock.adobe.com, Abb. 8.3 Omika/stock.adobe.com, Abb. 8.5 Fotoimpressionen/stock.adobe.com, Abb. 8.6 LianeM/stock.adobe.com, Abb. 8.7 Polya/stock.adobe.com

Kap. 9: Nitr/stock.adobe.com, Abb. 9.2 womue/stock.adobe.com, Abb.9.4 sasazawa/stock.adobe.com, Abb. 9.7 Schlierner/stock.adobe.com, Abb. 9.10 emuck/stock.adobe.com, Abb. 9.12 visuals-and-concepts/stock.adobe.com, Abb. 9.13 Madison/stock.adobe.com, Abb. 9.14 LianeM/stock.adobe.com, Abb. 9.16 ClaraNila/stock.adobe.com

Kap. 10: blueskies9/stock.adobe.com

Kap. 11: openrangestock/stock.adobe.com, Abb. 11.2 Martina Berg/stock.adobe.com, Abb. 11.3 koromelena/stock.adobe.com, Abb. 11.4 Anastasiia Malinich/stock.adobe.com, Abb. 11.5 Elena Odareeva/stock.adobe.com, Abb. 11.8 Viktoria/stock.adobe.com

Kap. 12: ulianna19970/stock.adobe.com

Kap. 13: irinayurchenko/stock.adobe.com

Kap. 14: Nitr/stock.adobe.com

Kap. 15: detailblick-foto/stock.adobe.com

Kap. 16: artegorov3@gmail/stock.adobe.com

Sachregister

A

G

L

S

W

X

Y

Z

Die Autorin

Barbara Eigner

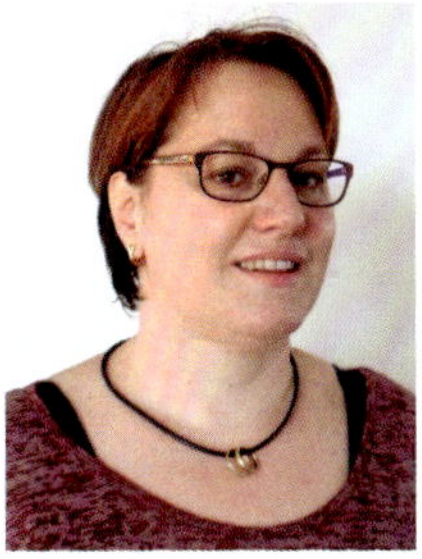

1994–1998 Pharmaziestudium in Greifswald, 1999 Approbation als Apothekerin. 1999 Anfertigung einer Diplomarbeit im Fachbereich Pharmazeutische Biologie. Seit 1999 in der öffentlichen Apotheke tätig. Seit 2000 Dozentin im Fachbereich PTA, Ergotherapie und Krankenpflege an der WAD Bildungsakademie Dresden. Seit 2014 Schulleitung des Fachbereichs PTA.